JN049948

ミスよけ
調剤

60,000枚の処方箋から導くエラー対策

編著

百 賢二
昭和大学准教授

安 武夫
明治薬科大学准教授

城田幹生
墨東病院薬剤科科長

南 山 堂

執筆者一覧（執筆順）

（左下の英数字は担当項目）

編著者　百　　賢二　　昭和大学 統括薬剤部／薬学部 病院薬剤学講座
　　　■ I -4, II-A-1, II-A-6, II-A-7

　　　城田　幹生　　東京都立墨東病院 薬剤科
　　　■ I -1, II-E-28, II-G-34

　　　安　　武夫　　明治薬科大学薬学部 薬学教育研究センター 臨床薬学部門／治療評価学
　　　■ I -2, II-E-29

著　者　佐藤　邦義　　順天堂大学医学部附属順天堂医院 薬剤部
　　　■ I -3

　　　田籠美保子　　総合東京病院 薬剤科
　　　■ II-A-2

　　　外石　　昇　　総合東京病院 薬剤科
　　　■ II-A-3

　　　寺山　義泰　　東京都立多摩総合医療センター 薬剤科
　　　■ II-A-4

　　　原田　　大　　東京慈恵会医科大学附属病院 薬剤部
　　　■ II-A-5

　　　長澤　仁志　　東京慈恵会医科大学附属病院 薬剤部
　　　■ II-A-5

　　　宮沢　祐太　　東京慈恵会医科大学附属病院 薬剤部
　　　■ II-A-5

　　　山崎　　浩　　南多摩病院 薬剤科
　　　■ II-A-8

　　　奥野　靖隆　　東京有隣会 有隣病院 薬剤科
　　　■ II-A-9

　　　屋城　由樹　　横浜労災病院 薬剤部
　　　■ II-A-10, II-G-36

　　　永田　卓也　　昭和大学江東豊洲病院 薬剤部
　　　■ II-B-11, II-G-37

　　　東野　園恵　　東京大学医科学研究所附属病院 薬剤部
　　　■ II-B-12

　　　黒田誠一郎　　東京大学医科学研究所附属病院 薬剤部
　　　■ II-B-13

　　　小野航太郎　　昭和大学横浜市北部病院 薬剤部／がんゲノム医療薬学部門
　　　■ II-C-14

　　　石丸　博雅　　聖路加国際病院 薬剤部
　　　■ II-C-15

　　　三ツ木英子　　聖路加国際病院 薬剤部
　　　■ II-C-16

岡部　佳郎　　東京都立荏原病院 薬剤科
■Ⅱ-C-17

佐藤　大輔　　江東病院 薬剤部
■Ⅱ-C-18

渡部　直樹　　四谷メディカルキューブ 薬剤科
■Ⅱ-C-19

金内　幸子　　練馬総合病院 医療マネジメント室
■Ⅱ-D-20

林　　太祐　　日本医科大学付属病院 薬剤部
■Ⅱ-D-21，Ⅱ-F-30

齋藤　雅俊　　北里大学北里研究所病院 薬剤部
■Ⅱ-E-22

堀井　剛史　　武蔵野大学薬学部 臨床薬学センター
■Ⅱ-E-23，Ⅱ-F-31

古屋　順一　　榊原記念病院 薬剤科
■Ⅱ-E-24

西郷　織江　　順天堂大学医学部附属順天堂医院 薬剤部
■Ⅱ-E-25

南雲　　成　　東京都立松沢病院 薬剤科
■Ⅱ-E-26，Ⅱ-F-32

石田　耕太　　日本赤十字社医療センター 薬剤部
■Ⅱ-E-27

堤　　大輔　　日本大学医学部附属板橋病院 薬剤部
■Ⅱ-G-33

疋田　絵梨　　東京都立墨東病院 薬剤科
■Ⅱ-G-35

奥山　　清　　八王子薬剤センター 薬局
■Ⅲ-1

川久保　孝　　東京慈恵会医科大学附属病院 薬剤部
■Ⅲ-2

後藤　一美　　聖路加国際病院 薬剤部
■Ⅲ-3

髙田めぐみ　　榊原記念クリニック 薬剤科
■Ⅲ-4

伊東　明彦　　一般社団法人薬学教育協議会病院・薬局実務実習関東地区調整機構
■Ⅲ-5

舩津　久美　　東京都立東部療育センター
■Ⅲ-6

小林　秀樹　　東邦大学医療センター大橋病院 薬剤部
■Ⅲ-7

序

　本書を手に取られた方は，「ミスよけ調剤」というタイトルから，おそらく医療安全，調剤，薬剤師教育など，さまざまなキーワードを想起しているのではないだろうか．

　筆者は，調剤の現場で長く勤務していたかというと決してそうではなく，むしろ自身の薬剤師キャリアのなかでほんの一握りの時間である．しかし，自分がこれまで薬剤師としてどんなことをしていたかと思い返すと，やはり調剤室で処方箋を手に取って走り回っていた姿が思い起こされる．調剤は，目の前で薬を待っている患者がいることも多く，ある意味時間との勝負のようなところもある．当然，「じっくり」と，ほかの仕事をしないで調剤できれば間違いは起きないのかもしれない．しかし，臨床においてはそんなことはなく，窓口の患者対応，処方箋の受付，疑義照会，調剤など，頭と体を動かしながら正確かつ迅速に複数の行為を行う必要がある．1つのことならば集中すればミスもしないで済むのかもしれないが，そうもいかない．そんななか，新人薬剤師がミスをし，それを指摘する．これをくり返すことも教育であるが，それならばどんなシーンで，どんな薬剤を，どんな薬剤師が，どんなエラーをするのか，いつか明らかにしたいと考えていた．

　共同編著者の安 武夫先生(明治薬科大学)，城田幹生先生(東京都立墨東病院)と出会い，「薬剤師が調剤室で飛び回っているなか，どんなエラーをして，これをどのように後世に伝えるべきか」議論を重ね，エラー事例を周知することに行き着いた．最終的には有志の薬剤師30人以上による，東京都内20施設の薬剤部門において1週間にわたり，調剤エラーについて集計した．分析した処方箋は予備調査などを含めると約60,000枚にのぼる．実際にこの成果は学術論文として国際誌へ投稿し発表に至っている．しかし，われわれ薬剤師の取り組みを社会へ還元したいという思いは，本研究に関わったすべての薬剤師の願いであり，株式会社南山堂の全面的なご協力のもと，本書の発刊に至った．

　なお，本書の執筆にあたり，分析した処方箋から実際のエラーをモディファイした架空の症例を提示し，執筆者の経験に基づいて書くことで，読者の皆さんにエラーとその結果がリアルに伝わるように心がけた．

　本書が，調剤を通じた医療安全・薬剤師の臨床業務の発展・薬剤師教育の一助となれば幸いである．

2023年6月吉日

昭和大学 統括薬剤部 / 薬学部 病院薬剤学講座

百　賢二

目 次
index

総論

1 薬局・薬剤部門内での医療安全

❶ 医療機関に求められる医療安全

医療法により病院などの管理者は，医療事故の報告および医療事故調査の実施のほか，医療安全を確保するための体制を備えることが求められている．その中で医療法施行規則第1条の11第2項第2号の規定（表I-1）により，"医薬品に係る安全管理のための体制"を確保するために，"医薬品安全管理責任者を配置"しなければならない．配置条件が医薬品に関する十分な知識を有する常勤職員であることから，薬剤師が担当することが多い．業務内容は，医薬品安全使用のために研修の企画開催や業務手順書の作成，さらに業務手順書に基づく業務の実施を推進し，医薬品安全の情報収集や改善の方策を講じるなどである．

❷ 薬局に求められる医療安全

医薬品医療機器等法（薬機法）＊により，薬局の開設者は，薬事に関する法令を遵守するための体制を構築することが義務付けられている（表I-2）．

また，薬局にはその機能を情報提供することが求められており，報告事項について薬機法施行規則第11条の3，別表第1の第2号に示されている．その中で医薬品安全対策の内容に係る報告事項として，副作用等に係る報告の実施件数および医療安全対策に係る事業への参加の有無が求められている．

「薬局並びに店舗販売業及び配置販売業の業務を行う体制を定める省令」では，薬局の開設者は医薬品安全対策を講じることが求められている．省令規定に基づき，"薬局における医薬品

表I-1　医療法施行規則　第1条の11第2項第2号（抜粋）

医薬品に係る安全管理のための体制の確保に係る措置として，医薬品の安全使用のための医薬品安全管理責任者を配置し，次に掲げる事項を行わせること．

イ　従業者に対する医薬品の安全使用のための研修の実施

ロ　医薬品の安全使用のための業務に関する手順書の作成及び当該手順書に基づく業務の実施（従業者による当該業務の実施の徹底のための措置を含む．）

ハ　医薬品の安全使用のために必要となる未承認等の医薬品の使用の情報その他の情報の収集その他の医薬品の安全使用を目的とした改善のための方策の実施

＊正式名称を「医薬品，医療機器等の品質，有効性及び安全性の確保等に関する法律（医薬品医療機器等法）」という．

表Ⅰ-2　薬局開設者が講じなければならない措置（抜粋）

1　医薬品の安全使用のための責任者の設置
2　従事者から薬局開設者への事故報告の体制の整備
3　医薬品の貯蔵設備を設ける区域に立ち入ることができる者の特定
4　医薬品の安全使用並びに調剤された薬剤及び医薬品の情報提供及び指導のための業務に関する手順書の作成及び当該手順書に基づく業務の実施
5　調剤及び医薬品の販売又は授与の業務に係る適正な管理のための業務に関する手順書の作成及び当該手順書に基づく業務の実施
6　薬剤師不在時間がある薬局にあつては，薬剤師不在時間における薬局の適正な管理のための業務に関する手順書の作成及び当該手順書に基づく業務の実施
7　医薬品の安全使用並びに調剤された薬剤及び医薬品の情報提供及び指導のために必要となる情報の収集その他調剤の業務に係る医療の安全及び適正な管理並びに医薬品の販売又は授与の業務に係る適正な管理の確保を目的とした改善のための方策の実施

の業務に係る医療安全を確保するための措置"として，医薬品の安全使用ならびに調剤された薬剤および医薬品の情報提供のための業務に関する手順書の作成と当該手順書に基づく業務の実施を行わなければならない．

❸ 医薬品の安全使用のための業務手順書を作成するために

　病院および薬局では医薬品安全管理責任者を配置して，「医薬品の安全使用のための業務手順書」を整備している．同業務手順書を適宜改訂するための参考資料として，作成マニュアルが発出されている（表Ⅰ-3）[1, 2]．

　現在，後発医薬品の使用促進により，外来処方においては一般名処方が増加している．さらに一部の医薬品の供給不足などが重なり，病院および薬局では医薬品の採用や選定，患者への医薬品使用，医薬品情報の収集・管理・周知や多施設との連携が重要となっている．また医薬品の不正流通や医薬品に関連した事件などがあったため，発生防止の観点から医薬品が保管されている部署に関係者以外の立ち入りを防ぐ対策についても考慮する必要がある．

❹ 薬局・薬剤部門内での医療安全を担う人材

　病院の医療安全のうち医薬品安全管理責任者は，前述のように管理者の指示のもと薬剤師から選ばれており，部門責任者が担っていることが多い．薬局内での医療安全には，薬局開設者が法令遵守体制を構築し，管理薬剤師のリーダーシップが果たす役割は大きい．

　管理薬剤師の要件は薬機法で規定されており，薬局業務に関する法令および実務に精通することが求められている．さらに従業者を監督し，薬局などの構造設備および医薬品などの物品を管理し，その他薬局などの業務について必要な注意を払うなどの業務が遂行できるような人材である．前述の能力および経験を有する者として，厚労省法令遵守ガイドラインでは，薬剤師認定制度認証機構に基づく認定薬剤師であって，薬局における実務経験が少なくとも5年はあることが重要であるとされている[3, 4]．

表Ⅰ-3　「医薬品の安全使用のための業務手順書」作成マニュアルの比較

「医薬品の安全使用のための業務手順書」作成マニュアル（改訂版）	「医薬品の安全使用のための業務手順書」作成マニュアル（薬局版）
Ⅰ.本編（その1）：医薬品の使用の流れの概要を示すもの 第 1 章　医薬品の採用 第 2 章　医薬品の購入 第 3 章　医薬品の管理 〈調剤室〉 第 4 章　病棟・各部門への医薬品の供給 第 5 章　外来患者への医薬品使用 〈病棟〉 第 6 章　病棟における医薬品の管理 第 7 章　入院患者への医薬品使用 第 8 章　医薬品情報の収集・管理・周知 〈各部門〉 第 9 章　手術・麻酔部門 第10章　救急部門・集中治療室 第11章　輸血・血液管理部門 第12章　血液浄化 第13章　臨床検査部門・画像診断 第14章　外来化学療法部門 第15章　歯科領域 〈他施設〉 第16章　他施設との連携 第17章　在宅患者への医薬品使用	第 1 章　医薬品の選定 第 2 章　医薬品の購入・販売・授与 第 3 章　調剤室における医薬品の管理 第 4 章　患者への医薬品使用 第 5 章　薬局内での医薬品情報の取扱い 第 6 章　他施設との連携 第 7 章　重大な有害事象の予防・対応 第 8 章　事故発生時の対応 第 9 章　教育・研修 第10章　医薬品関連の情報システムの利用
Ⅱ.本編（その2）：本編（その1）とは別途手順を作成することが望ましい薬品領域 第18章　放射性医薬品 第19章　院内製剤	
Ⅲ.全般：医薬品の使用の流れとは別に手順を定めることが望ましい事項 第20章　重大な有害事象の予防・対応 第21章　事故発生時の対応 第22章　教育・研修 第23章　医薬品関連の情報システムの利用	

（文献 1, 2 より作成）

　　しかしながら，薬局・薬剤部門内での5年間だけでは，調剤エラー事例は限られるので，他施設報告や分析などを活用して対策を講じていく必要がある．また薬剤師として調剤技術および薬学的知識など「テクニカルスキル」を向上させるだけではなく，状況認識（作業環境に対する注意），意思決定，コミュニケーション，リーダーシップ，ストレスマネジメント，疲労への対処など「ノンテクニカルスキル」を習得する機会も持つ必要がある [5]．

　　他の医療スタッフの生産性と付加価値を向上させるためには，医療安全に関する情報を収集・分析し，事故防止に向けた継続的改善活動を行っていくことが望まれる．

📖 引用文献

1）日本薬剤師会：「医薬品の安全使用のための業務手順書」作成マニュアル（平成 30 年改訂版）．2018．Available at：〈https://www.mhlw.go.jp/topics/bukyoku/isei/i-anzen/hourei/dl/181228-2.pdf〉
2）日本薬剤師会：医薬品の安全使用のための業務手順書作成マニュアル（薬局版）（令和 2 年改訂版）．2020．Available at：〈https://www.nichiyaku.or.jp/assets/uploads/pharmacy-info/200408.pdf〉
3）厚生労働省：「薬局開設者及び医薬品の販売業者の法令遵守に関するガイドライン」について（薬生発 0625 第 14 号）．2021．Available at：〈https://www.nittokyo.jp/files/governance-06.28.pdf〉
4）日本薬剤師会：薬局における法令遵守体制整備の手引き．2021．Available at：〈https://www.nichiyaku.or.jp/assets/uploads/pharmacy-info/jpa_governance.pdf〉
5）荒井有美：チーム医療と医療安全．ファルマシア，52：26-30，2016．

2 調剤の流れ

① 調剤に取り組む姿勢

　調剤とは，医師・歯科医師から発行された処方箋が適切であるかの確認をする処方監査を行い，処方箋が適切であれば，処方箋に基づいて医薬品を正しく計数・計量して，患者に交付することである．医師，歯科医師，獣医師であれば，自ら処方した処方箋に対してのみ，調剤を行うことが可能である．近年までは，薬剤師法19条にて，医師，歯科医師，獣医師を除き，薬剤師以外の者が調剤行為をすることは認められていなかった．「0402通知」と言われている平成31年4月2日の厚生労働省医薬・生活衛生局総務課長通知（表I-4）において，薬剤師が調剤に責任を有することで，対物業務の一部を薬剤師以外のスタッフにシフトすることが可能となった．薬剤師は，薬剤師以外のスタッフが調剤に関する業務を実施する際に，最終的な責任を持たなければならない．さらに，薬剤師は，薬剤師以外のスタッフに，調剤に関する業務

表I-4　平成31年4月2日の厚生労働省医薬・生活衛生局総務課長通知「0402通知」

---

1. 調剤に最終的な責任を有する薬剤師の指示に基づき，以下のいずれも満たす業務を薬剤師以外の者が実施することは，差し支えないこと．なお，この場合であっても，調剤した薬剤の最終的な確認は，当該薬剤師が自ら行う必要があること．
- 当該薬剤師の目が現実に届く限度の場所で実施されること
- 薬剤師の薬学的知見も踏まえ，処方箋に基づいて調剤した薬剤の品質等に影響がなく，結果として調剤した薬剤を服用する患者に危害の及ぶことがないこと
- 当該業務を行う者が，判断を加える余地に乏しい機械的な作業であること

2. 具体的には，調剤に最終的な責任を有する薬剤師の指示に基づき，当該薬剤師の目が届く場所で薬剤師以外の者が行う処方箋に記載された医薬品（PTPシート又はこれに準ずるものにより包装されたままの医薬品）の必要量を取り揃える行為，及び当該薬剤師以外の者が薬剤師による監査の前に行う一包化した薬剤の数量の確認行為については，上記1に該当するものであること．

3. 「薬剤師以外の者による調剤行為事案の発生について」（平成27年6月25日付薬食総発0625第1号厚生労働省医薬食品局総務課長通知）に基づき，薬剤師以外の者が軟膏剤，水剤，散剤等の医薬品を直接計量，混合する行為は，たとえ薬剤師による途中の確認行為があったとしても，引き続き，薬剤師法第19条に違反すること．ただし，このことは，調剤機器を積極的に活用した業務の実施を妨げる趣旨ではない．

4. なお，以下の行為を薬局等における適切な管理体制の下に実施することは，調剤に該当しない行為として取り扱って差し支えないこと．
- 納品された医薬品を調剤室内の棚に納める行為
- 調剤済みの薬剤を患者のお薬カレンダーや院内の配薬カート等へ入れる行為，電子画像を用いてお薬カレンダーを確認する行為
- 薬局において調剤に必要な医薬品の在庫がなく，卸売販売業者等から取り寄せた場合等に，先に服薬指導等を薬剤師が行った上で，患者の居宅等に調剤した薬剤を郵送等する行為

5. 薬局開設者は，薬局において，上記の考え方を踏まえ薬剤師以外の者に業務を実施させる場合にあっては，保健衛生上支障を生ずるおそれのないよう，組織内統制を確保し法令遵守体制を整備する観点から，当該業務の実施に係る手順書の整備，当該業務を実施する薬剤師以外の者に対する薬事衛生上必要な研修の実施その他の必要な措置を講ずること．

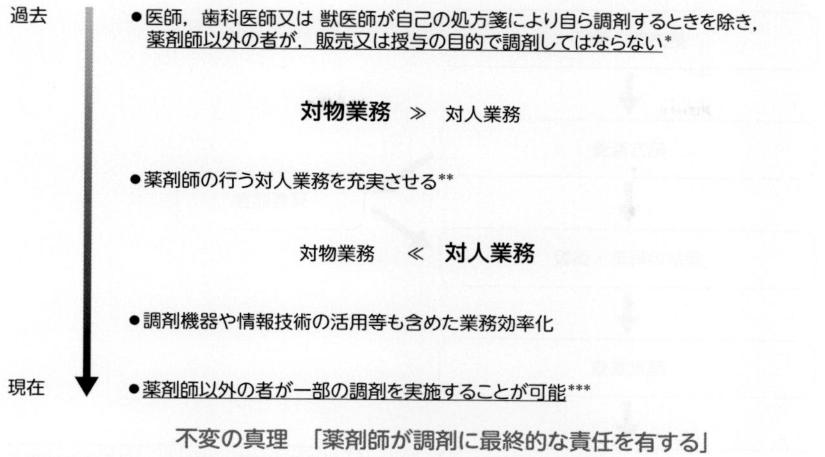

過去

● 医師，歯科医師又は 獣医師が自己の処方箋により自ら調剤するときを除き，薬剤師以外の者が，販売又は授与の目的で調剤してはならない*

対物業務 ≫ 対人業務

● 薬剤師の行う対人業務を充実させる**

対物業務 ≪ **対人業務**

● 調剤機器や情報技術の活用等も含めた業務効率化

現在

● 薬剤師以外の者が一部の調剤を実施することが可能***

不変の真理 「薬剤師が調剤に最終的な責任を有する」

図Ⅰ-1 調剤に対する考え方の変化

＊：薬剤師法 第 19 条，＊＊：薬機法等制度改正に関するとりまとめ（平成 30 年 12 月 25 日），
＊＊＊：厚生労働省医薬・生活衛生局総務課長通知（平成 31 年 4 月 2 日）

を指導する必要がある．そのため，薬剤師は調剤について熟知していなければならない．一方で，薬剤師以外のスタッフが軟膏剤，水剤，散剤などの医薬品を直接計量，混合する行為は，薬剤師による途中の確認行為があったとしても，引き続き，薬剤師法第 19 条に違反となる．調剤エラーは，薬物治療の効果を低下させる場合や患者の健康に影響を及ぼし，死に至る状況を引き起こす可能性もある．したがって，対人業務を重視する昨今であっても，薬剤師の基本業務の一つである調剤を軽視することはできず，調剤業務の重要性は不変である（図Ⅰ-1）．

❷ 「調剤」に含まれる行為とは

　調剤の概念としては，薬剤師が専門性を活かして，医師の診断に基づいて指示された薬物療法を患者に対して，個別に最適化して実施することである．さらに，患者に薬剤を交付後も，患者の経過をフォローアップし，薬物療法の評価と問題点を確認しながら，医師や患者と情報を共有することも，調剤に含まれると考える．

❸ 調剤の流れ

　調剤の流れを，図Ⅰ-2 に示す．調剤とは，処方箋に書いてある医薬品を医薬品が収められている棚から必要な数だけ取り出して集めるピッキング行為のみを示すものではない．調剤の 1 段階目として，医師が発行した処方箋の処方内容を正しいと思い込まずに確認する処方監査を実施する．

　処方監査は，患者から情報を収集した後に，患者の基礎情報と処方箋に記載されている薬学情報を合わせて処方を解析・分析する．処方監査時に，処方箋の中に疑わしい点がある時に，疑わしい点を処方医に確認する疑義照会を実施する．

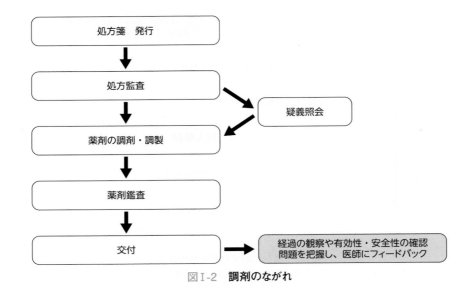

図Ⅰ-2　**調剤のながれ**

　疑義照会は，患者に安全な薬物治療を提供するための薬剤師の重要な仕事であり，必ず疑わしい点を確認し，解決した後でなければ，調剤をしてはならない．疑義照会の内容として，薬学情報または患者情報に基づく内容の 2 つがある．薬学情報に基づく内容の疑義照会としては，用法・用量や相互作用などがあり，新人でも比較的発見しやすい．近年，処方箋に臨床検査値が記載してあり，処方監査の精度を高めることができる．一方，患者情報に基づく内容の疑義照会は，患者からさまざまな情報を聴取することが，問題点を発見するためのキーポイントとなる．そのため，コミュニケーション能力を高め，患者の顔の表情や様子も慎重に観察しなければならない．さらに，患者の疾患やライフスタイルを考慮した剤型の変更などの処方提案は，薬剤師の職能により，薬物治療の有効性や安全性を向上することが可能となる．疑義照会を実施した際には，疑義照会に対する回答の内容や対処を処方箋に記載する．

　薬剤の調剤・調製は，処方監査にて問題点が無く，問題点が解決した後に実施する．初めに，薬袋や薬札が適切であるかを確認する．調剤・調製時には処方箋に記載されている薬剤を正しく，正しい数量で取り揃える．この際に，複数規格を有する薬剤や名称が類似している薬剤(p.58，103 参照)，さらに，外観が類似している薬剤には，特に注意が必要である(p.20，92 参照)．散剤や水剤においては，処方箋に記載されている用量が製剤量か原薬量か，1 回量か 1 日量などを確認する必要がある．また，散薬瓶に散剤を充填する際にも注意が必要となる．近年，調剤鑑査システム(図Ⅰ-3)を導入している施設が増えているが，最終的には人間が作業を実施するために，ヒューマンエラーが起きる可能性も考慮した調剤エラー対策が重要である．注射剤の調製では無菌調製手技やクリーンベンチの使用方法が，抗がん薬調製では暴露や安全キャビネットの使用方法が重要となる．施設ごとに，調剤時におけるルールとして，調剤内規が存在する(p.11 参照)．調剤内規は，共通の安心，安全かつ均質な薬物治療を提供するという観点から，施設における調剤・調製方法等について薬剤師業務の標準化を図るものであり，調剤する薬剤師によって薬剤の形態が変わることなく，患者に安心して服薬してもら

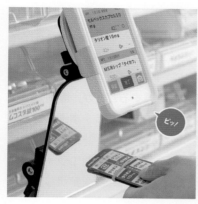
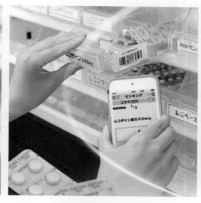
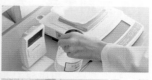
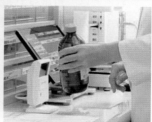

図I-3　調剤鑑査システム

うための必要最低限のルールを定めたものである．調剤・調製に際しては，正しい薬剤を取り揃える以外に，薬剤師として使用薬品の品質を保証し，その有効性と安全性を確保することを忘れてはならない．

　薬剤鑑査は，調剤における最終的な責任を伴い，調剤エラーで発生する調剤過誤や事故を未然に防ぐことを目的に実施する調剤の最終関門である．調剤におけるどの段階においても，人間が必ず関わるために，心理的や体力的な要因または環境要因などの影響で，ミスを引き起こす可能性がある．そのため，集中力が低下する時間帯や体調などを考慮しながら，薬剤鑑査を実施する薬剤師の配置を行うことが望ましい．また，夜勤や当直帯で，一人調剤時の薬剤鑑査（自己鑑査）をせざるを得ない場合には，特に慎重に工夫をしながら薬剤鑑査を行う．薬剤鑑査では，処方箋の記載内容，薬袋などの記載事項，取り揃えられた薬剤，外観，秤量，分割，混合・分包状態，異物混入，薬袋薬札，薬剤情報提供用紙などさまざまな事項を確認する．調剤・調製時と同様に，薬剤鑑査時においても，外観類似，名称類似，複数規格の薬剤には注意が必要である．

　交付は，患者個人ごとに適切な薬物治療を提供するために調剤された薬剤を患者に渡し，服薬指導を行う．交付の場面においても，薬剤の交付間違いや不適切な指導による服薬間違いなどのミスを引き起こす場合がある．薬剤を交付する際には，同性同名の患者が存在する場合もあり，患者氏名と生年月日などの複数の項目を確認することが望ましい．耳が遠い高齢者は，説明が聞こえていない場合でも頷き，説明を理解しているように見えるが，説明が聞こえていない場合も少なくない．高齢者への指導時には，聞こえているのか，理解できているかを慎重に判断しなければならない．調剤した薬剤を適正に使用してもらうために，患者に用法・用量に関する情報の提供だけではなく，必要な薬学的知見に基づく指導も行う．

　交付後，薬剤師は，薬剤師法第25条の2第2項で，薬剤の適正使用のため必要な場合に，継続的かつ的確な服薬状況の把握とともに指導等を行う義務がある．また，薬機法では，薬剤師は調剤時だけでなく，継続的かつ的確な服薬状況の把握および指導等を行う義務もある．これは，薬を渡す時だけでなく，服用期間中に必要な人に対して積極的にフォローし，もし怠って副作用が悪化したら，義務違反となり法的な責任を負う可能性がある．

❹ 調剤エラーを避けるために

　本項では，調剤の流れについて説明を行った．調剤のすべての場面において，さまざまな要因の影響で，調剤エラーは発生する可能性ある．調剤エラーを防止するために，最初に取り組むことは，自施設で発生している調剤エラーの情報を収集して，「見える化」をすることである．どのような要因が影響して，調剤エラーが発生しているかを把握することが，調剤エラー防止対策を講じるうえで重要な情報となる．要因が不明確な状況で，調剤エラー事例に対して防止対策を実施しても，効果的な防止対策にならない可能性がある．さらに，防止対策が，他の調剤エラーを引き起こす要因となってしまう場合も少なくない．具体的な調剤エラーの傾向や対策については，「調剤エラー」傾向と対策（p.15 参照）や各論（p.19 ～参照）を参照していただきたい．

3 もし「調剤内規」が なかったら？

「調剤内規」，「調剤マニュアル」，「調剤手順書」，「調剤の手引き」など，施設によって呼称は異なりますが，調剤についてのルールを文書化したものは，調剤を行っている施設には必ず存在し，新人は最初にこの調剤についてのルールを叩き込まれるのではないだろうか．

本項では，どこにでもありながら各施設で微妙に違いがある「調剤内規」について考える．

❶ 内規とは

「内規」を辞書で引くと「組織の内部に適用されるきまり」，さらに「当の組織・団体の外部には適用されない」とされている．

また，「 弓の的（まと）で，中心に一番近い輪」も内規といわれている．

❷ 調剤内規とは

「内規」の語意からすると，調剤に係る「きまり」であり，「施設特有のもの」と考えられる．そのため「調剤内規」は，同一処方について薬剤師が個々の判断によって，その都度異なった調剤がなされないように，かつ患者が正確に服用できるよう施設単位で独自の規定を定め，安心・安全な薬物療法のための「きまりごと」と解釈できる．

❸ 調剤とはどのような行為？

そもそも調剤という行為は法的にどのように定義がなされているのだろうか．

薬剤師法では第 1 条に薬剤師の任務として，「薬剤師は，調剤，医薬品の供給その他薬事衛生をつかさどることによって，公衆衛生の向上及び増進に寄与し，もつて国民の健康な生活を確保するものとする」と定めている．また，第 19 条では「薬剤師でない者は，販売又は授与の目的で調剤してはならない」，第 23 条では「薬剤師は，医師，歯科医師又は獣医師の処方せんによらなければ，販売又は授与の目的で調剤してはならない」とされているが，調剤の定義については，法令や行政通知などを探しても，どこにも記載は確認できない．

歴史を遡ると，1917（大正 6）年大審院判決による「一定ノ処方ニ従ヒテ一種以上ノ薬品ヲ配合シ若クハ一種ノ薬品ヲ使用シテ特定ノ分量ニ従ヒ特定ノ用途ニ適合スル如ク特定人ノ特定ノ疾病ニ対スル薬剤ヲ調製スルコト」が現在も調剤の法的な定義とされている．

西洋では 1240 年頃フリードリヒ 2 世が定めた「5 か条の法律（薬剤師大憲章）」により，医師が調剤を行うことを禁止し，専ら薬剤の調製を行う薬剤師制度が確立したとされている．

「調剤内規」はこの薬剤調製行為を行うためのルールを定めたものである.

❹　調剤指針と調剤内規

　調剤指針とは，調剤の概念や処方箋，処方監査，疑義照会，後発品対応，製剤ごとの取扱い，医薬品管理など薬剤師（調剤）業務に関するガイドラインとなる『指針』を示し，その内容を日本薬局方や関係法令に基づきわかりやすく解説した薬剤師の規範書であり，現在までに14回の改訂を重ねている．調剤指針では調剤の概念とは，薬剤師が専門性を活かして，診断に基づいて指示された薬物療法を患者に対して個別最適化を行い実施することをいう．また，患者に薬剤を交付した後も，その後の経過の観察や結果の確認を行い，薬物療法の評価と問題を把握し，医師や患者にその内容を伝達することまでを含む」とされている．多くの施設の「調剤内規」は「調剤指針」をベースとして各施設での状況を加味して策定されていると思われる．

❺　調剤内規と業務手順書

　2007（平成19）年以降，医療安全への体制を確保することが医療法および薬事法で定められ，保険薬局や病院院内薬局では，医薬品安全管理責任者の設置や「医薬品の安全使用のための業務に関する手順書」の作成が義務付けられた．

　「医薬品の安全使用のための業務に関する手順書」は施設内の医薬品の取扱いに係る業務の手順を文書化したものであり，当該手順書に基づいて業務を実施することが求められている．

　業務手順書の作成が義務付けられたことにより，「調剤内規」は当該手順書に準拠し，調剤過誤防止のための調剤方法の統一が求められるようになった．

❻　鑑査と監査

　各施設の「調剤内規」には調剤の流れに沿って，業務名が記載されていると思われる．その中で『処方箋鑑査』と『処方箋監査』，『最終鑑査』と『最終監査』など施設によって『鑑査』と『監査』のどちらの言葉も使用されており，明確には使用方法が区分けされてはいないのではないだろうか．辞書によれば，『監査』は業務の執行や会計などを監督し検査することを意味し，『鑑査』はある物の適否・優劣・真贋（しんがん）をよく見て審査することを意味する．

　処方箋「かんさ」は処方箋が薬機法や療養担当規則に則り，必要事項が漏れなく記載されているか，記載事項に間違いはないかの確認を行うとともに薬歴や患者の状態などから，処方箋で指示されている薬剤が患者にとって適切なものか確認する行為である．

　最終「かんさ」は薬袋に記載されている内容は処方箋に記載通りか，調剤した薬剤の種類・数量は処方箋に記載されている通りか，かつ患者にとって適切なものか確認する行為である．

　皆さんは『鑑査』と『監査』，どちらが適していると考えるだろうか？　もし「調剤内規」がなかったら，『監査』が適しているかも知れない．

❼ 薬剤師の常識と非常識

　薬剤師の常識とされているものの中には，薬剤師にしか通用しないものがある．薬剤師にとっては常識だから「調剤内規」に明記されていないが，他の医療従事者には通用しない暗黙のルールというものがある．

　その悪しき暗黙のルールのうち重大な医療事故に繋がるものとして，原末・原液でない散剤および液剤の「分量」がある．原末・原液でない散剤および液剤には製剤量と成分量（原薬量）の2種類の分量が存在する．薬剤師は慣例的に重量（容量）単位により判別している場合が多いものと思われる．従前，新人として調剤の教育を受ける際に，g（mL）記載は製剤量，mg（µg）は原薬量を表わしていると教え込まれた薬剤師がいるのではないだろうか．

　現在はオーダリングシステムや調剤支援システムが発展して，処方箋に成分量と製剤量が併記されているとか，散剤の調剤システムに秤取量が明示され，正しく計量されたかの判断がシステムで行われている施設が多くあるかと思うが，この場合でも医師のオーダー入力が誤っていて，そのデータがそのまま処方監査をすり抜けて，散剤の調剤システムに届いた場合には，システムの指示通りに計量を行うと重大な医療事故に繋がるのだ．

❽ 「調剤内規」のピットフォール

・**事例1**

　処方オーダー時に医師がセフジトレンピボキシル小児用細粒10% を製剤量として1日0.9gを処方しようとした際に，単位欄の[mg]に目が行き，0.9gは900mgだから[900]＋[mg]を選択して，オーダーを発行してしまったら，どうなるだろうか．

　処方箋にはセフジトレンピボキシル小児用細粒10% 900mgと出力され，薬剤師は成分量として900mg，つまり，製剤量として1日9gを秤量した．散剤のシステムもオーダーが9gなので，秤量は正しいと判断した．

> ✖ ピットフォール：調剤では0.9g＝900mgではないのだ！

・**事例2**

　主治医が紹介状に記載されていた「フェノバルビタール散10%　0.5g/日」を確認し，電子カルテにフェノバール散10% 500mg 1日3回 5日分とオーダーしたところ，電子カルテに常用量オーバーのメッセージがでたため，紹介状を再度確認し，0.5g/日であることを確認してオーダーを発行した．処方を受けた薬剤師はフェノバルビタール散10% 500mgと処方箋に印字されていたので，1日量5g×5日分として，フェノバルビタール散10% 25gを秤取し，15包に分包し，交付した．

　ここで，なぜ「調剤内規」には，これらルールを明記していないのだろうか？これは，薬剤師の常識であり，さらにはこのルールの法的根拠がなく，昔からの習慣，薬剤師の常識だからである．

　「調剤内規」のピットフォールは，薬剤師の思い込みだけでなく，長年にわたってしみこまさ

れている薬剤師にしか通用しない，根拠のない常識といっても過言ではないかもしれない.

⑨ オーダリングシステムの有用性と「調剤内規」

　オーダリングシステムを使いこなすことで，薬剤師とシステムのダブルチェックにより過誤を防止するという点で効果を発揮する. さらに，そのシステムの設定・活用の仕方次第で，機械的にチェックが可能な事項については，システムによって，より迅速で確実，網羅的に確認することができる. 医薬品の調剤・鑑査の事務処理は限られた時間で行わなければならないため，より合理化できる手段として重要な意義を有するといえる.

　そこで，システム活用した信頼性の高い調剤・鑑査業務を行うためには，システムを理解し，有用なシステム活用に繋がる「調剤内規」が必要となる.

⑩ もし「調剤内規」がなかったら？

　「調剤内規」は同一処方について薬剤師が個々の判断によって，その都度異なった調剤がなされないように，かつ患者が正確に服用できるようにするために作成されたルールである. もし，調剤がルール無視の無法地帯に陥ったら，患者は薬をもらうたびに形状が変わっていたり，量が変わっていたりと，薬を服用することに不安を感じ，やがて薬を服用しなくなり，国民の健康な生活を脅かすこととなる.

　1995（平成7）年7月1日に製造物責任法（PL法）が施行されたときに，調剤はPL法の対象となるか，という問題が積極的に取り上げられた. 結論として，薬剤師の調剤行為は役務であるので調剤された薬は，たとえ粉砕や混合などの加工がされたとしても製造物には当たらず，製造物責任法上の責任の対象にはならないと解釈された. しかしながら，調剤した薬に重大な過誤があった場合には，薬剤師の過失が認められる場合が多いと考えられ，その場合には，当然，不法行為責任や契約責任が発生することから，「調剤内規」の見直しを行った施設も多かったことだろう.

　また，2015年に厚生労働省から「患者のための薬局ビジョン」が発せられた以後，薬剤師は「対物業務」から「対人業務」へのシフトが求められ，ただ薬を処方箋通りに調剤するための「調剤内規」から安心・安全な薬物療法を実践するための「調剤内規」の作成が必要となった. さらに，現在の薬剤師はリスク管理能力を求められ，安心・安全な薬物療法の担い手として，位置づけられている. そのことからも進化した「調剤内規」の必要性を肌で感じて，対物業務のマニュアルとしての「調剤内規」ではなく，対物業務での安全性を担保して，患者に薬を渡すまでの従来の調剤ではなく，患者が薬を服用している間から服用後までをフォローすることが調剤業務であるという考えに立った「対物業務＋対人業務」にパラダイムシフトした「調剤内規」を作成し，薬剤の常識に捉われない，的を射る「調剤内規」に則った調剤業務の実践を目指してもらいたいと考える.

4 「調剤エラー」傾向と対策

❶ はじめに

　本項では，本書作成の際に用いた20施設の参加施設による多施設共同前向き観察研究による成果[1]と，研究実施に至った背景などについて解説する.

　なお，本項で概説する研究の詳細は，2022年にBiological and Pharmaceutical Bulletin誌に掲載された，"A Survey of Near-Miss Dispensing Errors in Hospital Pharmacies in Japan : DEPP-J Study-Multi-Center Prospective Observational Study-"[1]をご覧いただきたい.

❷ 研究に至った背景

　調剤エラーに関する情報は，基本的には各病院内においてリスクマネジメント業務の一環として収集されている. 一方で，多くの病院において，情報の収集方法が異なることから，いわゆるベンチマークにあたる標準的なエラー発生率というものはこれまで十分に検討されていなかった. この背景としては，非薬剤師，たとえば一般市民が調剤エラー率を見た際に，「そんなに多いのか？」や，「ただ薬を袋に入れるだけなのにそんなに間違えるのか？」などという非常に不名誉な評価を受ける可能性があることが，十分に検討されてこなかった一つの要因であろう. とはいえ，本書を手に取られた，特に薬剤師の先生におかれては，これまでのエラーに基づくアップデートがくり返され，実際には非常に洗練された工程で調剤が行われていることは，いわずと知れたところであろう.

　近年，病院薬剤部門における調剤工程は，「特殊な調剤工程」が必要な薬剤が増え，加えて電子カルテを閲覧しながら検査値，病態などを把握しながら行う調剤へと変化してきている. また，社会・病院当局から求められる薬剤師の勤務範囲も圧倒的に増えているにもかかわらず，人員はなかなか増えないという非常に苦しい状況にある. そのような中，筆者らは，将来のさらなる業務の発展に備え，病院薬剤部門の調剤エラーの発生率やエラーの特徴に関するベンチマークの作成が必須であるという結論に至り，本研究を開始することとなった.

　実際のデータの収集時の課題としては，全体で20施設（8,862床），研究にかかわる薬剤師数が550人を超え，規模が大きい点にあった. そのため，中央の事務局がどのように情報をコントロールし，データの質を高め，また各病院薬剤部門において調剤する薬剤師からもれなく情報収集を行えばよいか，各薬剤部門からの代表者1〜2人とともに議論を重ねて目線合わせを行った. その結果，コアメンバーを対象とした研究者トレーニングも複数回実施すること，また中央の事務局によるデータマネジメントを経て，質の高い情報の収集に成功した.

本項では，調査によって得られた内容に基づき，その概要をお伝えしたい．

❸ 結　果

本研究では，調剤エラーの発生率に関するベンチマークを構築することに加え，調剤エラーを減らすための情報の構築も目的としている．ハインリッヒの法則に従うと，1 件の重大なエラーには 30 件のエラー，300 件のヒヤリ・ハットが隠れているとされる．この法則に科学的な根拠はないそうであるが，筆者らがターゲットとしたのは，重大な 1 件のエラー，30 件のエラーの種となる可能性のあるヒヤリ・ハットとした．すなわち，薬剤部門における調剤工程の最終鑑査の段階で発見されたエラーを収集することを目標とした．

❹ 調剤エラーの発生率

対象は，各施設 1 週間の調査とした．当該期間中，約 53,039 枚の調剤が行われ，調剤した処方箋に対する調剤エラーの発生率は全体で 0.87％ となり，平日では 0.87 ～ 1.06％ と大きく変わらず，一方で土曜日は 0.55％，日曜日は 0.25％ という結果であった（表Ⅰ-5）．これは潜在的に，土曜日・日曜日のスタッフの配置は少ないものの，処方箋も多くないこと，また，複数の業務を並行して行う必要性が少ないということが数値として表現されたものと考察している．

❺ 調剤エラーの種類

本研究では，調剤エラーの種類を，それぞれ，「計数ミス」，「医師への疑義照会忘れ」，「異なった医薬品の調剤」，「ラベル・薬袋・シールのミス」，「計量ミス」，「規格ミス」，「別の患者の医薬品を調剤」に分類した（表Ⅰ-6）．その結果，計数ミスが最も多く，エラー全体の 47.9％ を占めていた．一方で，患者への影響が大きいと考えられる，薬剤の取り間違い（13.2％），

表Ⅰ-5　平日と土・日曜日における調剤エラーの差

	調剤エラー数	調査日の処方箋枚数	調剤エラー発生率
月曜日	84	9,146	0.92
火曜日	82	8,691	0.94
水曜日	82	9,426	0.87
木曜日	96	9,039	1.06
金曜日	80	8,919	0.90
土曜日	32	5,825	0.55
日曜日	5	1,993	0.25
合計	461	53,039	0.87

表 I-6　調剤エラーの種類と件数

調剤エラーの種類	件 数	エラー全体に占める割合(%)
計数ミス	221	47.9
医師への疑義照会忘れ	108	23.4
異なった医薬品の調剤	61	13.2
ラベル・薬袋・シールのミス	32	6.9
計量ミス	22	4.8
規格ミス	13	2.8
別の患者の医薬品を調剤	4	0.9
合計	461	100

表 I-7　調剤エラーの要因と件数

調剤エラーに至った環境的要因	件 数	エラー全体に占める割合(%)
環境に関連する要因なし	317	68.5
調剤工程が複雑	40	8.6
薬剤の保管場所が適切ではない	36	7.8
名称類似	30	6.5
エラーを誘発しやすい形状	26	5.6
外観類似	14	3.0
合計	463	100

重複選択あり

計量ミス(4.8%)，別の患者の医薬品を調剤(0.9%)などについては電子的なチェックなどによる対策が必要な可能性，加えて疑義照会の忘れなどは，「教育」により改善が見込める可能性があると考えている．

❻ 調剤エラーに関連する環境的要因

　調剤エラーへの対策を講じるための情報として，実際に調剤エラーが発生した薬剤師へ，当該エラーが発生した際の背景について確認を行った．具体的な確認項目としては，「環境に関連する要因なし」，「調剤工程が複雑」，「薬の保管場所が適切ではない」，「名称類似」，「エラーを誘発しやすい形状」，および「外観類似」という6つに分類して聞き取りを行った(表 I-7)．その結果，68.5%は「環境に関連する要因なし」と回答した一方で，「調剤工程が複雑」としたケースがエラー全体の8.6%を占めており，ほかにも「薬剤の保管場所が適切ではない」ケースも7.8%を占めていた．すなわち，本結果は，環境に関連する要因が無いものを除き，薬剤部門の環境整備，病院の医薬品採用のプロセス(採用薬を減らす，類似名称・外観類似を採用しないなど)により31.5%のエラーを回避できる可能性がある．

❼ 調剤エラー発生のリスク因子

　調査期間中に，調剤エラーを発生した処方箋825枚と，エラーを発生しなかった処方箋を無作為に1：2の割合で収集し，内規に関するエラーを除いた461枚の処方箋におけるエラー発生に至る要因について検討を行った．その際に，平日日勤帯と土日祝日の日直・夜間帯では環境が異なるため，分けて解析を行った．その結果，処方箋内の薬剤数が多ければ多いほどエラーを発生しやすいこと，また夜勤帯では経験年数の少ない薬剤師がエラーを起こしやすいことが明らかとなった．

⑧　まとめ

　本項では，本書発刊に至った基礎情報である多施設調査の結果の概要を示した．実際のデータ解析の際には，825 件のエラーの内，内規に関するエラー（363 件）と情報の収集ができなかった 1 件を除外した，残りの 461 件を対象に，解析を行っている．実際内規に関するエラーは「調剤エラーなのか，そうではないのか」という点が本研究の分担研究者間で大きく議論が分かれたところである．その中でも，過去のエラーに基づいて内規が複雑化することでさらに新人薬剤師によるエラーを誘引してしまうという意見も多かった．一方で，複雑化したとしても致命的なエラーを避けることができる，など意見が別れたため，今回の解析からは除いて検討を行った．

　本項で紹介した調剤の発生率の「曜日分類」，「調剤エラーの種類」，「環境要因」など，「調剤エラーを発生しやすい要因」というのはいずれの薬剤部門においても共通の視点で評価ができるものと思われる．

　病院薬剤部門において，本研究成果をベンチマークとして自施設のエラーの傾向を評価される際には，以下の 2 点について同じものとすることで，ベンチマークとの比較が可能になるものと思われる．

1. 最終鑑査で発見されたエラーを用いる
2. 同じ分類（調剤エラーの種類，環境要因）で評価を行う

　現在は，本研究成果のサブ解析を進め，また若手薬剤師のための教育ツールの作成，内規エラーの分析，調剤機器の有無とエラーの発生要因の傾向などについて分析を進めている．今後も調剤エラーに関する科学的評価を進めていく予定である．

引用文献

1）Momo K, et al：A Survey of Near-Miss Dispensing Errors in Hospital Pharmacies in Japan：DEPP-J Study-Multi-Center Prospective Observational Study-. Biol Pharm Bull, 45：1489-1494, 2022.

各 論

Ⅱ

錠剤の外観類似

エラーを
みる

　外観類似薬剤の調剤エラーは，患者がまったく別の薬剤をまったく別の用法・用量で服用してしまう可能性のあるものである．冷静に考えればありえないような調剤エラーであっても，調剤室では複数の業務を行いながら一定のスピード感をもって調剤を行っているため，普段では考えられないようなエラーが発生してしまう．

　筆者は，過去に経口剤の外観類似に関する研究を行っている [1]．当該研究では，わが国で販売されている錠剤・カプセル剤 6,840 品目のうち，製薬企業のホームページから外観の写真が入手できた 2,751 品目の外観をデータベース化し，外観の特徴を次の 5 つのパラメータから解析した．

① ヒートの色
② 錠剤／カプセルの色
③ ヒートの横線
④ ヒートの耳の色
⑤ ヒートの耳の文字色

　その結果，5 つのパラメータが類似している薬剤はいうまでもないものの（図Ⅱ-A-1，Ⅱ-A-2），少なくとも 4 つのパラメータが一致するような外観の薬剤（図Ⅱ-A-3）は，見た目が極めて類似していることがわかる．筆者はさらに，がん患者 82,273 名のレセプトデータ解析により，上述の 4 パラメータ以上が一致するパターンで処方を受けている患者が，全体の約 18％ にものぼることを明らかにしている．

パラメータ	ヒート色	錠剤色	横線	ヒート耳色	ヒート耳文字色
	青	オレンジ	なし	青	青

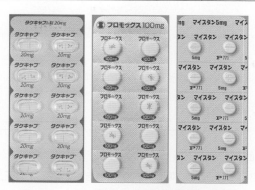

図Ⅱ-A-1　5項目マッチした外観類似の例 ①

パラメータ	ヒート色	錠剤色	横線	ヒート耳色	ヒート耳文字色
	オレンジ	白	なし	オレンジ	黒

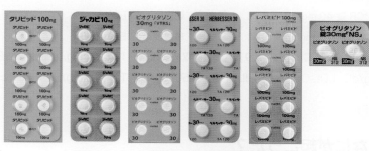

図Ⅱ-A-2　5項目マッチした外観類似の例 ②

パラメータ	ヒート色	錠剤色	横線	ヒート耳色	ヒート耳文字色
	紫	白	なし	紫	規定せず

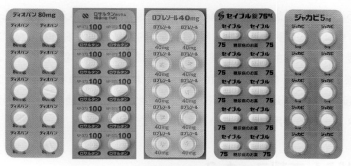

図Ⅱ-A-3　4項目マッチした外観類似の例

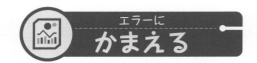

エラーに
かまえる

=== 事 例 ===

▶ **37 歳男性（166 cm，62 kg）**

既往歴：高血圧，脂質異常症

現病歴：2 日前より発熱（38.2℃），悪寒，咽頭痛，関節痛を主訴に，高血圧，高脂血症で受診しているかかりつけの内科クリニックを受診した．5 歳の長男が，溶連菌の診断を受け，数日前から発熱しているとのことであった．咽頭培養の結果，溶連菌の診断を受け，以下の内容が記載された処方箋を持参した．

処方：

リピトール®錠 5 mg	1 回 1 錠	1 日 1 回	夕食後	30 日分
アダラート®CR 錠 40 mg	1 回 1 錠	1 日 1 回	朝食後	30 日分
フロモックス®錠 100 mg	1 回 1 錠	1 日 3 回	毎食後	7 日分

臨床検査値：体温 38.2℃，CRP 1.9 mg/dL，収縮期血圧 133 mmHg，拡張期血圧 84 mmHg，S-Cre 0.88 mg/dL，LDL-C 118 mg/dL，HDL-C 50 mg/dL，TG 110 mg/dL，HbA1c 5.0%（NGSP 値）

1　いつ・なにが起こった？

　　近隣の保険薬局で薬剤師が処方箋を応需した．患者は脂質異常症治療薬，降圧薬をのみ忘れなく服用できており，ヒート調剤が行われていた．来局時，発熱のためつらそうな状態が観察された．溶連菌に対する抗菌薬が開始となる旨，また抗菌薬にアレルギー歴がない旨を確認し，抗菌薬を飲み切るよう説明し，お薬手帳と処方薬を交付した．

　　調剤から 5 日後，当該患者が自動車運転中に交通事故を起こし，総合病院へ緊急入院となった．その際，保険薬局は病院薬剤師より持参薬の内容とお薬手帳の内容が異なっている点の問い合わせを受けた．具体的には，お薬手帳にはフロモックス®錠 100 mg と記載されているものの，実際にはマイスタン®錠 5 mg が交付されていた．患者はマイスタン®錠 5 mg を指示通り 1 回 1 錠 1 日 3 回服用していたことが発覚した．交通事故の原因は居眠り運転であり，マイスタン®錠の使用によるものと考えられた．

2　なぜ・どうして起こった？

　　本調剤エラーは，フロモックス®錠 100 mg とマイスタン®錠 5 mg の外観類似に基づく

誤調剤が原因であった（図Ⅱ-A-4）．通常，溶連菌感染の場合には溶連菌に適応を有する抗菌薬（本患者の場合にはフロモックス®錠）を1週間服用する．この患者は服薬遵守し，指示通り服用していた．一方，マイスタン®錠[2]は他の抗てんかん薬で十分な効果が認められないてんかんの部分発作，全般発作に対してほかの抗てんかん薬と併用されるものである．薬理作用としては，ベンゾジアゼピン系に分類されており，1日10 mgから徐々に増量し，維持量は10 mgから30 mgである．マイスタン®錠の副作用として，眠気・傾眠（38.6%），ふらつき・めまい（10.9%）が報告されており[2]，十分な注意が必要である．当該患者は，マイスタン®錠を服用していたことで，運転中に居眠りし，事故を起こしたというものである．

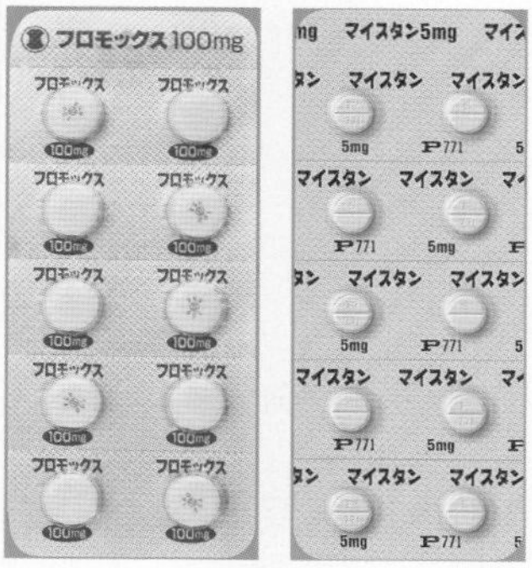

フロモックス®錠 100 mg　マイスタン®錠 5 mg

図Ⅱ-A-4　**フロモックス®錠とマイスタン®錠**

　薬局でフロモックス®錠とマイスタン®錠を取り間違えた理由として，以下の ① ～ ③ が挙げられる．

① 調剤済み薬剤の返却の際のエラー
② 調剤時のエラー
③ 薬剤交付時に患者と一緒に薬剤の確認を行わなかった

　上記の理由が重なり合ったことが調剤エラーの原因として考えられた．背景として，① 何らかの事情により処方薬を再度調剤棚に戻し，その際にマイスタン®錠を外観が類似しているフロモックス®錠の棚へ戻してしまったことが一番の要因として考えられた．また，② 調剤時にフロモックス®錠の棚にマイスタン®錠が混在していることに気づかず，③ 交付時に患者がつらそうであったため，実薬を患者本人と確認しなかったことが原因と考えられた．

エラーから
まもる

　今回の患者では，外観が類似したフロモックス®錠とマイスタン®錠の取り間違えであり，十分な注意が必要であろう．
　このような外観類似は普段の調剤時にしばしばみられることであり，外観類似の調剤エラーを発生させないような仕組み（内規）が必要だと考える．以下にその例を挙げる．

1 ▶ 薬剤部内・薬局内で外観類似薬剤を見つけたら注意喚起マークをつける

　外観類似に関する注意喚起マーク（図Ⅱ-A-5）は，病院ごとにさまざまな工夫が凝らされている．基本的には調剤棚などに貼付しておくことで，手を伸ばした際に「ハッ」として気づくというようなイメージである．このように調剤者が間違えないような工夫が必要である．

図Ⅱ-A-5　**外観類似薬の注意喚起の例**

2 ▶ 新規採用薬は外観類似の観点からも確認する

　病院では，新規採用薬はおもに医師からの申請に基づき，薬事委員会が決定することが多い．多くの病院では多規格存在する医薬品は 1 規格のみ採用とするように努力していると思われる（新人医療スタッフが多規格存在することに気づかずにエラーする可能性があるため）．一方で，外観類似に関しては画像がデータベース化されていないため，ほとんどの病院で確認されていないものと思われる（確認しても経験則に基づくもの）．外観類似に関するデータベースが広く利活用できるようになることで，将来，医薬品採用の際に，忙しい臨床においても外観類似に配慮しやすくなるかもしれない．

3 ▶ 薬剤を調剤棚へ返却する際には，外観類似薬が混入しないようダブルチェックする

　基本的に，未使用医薬品は調剤棚に戻すことが原則である．一方で，外観類似薬剤を誤って調剤棚の別の医薬品と混在させてしまった場合には大きなエラーに発展することが想定される．返却の際にはダブルチェックが必須である．

引用文献

1）K Momo, et al：Assessment of "look-alike" packaging designs related to medication errors using information technology. Pharmazie，74：310-312，2019.
2）マイスタン®錠インタビューフォーム，2022 年 4 月改訂（第 19 版）.

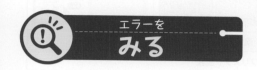

CASE
2

A **内服計数の調剤エラー対策**

包装形態が特殊な経口剤

エラーを
みる

　医薬品の一次包装は，内容医薬品との適合性や，医薬品の特性に応じて内容医薬品を保護できるものが選択される．錠剤やカプセル剤の一次包装の例として，ストリップ包装（SP 包装），ブリスター包装（PTP 包装，CF 包装）などがある．一次包装で遮光が必要な場合は，赤色着色フィルムや UV カットフィルムを用いた遮光 PTP 包装がある．また，遮光と防湿が必要な場合は，アルミニウムを用いた SP 包装や CF 包装が使用されている（図Ⅱ-A-6）．

　一次包装のみで内容医薬品の品質が確保できない場合には，二次包装も含めて複数の包材を組み合わせて，医薬品の品質を確保することが求められている．二次包装で防湿や遮光がなされている場合は，袋状のアルミピロー包装に乾燥剤が同封されていることが多い（図Ⅱ-A-7）．また，ピロー包装から開封後の遮光・防湿のために，専用の保管袋を製薬企業が資材として提供していることもある．

　このように，一次包装・二次包装の外観から，防湿や遮光など取り扱いに注意が必要な製剤か推測することができる．

　次に，調剤包装単位と販売包装単位をみてみよう．用法・用量や患者・医療従事者の安全性や利便性などを考慮して，各製薬企業が 1 シートや 1 箱当たりの包装数や数量を決めている．錠剤やカプセル剤の 1 シート当たりの数量は，薬剤師が計数や在庫管理がしやすい「10」が多い．また，患者の利便性を踏まえ 1 シート 1 または 2 週間分を想定している「14」「21」のいわゆる「ウィークリーシート」も多く，1 シート「10」とウィークリーシートの 2 種類を併売している製薬企業もある．それ以外では，「5」「6」「8」「12」などが存在するが，なぜそのような数量に設定されているのか，みてみよう（図Ⅱ-A-8）．

　帯状疱疹で使用されるバラシクロビル錠 500 mg をみてみると，「通常成人では 1 回 2 錠を 1 日 3 回 7 日間服用」となっている．1 シート 6 錠と 1 日分になっており，販売包装単位が 1 箱 42 錠となっているので，ちょうど 1 患者の治療分となっている．

　1 シートが「12」のリパクレオン®カプセル 150 mg では，「通常 1 回 4 カプセルを 1 日 3 回」となっており，バラシクロビル錠 500 mg と同様に 1 シート 1 日分となっている．最小の販売包装単位は，10 シート包装の 120 カプセル入りとなっており，通常用量では 10 日分となっている．

　わが国では，新薬について薬価収載 1 年未満は 14 日間の処方日数の制限がある．また，投与量を 1 〜 2 週間で変更するため，14 日処方を想定した包装で販売しているケースもある．

25

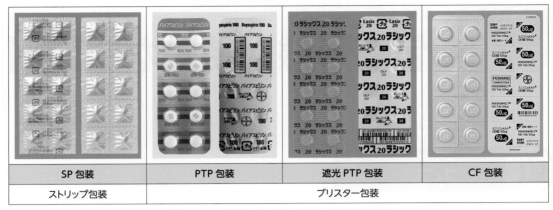

SP 包装	PTP 包装	遮光 PTP 包装	CF 包装
ストリップ包装	ブリスター包装		

図Ⅱ-A-6　錠剤，カプセル剤の一次包装の例

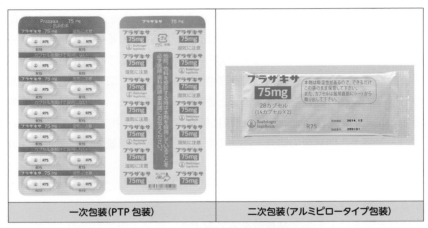

一次包装（PTP 包装）	二次包装（アルミピロータイプ包装）

図Ⅱ-A-7　二次包装での防湿包装の例

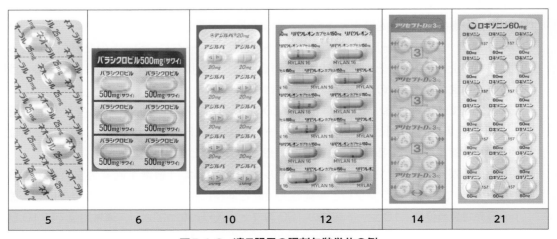

5	6	10	12	14	21

図Ⅱ-A-8　連日服用の調剤包装単位の例

　1 シートが「14」のアリセプト®D 錠 3 mg でみてみよう. 用法用量は「通常, 成人にはドネペジル塩酸塩として 1 日 1 回 3 mg から開始し, 1 ～ 2 週間後に 5 mg に増量」となっており, 最小の販売包装単位は, 14 錠入りで 1 箱 2 週間分となっている.

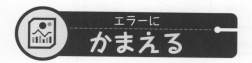

━━━━━━━━━━━━━━━ 事 例 ━━━━━━━━━━━━━━━

▶ **40 歳女性**

既往歴：なし

現病歴：潰瘍性大腸炎

血便があり, X 年 8 月に総合病院の消化器内科を受診. 大腸内視鏡検査を実施したところ, 潰瘍性大腸炎と診断され治療を開始した. 1 ヵ月おきに来局しており, 前回来局時の処方内容は下記であった.

前回の処方内容：

> アサコール®錠 400 mg　　　1 日 9 錠
>
> ベリチーム®配合顆粒　　　1 日 3 g
>
> ミヤ BM®錠　　　1 日 6 錠
>
> それぞれ 1 日 3 回　朝・昼・夕食後　　　28 日

今回は図Ⅱ-A-9 に示した処方箋を持参した.

1　いつ・なにが起こった？

　かかりつけの保険薬局にて, 薬剤師が処方箋を応需した. 前回と処方内容が変わっていたため, 患者本人に聞いてみると「医師から少し薬を変えてみると言われた」とのこと. リアルダ®錠 1200 mg はあまり取り扱っておらず「珍しいな」と思いながら, 処方箋を見ながらレセプトコンピュータ（レセコン）に入力していると, リアルダ®錠 1200 mg が「4 錠 1 日 3 回」になっていることに気がついた. 医師へ疑義照会を行ったところ, 正しくは「4 錠 1 日 1 回朝食後」であった. 疑義照会で患者をいつもより待たせてしまったが, 複数薬が変更となっているため, 患者に状態の聞き取りをしながら, 前回から変更になった薬について違いなどを説明し, リアルダ®錠 1200 mg については 1 日 1 回の服用で薬の作用が持続することと, 冷所保存である旨を伝えた.

　調剤から 3 日後, 患者より「10 日分ほどリアルダ®錠 1200 mg が足りない」と連絡があり, 在庫管理システムにて, 理論在庫と実在庫を調べたところ, 薬局の在庫が 46 錠多いことが発

処 方 箋

(この処方箋は、どの保険薬局でも有効です。)

様式第二号（第二十三条関係）

公費負担者番号								保険者番号							
公費負担医療 の受給者番号								被保険者証・被保険 者手帳の記号・番号				・		（枝番）	

患者	氏 名	南山 堂子		保険医療機関の 所在地及び名称	東京都文京区湯島△-△-△ 南山大学病院
	生年月日	明 大 昭 平 令　年 月 日	男 （女）	電 話 番 号	
				保険医氏名	南山 太郎 ㊞
	区 分	被保険者	被扶養者	都道府県番号	点数表 番号	医療機関 コード

交付年月日	令和 ● 年 ● 月 ● 日	処方箋の 使用期間	令和 ▲年 ▲月 ▲日	特に記載のある場合を 除き、交付の日を含めて 4日以内に保険薬局に 提出すること。

処 方	変更不可	個々の処方薬について、後発医薬品（ジェネリック医薬品）への変更に差し支えがあると判断した場合には、「変更不可」欄に「レ」又は「×」を記載し、「保険医署名」欄に署名又は記名・押印すること。
		Rp01) リアルダ®錠1200mg　　　　4錠 　　　　1日3回　朝・昼・夕食後　　　28日分 Rp02) ミヤBM®錠　　　　　　　　6錠 　　　　タンニン酸アルブミン原末　3g 　　　　1日3回　朝・昼・夕食後　　　28日分 Rp03) ロペミンカプセル1mg　　　1C 　　　　頓服　下痢が治らない時　　　20回分 Rp04) レクタブル2mg注腸フォーム14回　4瓶 　　　　1日2回　噴霧 リフィル可 □　（　　　　回）
備 考	保険医署名	「変更不可」欄に「レ」又は「×」を記載 した場合は、署名又は記名・押印すること。

保険薬局が調剤時に残薬を確認した場合の対応(特に指示がある場合は「レ」又は「×」を記載すること。) □保険医療機関へ疑義照会した上で調剤　　　　□保険医療機関へ情報提供

調剤実施回数（調剤回数に応じて、□に「レ」又は「×」を記載するとともに、調剤日及び次回調剤予定日を記載すること。） □1回目調剤日（　年　月　日）　　□2回目調剤日（　年　月　日）　　□3回目調剤日（　年　月　日） 次回調剤予定日（　年　月　日）　　次回調剤予定日（　年　月　日）

調剤済年月日	令和　　年　　月　　日	公費負担者番号	
保険薬局の所在地 及 び 名 称 保険薬剤師氏名	㊞	公費負担医療の 受給者番号	

備考 1．「処方」欄には、薬名、分量、用法及び用量を記載すること。
　　 2．この用紙は、A列5番を標準とすること。
　　 3．療養の給付及び公費負担医療に関する費用の請求に関する省令（昭和51年厚生省令第36号）第1条の公費負担医療については、「保険医療機関」とあるのは「公費負担医療の担当医療機関」と、「保険医氏名」とあるのは「公費負担医療の担当医氏名」と読み替えるものとすること。

図Ⅱ-A-9　**本事例の処方箋**

覚した．本来は患者に112錠を渡すところ，66錠しか渡していなかった．

2　なぜ・どうして起こった？

　　本調剤エラーは，1シート10錠という思い込みによる，計数調剤間違いが原因であった．鑑査者も1シート10錠，アルミ包装を100錠包装と思い込み気がつかなかった．また，投

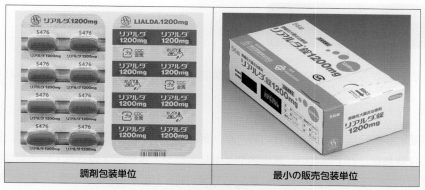

| 調剤包装単位 | 最小の販売包装単位 |

図Ⅱ-A-10　リアルダ®錠 1200 mg の調剤包装単位と販売包装単位

薬した薬剤師も，患者へ変更内容の確認や患者の状態の聞き取り，注意事項を伝えるのに気を取られ，患者と錠数の確認がおろそかになってしまった．

　今回の事例のように，同成分のアサコール®錠 400 mg（一般名：メサラジン腸溶錠）からリアルダ®錠 1200 mg への変更時では，電子カルテでは，医師が前回の処方内容をコピーして入力変更をすることも多く，用法を修正しそびれてしまい，前回の用法のままという間違いも起こりやすい．また，薬剤師側では，同一成分名の薬剤との混同や用法・用量の違い，保管方法の説明など，確認事項や説明内容も多くミスも起こりやすくなる．

　今回の調剤エラーの要因として，下記のような背景が挙げられる．

---

① 普段あまり調剤をしない薬のため，1 シート 10 錠という思い込みがあった

② 処方変更で用法間違いがあり，疑義照会が必要となり通常より時間を取られた

③ リアルダ®錠 1200 mg が新規処方となり，アサコール®錠 400 mg との用法・用量や保管方法の違いなどの説明が必要であった

　潰瘍性大腸炎の治療薬であるリアルダ®錠 1200 mg（一般名：メサラジン）は，PTP 8 錠×7 シートの 56 錠包装で発売が開始された（図Ⅱ-A-10）．用法・用量は「通常，成人には 1 日 1 回 2,400 mg，活動期は 1 日 1 回 4,800 mg」となっている．活動期の場合 1 日 4 錠服用となるため，56 錠包装だと 14 日分となっている．また，リアルダ®錠 1200 mg は 1 日 1 回服用で済むように工夫されている製品だが，冷所保存が必要となっている．

　同じく潰瘍性大腸炎で使用される先行品のアサコール®錠 400 mg（一般名：メサラジン腸溶錠），ペンタサ®錠 500 mg（一般名：メサラジン徐放錠）との製剤学的違いによる用法・用量や保管方法の違い，ヒートの計数間違いなど，気をつけなければならない点が多い製品でもある．

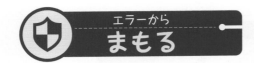

以上のことから，エラーを避けるために次のような取り組みが必要だと考えられる．

1 ▶ 用法・用量の把握

　薬剤師として記憶しておくべき内容だが，普段取り扱いをしていない品目まで，完璧に記憶するのは容易なことではない．施設内やヒヤリ・ハット事例で公表されている間違いの頻度が多い品目については，調剤棚などに表記して調剤時に「用法・用量が特殊」と意識づけをするのも手である．また，レセコンなど入力システムで設定が可能なら，通常の用法・用量以外の入力をした場合に，アラートが出るようにしておくのもよいだろう．基本的なことだが，「あまり目にしない薬だが，どうだっただろう」と疑問をもち，すぐ調べられる環境を整えておき，調べるのを習慣づけておくのも現実的な対策かもしれない．

2 ▶ 特殊な薬の注意喚起と情報共有

　リアルダ®錠1200 mg やリパクレオン®カプセル150 mg のように，「10」「14」ではない製品は多くない．「みる」でも示した通り，「10」「14」以外のヒートは，何かしら意図が隠されている．経験年数を重ねていくと「当たり前」と思うことが，新人や経験年数が少ない薬剤師では「当たり前」ではないことも多い．包装形態が特殊な製品については，なぜ一般的な包装と異なっているのか，背景も合わせて新人や経験年数が少ない薬剤師に情報共有しておくと，ただ数量が違うと暗記するよりも，調剤エラー防止に役立つと考えられる．

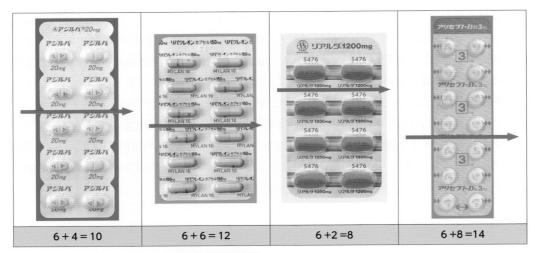

| 6 + 4 = 10 | 6 + 6 = 12 | 6 + 2 = 8 | 6 + 8 = 14 |

図Ⅱ-A-11　1ヒート中の数量確認
「6 +○=□」と「6」を基本に分割して確認することで，相違に気がつきやすくなる

3 ▶ ヒートの確認方法の標準化

　鑑査時の計数確認方法は個々の薬剤師に委ねていることも多く，内規で詳細に設定している施設は少ないと思われる．筆者の施設でも，鑑査時の計数の確認方法を内規では設定しておらず，内規の補足や新人教育にて，調剤や鑑査時の計数確認方法の事例を提示する必要性はあると感じている．筆者の個人的なやり方ではあるが，1ヒート中の数量確認時には，ヒート中の錠剤やカプセル剤の間に指を当てて，10の場合は「6」「4」，14の場合は「6」「8」となっていることを確認している（図Ⅱ-A-11）．アルミ包装や帯で束ねられている状態では，アルミ包装に印字されている数量確認を行い，帯の場合はヒートの枚数と包装の裏側から1ヒートの数量を見た上で，ヒート枚数を数えている．数量が多い場合や組み合わせが複雑な場合，そして集中力が落ちていると感じた場合は，最終的な数量確認は，暗算だけで済ませず電卓を使用すると間違いに気がつきやすい．

　また，どんなエラーにも共通することではあるが，イレギュラーなことが起き，いつもと違うときこそ，慌てずに基本に忠実に落ち着いて対応することがエラーを防止する近道である．

📖 引用文献

1）厚生労働省：第十八改正日本薬局方 参考情報，医薬品包装における基本的要件と用語〈G0-5-170〉．Available at：〈https://www.mhlw.go.jp/content/11120000/000788362.pdf〉
2）公益財団法人日本医療機能評価機構：薬局ヒヤリ・ハット事例収集・分析事業 薬局事例検索．Available at：〈http://www.yakkyoku-hiyari.jcqhc.or.jp/〉
3）リアルダ®錠1200 mg インタビューフォーム，2020年11月改訂（第8版）．

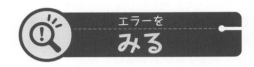

CASE **3**

A 内服計数の調剤エラー対策

一包化におけるエラー

**エラーを
みる**

　調剤の定義はさまざまであるが，調剤の工程は通常，① 処方受付（処方内容の監査），② 薬袋作成，③ 薬剤取り揃え，④ 調剤鑑査である．まずは各工程で起こりやすいエラーについて解説する．

① 処方受付

　処方受付時に作業が複雑になるのは，患者や医師の登録が必要となる薬剤が挙げられる．たとえば慢性疼痛に使用するオキシコンチン®TR錠は承認条件として「慢性疼痛の診断，治療に精通した医師によってのみ処方・使用される」とされ，不適切な使用が行われないよう，流通管理体制が設けられている．そのため処方受付時に，患者に対する確認書と処方医が

e-learning 受講しているかを確認する必要がある（図Ⅱ-A-12）．がん性疼痛患者ではこのような確認は必要ないため注意が必要である．また，メチルフェニデート錠は添付文書の警告欄に「薬局においては，調剤前に当該医師・医療機関を確認した上で調剤を行うこと」と記載されており，確認作業が必要である．このような確認作業が必要な医薬品は，医師に紐づいている場合と医師と施設の両方に紐づいている場合があるため，非常に煩雑であるといえる．

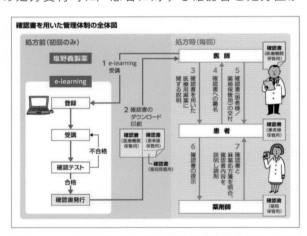

図Ⅱ-A-12　オキシコンチン®TR錠慢性疼痛治療のための流通管理体制フロー

（文献１より転載）

② 薬袋作成

　薬袋作成は現在ほとんどの場合，調剤支援システムから自動で作成していると思われる．しかし，特殊な用法の場合，システム上適切な記載とならない場合があり，手書きなどで対応しなければならないことがある．このようなときにエラーが起こりやすいと考えられる．

③ 薬剤取り揃え

　この工程は一般的には処方箋に記載されている１日量と投与日数から，必要数の経口剤を取り揃えることになり，それほど複雑ではない．あえて複雑な工程があるとするならば，半錠や

一包化調剤などが挙げられる．半錠については他項で解説されるため（p.43 参照），ここでは一包化について述べる．

日本医療機能評価機構が行っている薬局ヒヤリ・ハット事例収集・分析事業の平成 22 年年報を表Ⅱ-A-1 と表Ⅱ-A-2 に示す．保険薬局から報告されたすべてのヒヤリ・ハット 12,222 事例中，一包化調剤に関する事例は 346 事例であり，その内容は分包間違い（106 件），調剤忘れ（70 件）で全体の約半数を占めている．一包化調剤をすることにより服薬アドヒアランスの向上や PTP シートの誤飲防止などの効果がある一方，調剤時間の遅延，鑑査業務の複雑化，薬剤識別性の低下，薬剤安定性の低下などのようなデメリットが考えられる[2]．そのため，取り揃えや分包の工程においてエラーが生じた場合，鑑査や投薬時に気づきにくい．また，一包化では分包紙に患者名や医薬品名を記載するという工程が加わることにより，それに関連した過誤も報告されている．

④ 調剤鑑査

調剤鑑査で発生しやすいエラーとして施設の内規違反が挙げられる．過去に発生したインシデントの防止対策として，各施設でさまざまな内規がつくられている．たとえば，1 回服用量が 1 錠以外の場合，薬袋の用量にアンダーラインを引くというような内規をつくっている施設もある．しかし，このような対策は工程を複雑にするだけで効果的でない可能性がある．よって内規の適正について定期的に検討することが重要である．

表Ⅱ-A-1　ヒヤリ・ハット事例の報告件数

一包化調剤に関する事例	ヒヤリ・ハット事例
346	12,222

（文献 2 より引用，一部改変）

表Ⅱ-A-2　ヒヤリ・ハット事例の内容

事例の内容	件数
調剤忘れ	70
処方箋監査間違い	7
秤量間違い	2
数量間違い	49
分包間違い	106
規格・剤形間違い	26
薬剤取違え	15
分包紙の情報間違い	8
薬袋の記載間違い	6
充填間違い	3
異物混入	1
患者間違い	2
交付忘れ	4
その他	47
計	346

（文献 2 より引用）

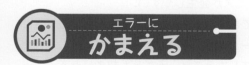

エラーに　**かまえる**

=== **事例** ===

（調剤室にて）

夜勤薬剤師が全自動錠剤分包機で一包化された薬剤を鑑査していたところ，イミダプリル錠が入っているべきところにエナラプリル錠が入っているのを発見した．分包機を確認するとイミダプリル錠

のカセットにエナラプリル錠が入っていたため，カセットの錠剤をイミダプリル錠に入れ替え再分包を行った．翌日勤帯に，分包機の充填記録と処方履歴を調査し，誤って一包化された可能性のある患者の調剤済み薬剤を確認した．その結果，入院患者1人が誤って分包された薬剤を服用していたことを発見した．

1　いつ・なにが起こった？

過誤が発覚したのは平日の17時頃，遅番の薬剤師が調剤を行っていたときであった．処方内容を図Ⅱ-A-13に示す．これらの薬剤を全自動錠剤分包機により一包化している途中で，イミダプリル錠のカセットが空になり，調剤棚にあるPTPシートのイミダプリル錠を充填しようとした．その際に誤充填防止のためのバーコードが読み取れなかったため，この操作をキャンセルし手作業で充填を行った．業務が繁忙であったため，第三者による目視のダブルチェックも実施しなかったが，このとき充填したのはエナラプリル錠であった．

図Ⅱ-A-13　**本事例の処方内容**

【処方内容】	
ジゴキシン錠0.125 mg	0.5錠
フロセミド錠20 mg	1錠
カルベジロール錠2.5 mg	0.5錠
イミダプリル塩酸塩錠5 mg	2錠

2　なぜ・どうして起こった？

本調剤エラーは分包機への薬剤充填ミスにより発生している．近年の錠剤分包機は薬剤とそれに対応するカセットのバーコードを読み取ることにより，充填ミスを防ぐことができるようになっている．しかし，この操作を行わなくても，手作業で充填できてしまうため，繁忙などの理由によりこの手順をキャンセルしてしまう可能性がある．また，このようなシステムが使用できない場合にはダブルチェックするなど，施設ごとに充填手順を作成していると思われる．それにもかかわらず薬剤充填ミスは発生してしまった．本事例では分包途中でカセットが空になってしまい，追加補充をする際に発生している．このような一連の作業中において「今回だけは」と考えがちであるが，こういうときにこそミスが発生しやすい．

また，調剤鑑査のプロセスにおいてエラーが検出できなかったことにも焦点を当てるべきである．一包化調剤の鑑査は非常に複雑であり，エラーが発生しやすい．"機械が正確に一包化したものを，鑑査した薬剤師が誤って一包化し直してしまう"ということも起こりうる．よって，近年，一包化調剤鑑査支援システムが数社から販売されている．これを導入することで，一包化調剤の過誤を減少させることが可能である．本事例では鑑査システムが導入されておらず，目視での鑑査が行われていたが，正しい鑑査方法が実施できていなかったと思われるため，一包化調剤の正しい鑑査方法について手順を作成し，すべての薬剤師に対して教育を徹底するべきであると考えられる．

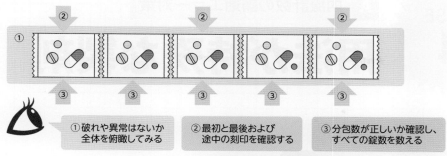

①破れや異常はないか全体を俯瞰してみる　②最初と最後および途中の刻印を確認する　③分包数が正しいか確認し、すべての錠数を数える

図Ⅱ-A-14　一包化調剤の鑑査手順（例）

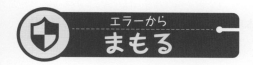

以上のことから，エラーを避けるために次の点について取り組む必要があると考える．

1 ▶ 過誤が発生しにくい環境整備

一包化調剤鑑査支援システムなど，安全を担保するシステムの導入は非常に有効であると考える．また，このようなシステムを導入すると，調剤の時間や人的資源を節約することができるため，薬剤師の，いわゆる対人業務に力を入れることが可能となる．オキシコンチン®TR錠のように適応により対応が異なるようなものについては，医薬品の在庫位置に注意喚起のポップアップをつくるようにしておくと効果的であると考える．

2 ▶ 工程が複雑な調剤の手順整備

一包化調剤の鑑査では，一包化されたすべての薬剤の刻印と数量を目視で確認するのが理想であるが，時間的な要因により困難であることも多いと考える．そこで，最低でも図Ⅱ-A-14のような手順を作成すると良い．

3 ▶ 業務手順を守る雰囲気づくり

忙しいときは手順を逸脱して調剤してしまいがちである．しかし，このようなときこそミスが起こりやすいということを認識するべきである．調剤をしている薬剤師同士で手順を守るよう声を掛け合うことで，業務手順を守る雰囲気が生まれるものと思われる．

📖引用文献

1）塩野義製薬株式会社：オキシコンチン®TR錠を用いた慢性疼痛治療における適正使用に向けた流通管理体制へのご協力のお願い．2020．

2）公益財団法人日本医療機能評価機構：【4】一包化調剤に関するヒヤリ・ハット．薬局ヒヤリ・ハット事例収集・分析事業平成22年年報，2011．Available at:〈http://www.yakkyoku-hiyari.jcqhc.or.jp/pdf/year_report_2010_T004.pdf〉

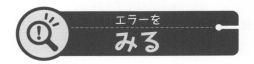

CASE 4

用法が特殊な製剤

エラーを みる

　医薬品の用法についてはさまざまなものがある．本項では，用法が特殊なことにより調剤エラーが起きやすい例とその対策について考える．

1 ▶ 服用するタイミングに注意が必要な薬剤

　通常は食後30分で服用するが，医薬品の特性により，食後30分，食直前，食事中，食直後，食後2時間などで服用する．これは，薬効もしくは医薬品の体内動態の影響などを考慮している．たとえば，血糖の急激な上昇を抑えるボグリボース[1]は，小腸内でのα-グルコシダーゼ阻害作用により二糖類の分解を抑制することで単糖類の吸収を抑え，食後高血糖を抑制する．これには医薬品が食事の前に効果部位である小腸に存在しなければ，効果が弱くなるため食直前での服用となっている．また，イトラコナゾール[2]は空腹時と比べ，食直後に服用したほうが吸収がよいため，食直後の服用となっている．

　沈降炭酸カルシウム[3]とビキサロマー[4]では，薬効としては高リン血症治療薬であり効果は同じである．しかし，用法の面では沈降炭酸カルシウムは食直後であり，ビキサロマーでは食直前となっている．このように薬効的には同じであるが，用法が異なっている医薬品もあるため，個々の医薬品の用法については注意が必要である．

　また，自己注射が認められているインスリンについても，超超速効型といわれるインスリンの登場により，注射を行う時間が変更となった．速効型インスリン（例：ヒューマリン®R注）などは食前30分[5]でであったが，超速効型インスリン（例：ランタス®注など）は食直前[5]となった．しかし，超速効型よりさらに効果発現が早いインスリン（例：ルムジェブ®注など）ではさらに注射から食事までの時間が短縮され，食事開始前2分以内[6]となっている．これは薬効発現までの時間が短縮された結果，低血糖がでやすいために注射を行う時間が変更された．超速効型より早いインスリンは，添加物のみを変更しており，主成分のインスリン自体は変更されていない．このように製剤の工夫で変わることがある．

　眠前に服用する医薬品は，副作用として眠気が生じるか寝つきをよくするために眠前に服用する場合が多い．また緩下薬も眠前に服用することが通常であるが，これは緩下薬の効果発現までに8時間程度かかるため，眠前に服用するで翌朝，自然に近いかたちで排便作用が発現することを期待しての服用方法である（表Ⅱ-A-3）．

　このように，医薬品はさまざまな用法が存在する．医薬品の適した用法を理解することが重

表Ⅱ-A-3　各用法における代表的な医薬品

服用タイミング	成分名	商品名(主に先発医薬品)	理　由
食前30分	エパルレスタット	キネダック®錠	食事が吸収に影響し，食後投与では吸収率が低下し，最高血中濃度までの到達時間が延長する
	エロビキシバット	グーフィス®錠	作用機序が胆汁酸の再吸収抑制であるため，胆汁酸排泄より前に投与されることが望ましい
	ダブラフェニブ	タフィンラー®カプセル	食事の摂取により AUC および C_{max} が低下する
食直前(食事開始5分前)	ボグリボース	ベイスン®OD錠	小腸内のα-グルコシダーゼを阻害し，糖の吸収を遅くする薬効から，食事より前に服用する必要がある
	ビキサロマー	キックリン®カプセル	消化管内でリン酸と結合しリン排泄を促進する薬効であるため，食事より先に消化管内に入る必要がある
	クラブラン酸カリウム・アモキシシリン水和物	クラバモックス小児用配合ドライシロップ	成分であるクラブラン酸カリウムが食事の影響でバイオアベイラビリティが低下する
	ナテグリニド	ファスティック®錠など	食後投与では速やかな吸収が得られず効果が減弱するため
	セベラマー塩酸塩	フォスブロック®錠，レナジェル®錠	摂取した食事中のリン酸イオンとポリカチオンポリマーが結合し，消化管からのリン吸収を抑制する
	インスリン アスパルト(遺伝子組換え)	ノボラピッド®注フレックスタッチ®など	速効型インスリンより効果発現が早いため，食直後に投与する(超速効型インスリン)
	インスリン リスプロ(遺伝子組換え)	ヒューマログ®注カートなど	速効型インスリンより効果発現が早いため，食直後に投与する(超速効型インスリン)
食直前(食事開始前2分以内)	インスリン アスパルト(遺伝子組換え)	フィアスプ®注フレックスタッチ®など	作用発現がノボラピッド® より早いため，食事開始時(食事開始前 2 分以内)に投与する超速効型インスリン(ノボラピッド® 注)の添加物を変更した医薬品である
	インスリン リスプロ(遺伝子組換え)	ルムジェブ®注カートなど	作用機序がヒューマログ® 注と比べ，作用発現が早いため，食事開始時(食事開始前 2 分以内)に投与する．超速効型インスリン(ヒューマログ® 注)の添加物を変更した医薬品である
食事中または食直後	スチリペントール	ディアコミット®ドライシロップなど	食事によるスチリペントールの吸収が空腹時に比べ，食後のほうが血中濃度が高かったため
	ダルナビル エタノール付加物	プリジスタ®錠 など	食事による影響があり，食後投与に比べ空腹時投与が C_{max} および t_{max} が低い傾向にあった
	ドルテグラビルナトリウム/リルピビリン塩酸塩　合剤	ジャルカ配合錠	食後投与によりドルテグラビルおよびリルピビリンの曝露量が増加した
食直後	沈降炭酸カルシウム	カルタン®錠	摂取した食事中のリン酸イオンと結合を起こし，炭酸カルシウムとして体内への吸収を抑えるためただし，高リン血症治療薬として適応がある場合(制酸剤の場合は該当せず)
	イトラコナゾール	イトリゾール®カプセルなど	空腹時に比べ，食直後投与のほうが吸収が良いため
	炭酸ランタン	ホスレノール®OD錠など	消化管内で食物由来のリン酸イオンと結合し，不溶性のリン酸ランタンを形成し，リンの吸収を抑制するため
食間(食後2時間)	エンテカビル水和物	バラクルード®錠0.5 mg	食事による吸収率が低下するので，空腹時(食後 2 時間以降かつ次の食事の 2 時間以上前)に投与する
	エルロチニブ塩酸塩	タルセバ®錠150 mg	高脂肪食，高カロリー食の食後に投与した場合，AUC が増加する
就寝前(眠前)	緩下薬	センノシド錠，ラキソベロン®内用液など	薬効発現に時間が掛かるため，眠前に服用し，翌朝排便することが自然のリズムにあっているため
	H_2受容体拮抗薬	ガスター®D錠など	深夜から明け方にかけて胃酸分泌更新されるため，眠前服用で明け方の胃酸分泌を抑制するため(H_2受容体による)

表Ⅱ-A-3　各用法における代表的な医薬品（続き）

服用タイミング	成分名	商品名(主に先発医薬品)	理　由
就寝前(眠前)	不眠症治療薬	サイレース®錠1 mg, 2 mgなど	不眠症治療薬であるため, 就寝前に服用する
	ゾルピデム酒石酸塩	マイスリー®錠5 mg, 10 mgなど	入眠剤であるため, 就寝の直前に服用. 就寝後, 患者が起床して活動開始までに十分な時間が取れないときなどは服用させない
起床時	リセドロン酸ナトリウム水和物	ベネット®錠2.5 mgなど	水以外の飲料や食物, 他の薬剤と併用すると吸収力が低下する. また食道への逆流防止のため服用後は横にならない

要である.

2 ▶ 服用する日に注意が必要な薬剤

　医薬品は, 基本的に毎日服用するものが多い. しかし使用する医薬品によっては, 毎日の服用ではないものもあるため注意が必要である. 以下に示す医薬品は, 服用する日が特殊であるため, 特に注意が必要な医薬品である.

① 葉酸製剤

　葉酸製剤はビタミンの一種である葉酸を補充するため, 基本的に毎日服用する[7]. 他方で, 葉酸製剤はメトトレキサート(MTX)の中和剤として用いられる. そのため, がん治療においてのMTXが長期間高濃度で体内にとどまると, 葉酸を核酸合成に必要な活性型葉酸に還元させるジヒドロ葉酸還元酵素 dihydrofolate reductase (DHFR)と拮抗することでチミジル酸合成およびプリン合成系を阻害し, 細胞増殖を抑える薬理作用がある. MTXは免疫抑制作用をもつことから抗リウマチ薬としても投与される. MTXの薬効から副作用として骨髄抑制や感染症などの重大な副作用を発現する可能性も無視できない. そのため, リウマチなどのがん以外の疾患に対しMTXを服用する場合は, 拮抗阻害作用をもつ葉酸をレスキュー薬として服用する. その方法として, 通常は葉酸製剤(フォリアミン®錠)をMTX服用後24 〜 48時間後に服用する救済療法が行われることがある. これはMTXの過剰な効果を中和するためで, 24時間あけての服用となる. 同時服用では, その効果が減弱し, また, 24 〜 48時間以降の服用ではMTXの効果が十分に中和されないため, 逆に副作用, 特に骨髄抑制が強く発現する. そこで, 患者に対し, 副作用防止のために正しい服用方法を説明する必要がある. このときの葉酸製剤は, 通常の葉酸製剤を投与するが, 重篤な副作用発現時には, 活性型葉酸製剤(ロイコボリン®錠)を服用するロイコボリン®救済療法が行われることがある[8].

② ペランパネル水和物製剤

　抗てんかん薬であるペランパネル水和物製剤(フィコンパ®錠)は, 単剤で服用するの場合, 1日1回就寝前2 mgから服用を開始する. また, 服用する量を増やす場合は, 2週間以上あけて2 mg増量する. 維持量は4 〜 8 mgとし, 1日最高8 mgまでとされている. そのため, 用法の注意, 1回量の注意, さらに増量の注意と多くの注意事項がある医薬品である. 一方, 他剤と併用する場合は用法が異なり, 開始用量は同じであるが, 増量においては1週間

間隔であり, 最高用量は 1 日 12 mg までとなっている[9]. これは, 併用する抗てんかん薬により代謝酵素が誘導されるためで, カルバマゼピンやフェニトインでは, CYP3A が酵素誘導され, ペランパネル水和物の代謝が促進される[10]. 併用する抗てんかん薬同士が代謝酵素を誘導することで薬物動態が変化することは以前より知られており, 抗てんかん薬を服用する患者に対して, 治療薬物モニタリング(TDM)が必要な一つの要因となっている. 「てんかん診療ガイドライン 2018」では, ペランパネル水和物に対し血中濃度測定は有用とされている[11].

ペランパネル水和物は服用後約 1 時間で血中濃度が最大になるため, 服用後にめまい, 傾眠などが発現することもあり, めまいなどでの転倒を防ぐため, 就寝前に服用することとなっている[12].

このようなことからも, ペランパネル水和物は用法について注意しなければならない医薬品である.

③ サリドマイド製剤および誘導体

サリドマイド製剤は, サリドマイドやサリドマイド誘導体であるレナリドミド, ポマリドミドが含まれる. 適応は, 多発性骨髄腫以外にも, らい性結節性紅斑, クロウ・深瀬(POEMS)症候群[13](以上, サレド® カプセル), 5 番染色体長腕部欠失を伴う骨髄異形成症候群, 再発または難治性の成人 T 細胞白血病リンパ腫, 再発または難治性の濾胞性リンパ腫および辺縁帯リンパ腫[14](以上, レブラミド® カプセル)と多くの疾患で使用されるようになった. ここでサリドマイドによる薬害について触れておく. サリドマイドは 1950 年代後半にドイツで開発された催眠鎮静薬である. 発売当初は安全性の高い薬として妊婦も服用できるという特性から, わが国でも不眠症や手術前の鎮静に使用された. しかし, 妊娠中にサリドマイドを服用した場合, 四肢奇形などの先天性異常や胎児の死亡などを引き起こすことが明らかとなり, 欧州ではただちに販売中止となった. わが国においては, 妊婦のつわり止めにも用いられていた上に, 胃腸薬にも配合されていた. 当初は副作用発生報告がないため, サリドマイドの催奇形性に科学的根拠はないとされていた. その後, 副作用について新聞報道されたが回収までに時間がかかり被害者は世界で 3 番目に多い約 1,000 人とされ, 309 人が被害者と認定されている. その後, らい病での皮膚病変に対し有効性が見いだされ, また多発性骨髄腫に対し使用が認められ, 欧米では再度承認された. しかしわが国では, 薬害事件の影響により製薬会社が国内での開発製造を行わなかった. そのため, 医師個人による個人輸入で使用されるようになり, 関連学会から個人輸入に関する取り扱いに関する注意事項[16]が発せられ, その後, 薬害被害者に配慮し, 二度と薬害を起こさないために国が関与し, 現在の管理が行われている.

サリドマイドおよびサリドマイド誘導体は厳格な管理が求められている. 残薬の状況, 保管, 交付, 個数管理, 患者への説明, 回収・廃棄を管理しなければならない. 責任薬剤師が責任者としてこれらを統括している[13-15].

サリドマイドは, もともとの開発経緯が催眠鎮静薬であるため, 副作用に眠気が発現することが多く, 通常就寝前に服用する医薬品である. サリドマイド誘導体である 2 剤については, 添付文書上, 就寝前との記載はないが 1 日 1 回服用する薬剤である. また服用期間においてもサリドマイドは休薬期間がなく, 連続して服用する. しかし, サリドマイド誘導体であるレナリドミドやポマリドミドは, 併用薬の種類などにより休薬期間があるため注意が必要であ

る．レナリドミド，ポマリドミドの場合は，デキサメタゾンと併用により 21 日間服用後，7 日休薬が 1 サイクルであり，ボルテゾミブとデキサメタゾン併用では，14 日間服用し 7 日間休薬を 1 サイクルとしている．これらサリドマイド誘導体でも用法が異なるので注意する．また，患者説明に関しては，催奇形性があることから服用中の女性以外にも服用する男性も避妊をしなければならず，このことは四肢奇形などの副作用を回避する重大な方法であるので，十分な説明が必要である．

④ ドネペジル塩酸塩製剤

ドネペジル塩酸塩は，アルツハイマー型認知症およびレビー小体型認知症における認知症症状の進行抑制で処方される医薬品である．この医薬品は基本的に認知症の患者が服用する薬品であるため，患者本人への説明が難しい場合がある．

ドネペジル塩酸塩は，1 日 1 回 3 mg から開始し，1 ～ 2 週間後に 5 mg まで増量する．高度のアルツハイマー型認知症では，さらに 5 mg で 4 週間以上経過した後 10 mg まで増量する．

また，レビー小体型認知症については，5 mg で 4 週間以上経過した後，10 mg に増量するが，症状により 5 mg まで減量できる[17, 18]．これは病名により常用量が変わる医薬品で，用法が異なる．適正なドネペジル塩酸塩の使用にあたっては，服用する患者の病名が何かを十分に確認した上で，適切な処方であるかを判断すべきである．

増量の際に間隔をあけるのは，副作用の確認を行うためである．ドネペジル塩酸塩の副作用は，QT 延長や心室性頻拍などで心停止に至ることもある．また，心筋梗塞や消化性潰瘍，錐体外路障害，悪性症候群などもあり，これらは発現まで相応の時間がかかるため，時間をかけた確認が必要となる．他にもタンパク結合率が 88.9％ と高いため，栄養状態などにより過量に摂取することになりうる．この場合は，本剤がコリンエステラーゼ阻害作用によりコリン系の副作用を引き起こすことがあり，呼吸筋の弛緩により死亡に至る場合もある．増量時の副作用確認は重要である．

⑤ アジスロマイシン水和物製剤

アジスロマイシン水和物（AZM）は，15 員環マクロライド系抗生物質製剤である．この 15 員環マクロライド系抗生物質は，吸収において胃酸の影響を受けないことが高い組織移行性をもつことで，血中濃度は低くても 1 日 1 回の服用が可能となった．特徴として，インフルエンザ菌に対する抗菌活性は，マクロライド系抗生物質の中でも優れた効果をもっている．

AZM は治療する疾患により投与法が異なる．錠剤の場合，深在性皮膚感染症，リンパ管・リンパ節炎，咽頭・喉頭炎，扁桃炎（扁桃周囲炎，扁桃周囲膿瘍を含む），急性気管支炎，肺炎，肺膿瘍，慢性呼吸器病変の二次感染，副鼻腔炎，歯周組織炎，顎炎に対しては，通常成人で 500 mg（力価）を 1 日 1 回，3 日間服用する．また，尿道炎，子宮頸管炎に対しては，1,000 mg（力価）を 1 回服用する．骨盤内炎症性疾患に対しては，AZM 注射薬での治療後，250 mg（力価）を 1 日 1 回服用するとなっている．ただしこの場合については，総服用期間に注意が必要で，通常 7 ～ 10 日間とされている[19-21]．

小児が服用する AZM の小児用細粒については，原薬に苦みがあるため細粒に苦みを感じにくくするコーティングとフレーバーが添加され，服用しやすいよう工夫がされている．そのた

め，水または牛乳などの中性飲料で速やかに服用させる必要がある．しかし，調剤時の粉砕や服用時に噛み潰すなどを行うとコーティングが壊れ，苦くなり服用しにくくなる．同様に酸性飲料(オレンジジュース，乳酸菌飲料およびスポーツ飲料など)で服用すると苦みが発現することがある [19]．小児が服用する場合，飲みやすさからジュース類で服用させる工夫をすることがあるが，苦みが出るため避けることが望ましい．

⑥ ビスホスホネート製剤

ビスホスホネート製剤は規格により服用間隔が異なる．ビスホスホネート製剤は，その吸収性から空腹時に服用するのが基本である．そのため，服用後は食べ物などの摂取は避けなければならない．一方，粘膜障害性をもつため，服用後横になると薬が胃から逆流し食道炎や食道潰瘍を引き起こすことがある．これを防止するために，服用時や服用後は立位もしくは坐位を保ち，横になってはいけない．そのため，就寝後の寝ている状態を避けるため，起床して起き上がった体位で服用することになっている．服用時には，医薬品が食道粘膜に付着しないよう，十分な水(コップ 1 杯約 180 mL)での服用となっている．さらに大きな特徴として，規格によって服用間隔が異なる製剤がある．たとえば，骨粗鬆症でのリセドロン酸ナトリウム(製品名：アクトネル®錠)であるが，規格は 1 錠当たり 2.5 mg，17.5 mg，75 mg の 3 規格が薬価収載されている．この規格により服用間隔が異なる．2.5 mg 錠では，1 日 1 回起床時での連日服用であるが，17.5 mg 製剤では 1 週間に 1 回起床時服用である．参考として，17.5 mg 製剤は，骨ページェット病の適用をもっているが，この場合は 8 週間連日服用する．75 mg 製剤は，月に 1 回起床時に服用となっている．リセドロン酸ナトリウムでは，製剤の規格により投与間隔が異なるため，実際に投与する疾患を確認し，指導する必要がある [22-24]．

このようにビスホスホネート製剤は，服用方法や服用後の姿勢，服用日などさまざまな条件をもっている．十分な注意と正しい服薬方法を患者に指導すべき医薬品である．

⑦ その他，服用にあたって期間がある薬

がん治療において，最近では経口抗がん薬と注射用抗がん薬が併用されることも多い．がん治療の場合は，抗がん薬を服用や注射したのち，副作用からの回復のために休薬することがある．この場合，経口抗がん薬については，原発した臓器によるレジメンに違いがあるため，同じ経口抗がん薬でも服用日数や休薬期間が異なる場合がある．たとえば，大腸がんに対するエスワンタイホウ®配合 OD 錠の投与については，添付文書には 1 日 2 回，28 日間連日服用し，その後 14 日間休薬を 1 クールとした用法が記載されている [25]．しかし，実際のがん治療では，エスワンタイホウ®配合 OD 錠を他の抗がん薬と組み合わせることで，1 クール Day1 〜 14 服用し 7 日休薬するレジメンや 1 クール Day1 〜 28 服用し 14 日休薬するレジメンなど，治療疾患や選択するレジメンにより服用する日数が変わってくる．そのため，どのレジメンで治療されているかを把握しなければならない．また，副作用の発現状況により減量や休薬期間延長もあるため，注意しなければならない．

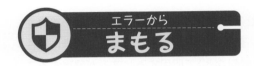

エラーから
まもる

　このように医薬品の用法は，その特徴により服用タイミングや服用方法などさまざまな医薬品がある．用法に関しては処方監査する自身が知らないといけないことも多い．今回例示した医薬品だけではない．他にもこのような医薬品は多く存在する．薬剤師は常に最新の医薬品情報を理解しておく必要がある．

📖**引用文献** ....

1) ベイスン®OD 錠 0.2/0.3 添付文書，2020 年 1 月改訂(第 1 版).
2) イトリゾール® カプセル 50 添付文書，2022 年 10 月改訂(第 3 版).
3) カルタン®OD 錠 250 mg/500 mg 添付文書，2022 年 5 月改訂(第 2 版).
4) キックリン® カプセル 250 mg 添付文書，2022 年 4 月改訂(第 4 版).
5) 日本糖尿病学会編著：糖尿病治療ガイド 2022-2023．文光堂，2022.
6) ルムジェブ® 注添付文書，2022 年 12 月改訂(第 5 版).
7) フォリアミン® 錠 / 散 100 mg/g 添付文書，2022 年 10 月改訂(第 7 版).
8) 日本リウマチ学会 MTX 診療ガイドライン策定小委員会編：関節リウマチ治療におけるメトトレキサート(MTX)診療ガイドライン 2016 年改訂版．羊土社，2016.
9) フィコンパ® 錠 2 mg/4 mg/ 細粒 1%添付文書，2020 年 8 月改訂(第 4 版).
10) フィコンパ® 錠 2 mg/4 mg/ 細粒 1%インタビューフォーム，2020 年 9 月改訂(第 6 版).
11) 日本神経学会監：てんかん診療ガイドライン 2018．医学書院，2018.
12) エーザイ株式会社：フィコンパ® 錠 2 mg，この製品によくあるご質問．Available at：〈https://medical.eisai.jp/products/FYC_T2/〉
13) サレド® カプセル 25/50/100 添付文書，2021 年 2 月改訂(第 2 版).
14) レブラミド® カプセル 2.5 mg/5 mg 添付文書，2022 年 7 月改訂(第 3 版).
15) ポマリスト® カプセル 1 mg/2 mg/3 mg/4 mg 添付文書，2022 年 7 月改訂(第 2 版).
16) 日本臨床血液学会 医薬品等適正使用評価委員会：多発性骨髄腫に対するサリドマイドの適正使用ガイドライン，2004．Available at：〈https://www.mhlw.go.jp/houdou/2004/12/dl/h1210-2a1.pdf〉
17) アリセプト®D 錠 3 mg/5 mg/10 mg 添付文書，2022 年 11 月改訂(第 2 版).
18) アリセプト®D 錠 3 mg/5 mg/10 mg インタビューフォーム，2023 年 5 月改訂(改訂第 33 版).
19) ジスロマック® 錠添付文書，2022 年 6 月改訂(第 1 版).
20) ジスロマック® 細粒小児用 10% 添付文書，2022 年 6 月改訂(第 1 版).
21) 厚生労働省医薬品食品局審査管理課長：アジスロマイシン製剤の使用にあたっての留意事項について(薬食審査発 0701 第 3 号)．平成 23 年 7 月 1 日.
22) アクトネル® 錠 2.5 mg 添付文書，2023 年 1 月改訂(第 3 版).
23) アクトネル® 錠 17.5 mg 添付文書，2023 年 1 月改訂(第 3 版).
24) アクトネル® 錠 75 mg 添付文書，2023 年 1 月改訂(第 3 版).
25) エスワンタイホウ® 配合 OD 錠 T20/T25 添付文書，2022 年 11 月改訂(第 2 版).

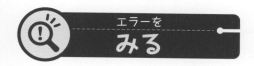

CASE **5**

A 内服計数の調剤エラー対策

半錠調剤

エラーを
みる

　2022 年 3 月時点で，国内で販売されている 10,635 品目の錠剤製品のうち 3,862 品目の薬剤に割線が存在する．さらに，デザイン線（割線模様）のある薬剤が存在することや，患者の飲みやすさとアドヒアランスを考慮した半錠調剤も考えられるため，上記の品目以上に半錠調剤を行う機会は多いと思われる．

　しかしながら，これまでに半錠調剤の調剤過誤に関して明確な研究報告がなく，各施設で導入しているシステムに合わせて過誤防止のための対策が行われているのが現状である．

　過去に報告された事例[1]や薬局ヒヤリ・ハット事例収集・分析事業で注意喚起されている事例[2]を中心に振り返っていくと，半錠調剤に関する調剤過誤事例は大きく以下の 4 つに分類することができると考えられる．

> ① 1 日 2 回などの用法の確認不足に起因するもの
> ② 調剤する総数の誤り
> ③ 予製されていた半錠パックの取り違えや半錠予製瓶に他剤が混入したことによる医薬品間違い
> ④ 半錠を一包化する過程での薬品の取り違えや薬品の重複・欠落

また，半錠調剤が調剤過誤を引き起こしやすい原因として以下の 4 つが挙げられる．

> ① 処方量の計算間違いが生じやすい
> ② 1 日 1 錠の処方では 1 日 1 回と思い込みやすい
> ③ 半錠調剤を行ったあと，錠剤のサイズや刻印が判別しにくくなる
> ④ 半錠を一包化する過程で，薬剤師の手作業が発生し薬品の取り違えが生じやすい

　特に半錠調剤に関連する薬品間違いに関しては，直接患者の健康被害につながる可能性が高い．薬局ヒヤリ・ハット事例収集・分析事業では，ワーファリン錠 1 mg とプレドニゾロン錠「タケダ」5 mg の半錠予製パックを取り違えた過誤事例およびワーファリン錠 1 mg の半錠予製ボトルにメチルジゴキシン錠 0.1 mg が混入したことに起因する過誤事例について注意喚起がなされた[2]．半錠予製の薬品間違いは，全く別の医薬品を投与することに繋がるため絶

対に避ける必要がある．半錠調剤を行う上では，改めて処方箋の薬品名・規格・用法・用量を確認し調剤することは言うまでもないが，半錠調剤のエラーを発生させないようなシステム上の対策も重要と考えられる．具体的な例は「まもる」パートで後述する．

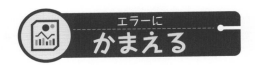

事　例

▶ 80代男性（157 cm，48 kg）

既往歴：高血圧，2型糖尿病，脳梗塞（2年前）

現病歴：2年前の12月，脱衣所で倒れ救急搬送．脳梗塞と診断され3週間○○大学附属病院に入院していた．本日定期受診のため外来受診後，血圧が高値であったためテルミサルタン錠が追加された．認知機能は正常．

臨床検査値：体温 36.0℃，収縮期血圧 154 mmHg，拡張期血圧 85 mmHg，HbA1c 6.8%，AST 23 IU/L，ALT 17 IU/L，S-Cre 0.92 mg/dL，eGFR 60.43 mL/分/1.73 m^2

処方：○○大学附属病院　脳神経内科　院外処方箋（すべて後発品変更可）

アムロジピン OD 錠 5 mg「△△」　1錠		
	1日1回　朝食後	28日分
テネリア®OD 錠 20 mg　1錠		
	1日1回　朝食後	28日分
ガスター®D 錠 20 mg　2錠		
	1日2回　朝食後・就寝前	28日分
ワーファリン錠 1 mg　2錠		
	1日1回　朝食後	28日分
テルミサルタン錠 20 mg「◆◆」　1錠		
	1日1回　朝食後	28日分
ラシックス®錠 40 mg　1錠		
	1日2回　朝・昼食後	28日分

1 いつ・なにが起こった？

いつも利用している病院近くの薬局が混んでいたため自宅近くの保険薬局へ初めて行き，処方箋調剤を依頼した．薬剤師が患者から話を聞いたところ「先生のところで血圧測ったら高くてテルミサルタンっていう薬が今日から1個追加された」と言っていた．認知機能は問題なく，薬も

飲み忘れなくしっかり服用できていると話している. 推算糸球体ろ過量（eGFR）は 60 mL/分/1.73 m² 程度であったが，クレアチニンクリアランスを計算したところ 43 mL/分であった. そのため，ガスター®D 錠の添付文書[3]に基づき用法・用量について処方医へ疑義照会をしたところ，「ガスター®D 錠 20 mg を 1 回 1 錠　1 日 1 回　就寝前」に変更となった. その後，通常通り調剤・鑑査・服薬指導を行い，お薬手帳と処方薬を交付した.

　2 週間後，患者より「ラシックス®錠だけ足りない」と電話があり，処方箋を再確認したところ 1 日 2 回　朝・昼食後となっており，半錠にしていないことに気がついた. 患者に確認したところ，普段利用している薬局ではラシックス®錠を後発品の 20 mg 錠に変更してもらっていたことから，普段通り 1 回 1 錠，1 日 2 回服用していた. すぐに処方医へ報告したところ，念のため受診するよう指示を受け患者へ伝えた.

２ なぜ・どうして起こった？

　本調剤エラーは，ラシックス®錠の半錠調剤の見落としに基づく誤調剤が原因であった. ラシックス®錠の添付文書には「通常，成人にはフロセミドとして 1 日 1 回 40 ～ 80 mg を連日又は隔日経口投与する」[4]と記載されており，調剤した薬剤師もこの知識をもちあわせていた. また，薬局にはラシックス®錠 20 mg も在庫していたため 40 mg 錠を半錠にするといった意識はなかった. さらに，処方監査をした際に発見したクレアチニンクリアランス低下に伴うガスター®D 錠の用量に関する疑義照会や，テルミサルタン錠の追加といった情報に気を取られてしまい，ラシックス®錠の半錠調剤を見落としとしてしまった.

　過去の報告では，調剤業務における半錠トラブルに関する問題点として，以下の ① ～ ⑤ を挙げている[5].

① 思い込んだ
② 処方箋の確認が不足していた
③ 用法を見ていない
④ 処方量の計算を間違えた
⑤ 処方箋を見間違えた

　本調剤エラーでは，普段受け付けることがない○○大学附属病院からの処方であり，ラシックス®錠 40 mg の半錠処方がよく処方されることを知らなかったこと，ラシックス®錠 20 mg も薬局内に在庫しているためラシックス®錠 40 mg の半錠調剤はしないと思い込んでいたこと，ガスター®D 錠の用量に関する疑義照会や本処方よりテルミサルタン錠が追加されるなど情報過多が発生し，処方箋内容の確認不足により調剤過誤が発生したと考えられた.

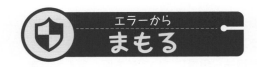

以上のことから，筆者の勤務する病院(当院)では次のような工夫を行っている.

1 ▶ 処方箋レイアウトの変更 ―「半」と表示されるシステムの導入―

医師より半錠調剤を行う指示が出ているにもかかわらず，過去の事例においては薬剤師の思

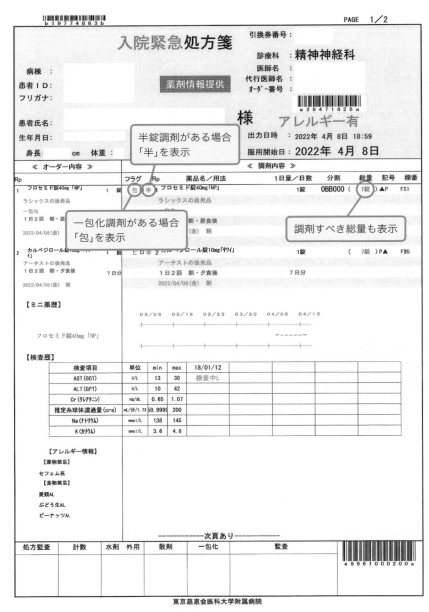

図 II-A-15　システムを使った処方箋レイアウトの変更例

い込みや見落としによって調剤過誤が生じている。そこで，当院の院内処方箋では半錠調剤が存在する場合には薬品名の前に「半」と表示されるようレイアウトの変更を行っている（図Ⅱ-A-15）。処方箋上の該当する処方に半錠調剤指示を意味する「半」を表示させることで視覚的に注意喚起を行い，薬剤師の見落としや思い込みを防止する効果が期待できる。また，当院の院内処方箋には調剤すべき総量も表示しており，半錠調剤に関する調剤過誤事例で報告の多い「数の誤り」についても未然に防ぐ取り組みを行っている（図Ⅱ-A-15）。

　一方，院外処方箋においては2010年1月厚生労働省より「内服薬処方せんの記載方法の在り方に関する検討会報告書」が発出され，処方箋における用量記載にあたっては1日量と1回

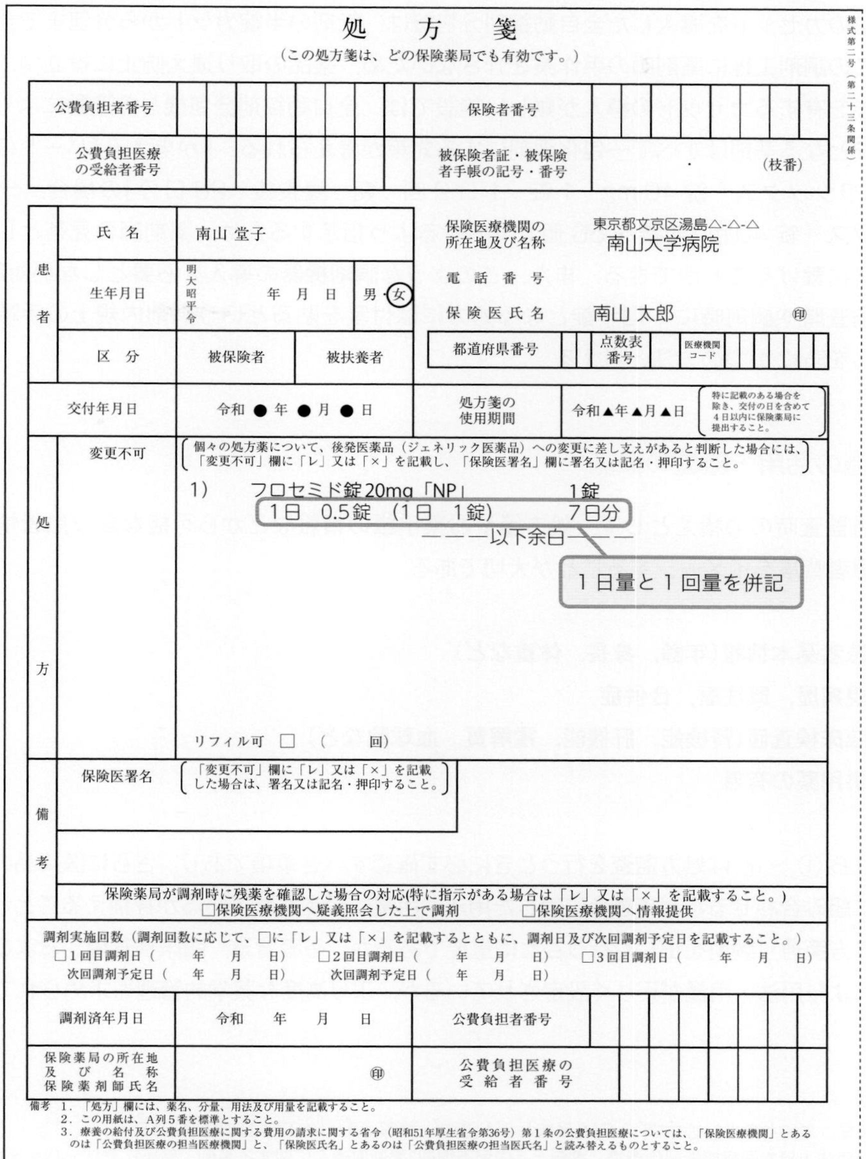

図Ⅱ-A-16　当院の院外処方箋の例

量を併記することが求められている[6]．このことを受けて当院の院外処方箋についても1回服用量と1日服用量の併記を開始している（図Ⅱ-A-16）．処方箋のレイアウト変更は，1回の服用量が明確となるため，調剤過誤防止に繋げることができる．

2 ▶ 一包化した半錠予製の廃止と半錠カット機能を有するカセットの導入

過去に半錠予製の取り違えや予製瓶の容器に他剤が混入したことに起因する医薬品間違いが報告されている[2]．これらの報告を受けて，当院では一包化した半錠予製を廃止した．それに伴い調剤業務負担の増加が予想されたため，半錠カット機能を有するカセットの導入を行った．このカセットを導入した全自動錠剤分包機は，錠剤の半錠カットから分包まで全自動で行う．この調剤工程に薬剤師の手作業を介さないため，薬品の取り違え防止に役立つ．半錠カット機能を有するカセットの導入が難しい施設では，全自動錠剤分包機との連動により，1回量が半錠となる薬剤はすべて一包化調剤にする対策が考えられる．「かまえる」パートの事例のような「ラシックス®錠40mg　1錠　1日2回　朝・昼食後　28日分」の場合，分包機がラシックス®錠40mg半錠を56個セットするよう指示するため，薬剤師の見落としや思い込み防止に繋げることができる．また，このような調剤機器の導入を必要としない対策として，処方監査時や調剤時に1回半錠となる処方には付箋を貼るという調剤内規上の手順追加も見落としを防ぐ1つの方法と考える．

3 ▶ 知識の活用・監査の徹底

処方監査時の心構えとして，処方箋やお薬手帳の情報などから可能な限り患者情報を収集し，患者背景をイメージすることが大切である．

> ① 患者基本情報（年齢，身長，体重など）
> ② 現病歴，既往歴，合併症
> ③ 臨床検査値（腎機能，肝機能，電解質，血球数など）
> ④ 併用薬の有無

これら①〜④は処方監査を行うときに必ず確認すべき事項であり，さらに医薬品の知識を総合的に組み合わせることで患者に適した用法・用量に設定されているか身構えることが可能となる．処方箋通り調剤を正しく行うことは重要であるが，患者背景，臨床検査値，および併用薬の有無により用法・用量が正しく設定されているか，より高度な薬学的管理も求められている．

📖参考文献
1) 澤田康文：まさかの半錠処方で「分2」を見落とし！調剤と情報，21：1078-1083，2015.
2) 公益財団法人日本医療機能評価機構：事例5〔内服薬調剤〕薬剤取違えに関する事例．薬局ヒヤリ・ハット事例収集・分析事業 共有すべき事例，2012年12月.

2) 公益財団法人日本医療機能評価機構：事例 1 調剤に関する事例. 薬局ヒヤリ・ハット事例収集・分析事業 共有すべき事例, 2018 年 No.8, 2018.
3) ガスター®D 錠 10 mg/20 mg 添付文書, 2019 年 8 月改訂（第 1 版）.
4) ラシックス®錠 10 mg/20 mg/40 mg 添付文書, 2021 年 12 月改訂（第 1 版）.
5) 蓮見和也ほか：医療安全研修の一環としてのワークショップ—「調剤業務における半錠調剤に関わるトラブル」回避法を考える—. 医療薬学, 41：722-731, 2015.
6) 厚生労働省医政局総務課医療安全推進室：内服薬処方せんの記載方法の在り方に関する検討会報告書. 2010.

CASE
6

A 内服計数の調剤エラー対策

計数調剤で間違えやすい薬剤（散薬分包品）

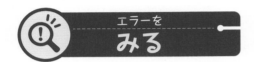

エラーを
みる

　散薬を調剤する際，包装品であった場合には，思わず「ラッキー」と思った経験はないだろうか？　包装品を用いた場合には計数調剤となるため，秤量の必要がない，散薬分包機を使わないで済む（洗浄をする手間も省ける），など調剤工程は圧倒的に少なくてよい．しかし，散薬の包装品に関する調剤エラーは多く，特に仕事に慣れてきた頃の新人に多いようにも感じる．

　たとえば酸化マグネシウム0.67 g 1回1包，1日3回　7日（1日量として2 g）となると，酸化マグネシウムの3包つづりの1まとまり（7枚）を調剤すればよい．ただし，酸化マグネシウムの包装品は，1包当たり，0.33 g，0.5 g，0.67 g，1.0 gとラインナップが多い．いざ調剤をする際には意外にも混乱する．ほかにもPL配合顆粒1 g包は，1回1包1日4回が添付文書上の用法・用量である．そのため，4包で1つづりとなっており，これがまとまっているという包装形態となる．しかし，処方箋の中には，PL配合顆粒1 g包1回1包1日3回というものも多く，これが調剤時に混乱の元となる．つまり，7日分21包調剤する場合には5シートと1包となり，3包1つづりと思い込んでしまうと計数ミスにつながるのである．

　このように散薬の包装品は，便利であるものの，危険なポイントを理解しておかないと調剤エラーにつながるため，注意が必要である．本項では，散薬の分包品のもの違いの一例について解説したい．

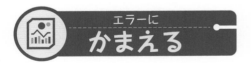

エラーに
かまえる

――― 事 例 ―――

▶ **48歳男性（160 cm，88 kg）**

既往歴：胃炎，高尿酸血症

現病歴：近所の内科クリニックへ定期受診の際，継続投与を受けている高尿酸血症治療薬(フェブキソスタット®錠)に加え，胃部不快感を訴えたところ，炭酸水素ナトリウム(図Ⅱ-A-17)の処方が追加となった．
臨床検査値：体温 36.1℃，CRP 0.1 mg/dL，収縮期血圧 118 mmHg，拡張期血圧 80 mmHg，S-Cre 0.8 mg/dL，LDL-C 108 mg/dL，HDL-C 48 mg/dL，TG 130 mg/dL，HbA1c 5.2％（NGSP 値），UA 6.9 mg/dL

図Ⅱ-A-17　炭酸水素ナトリウム 1 g/ 包が追加された処方箋

1　いつ・なにが起こった？

　　近隣の保険薬局で薬剤師が処方箋を応需した．追加薬剤の服用目的を確認の上，調剤し，交付した．調剤から6日後，当該患者が急激な下腹部・大腿部痛により総合病院を受診したところ，腹部X線，CT検査を経て，尿路結石の診断となった．鎮痛薬（ロキソプロフェン），鎮痙薬（チキジウム），排石薬（ウラジロガシエキス）が処方され，経過観察の方針となった．

　　その後，病院薬剤部から調剤を行った薬局へ，お薬手帳の内容と服用薬が異なっている点の問い合わせがあった．具体的には，お薬手帳には炭酸水素ナトリウム1g/包であったところ，乳酸カルシウム1g/包を調剤していたことが発覚した．

2　なぜ・どうして起こった？

　　本調剤エラーは，高尿酸血症の状況を勘案し，胃炎に対して追加された炭酸水素ナトリウムと，低カルシウム治療薬の乳酸カルシウムを取り間違えて交付に至った例である．乳酸カルシウムと炭酸水素ナトリウムの包装品は外観とイメージが類似していることは多くの医療従事者が知るところであろう．乳酸カルシウムの添付文書には腎結石のある患者には禁忌とされている．腎結石自体は尿中のシュウ酸カルシウムとリン酸カルシウムが結晶化したものが主であり，女性と比べて男性に多いことが知られている．腎臓内で生成された小さな結石は，無症状のことが多く，健康診断などで偶発的に発見されることもある．これらが尿として排泄される際に激しい痛みを伴うことが知られており，十分な注意が必要である．この患者の場合にも，不幸にも上述のような小さな結石が存在する中で，カルシウム製剤の追加投与により，症状が現れたものである．

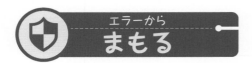

エラーから
まもる

　　本事例は，不幸にもカルシウム製剤の予期せぬ投与により結石が生成され，症状が顕在化した例である．この場合，エラーに関する今後の対応も重要であることは言うまでもないが，結石の患者に処方される鎮痙薬には抗コリン作用を有する薬物があることから，アクティブな緑内障や高齢者，重症筋無力症の患者であった場合には十分に注意が必要である．また，結石治療の際に「水分を多く摂ること」という指導を一律に行って問題ないか処方医と確認が必要である．今回の事例は問題ないものの，万が一心不全，腹水を伴う肝硬変，重篤な腎機能障害を有していた場合，医師から水分量の指示が行われている可能性もある．この部分に関して，処方医の指導と，薬剤師の指導に違いがないよう，患者からの聞き取りなどもポイントとなる．

　　今回の炭酸水素ナトリウムと乳酸カルシウムのエラーの予防に話を戻すと，イメージのエラー「ナトリウムとカルシウム」，「3包1連の包装品」，「形状が似ているため調剤棚が近いことも少なくない」という点が非常に悩ましい．薬局内に大きなスペースがあるわけでもない．賛否両論あるかもしれないが，一つのアイデアとしては，薬剤を想定するようなイメージカー

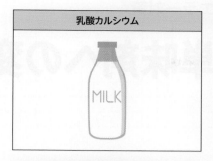
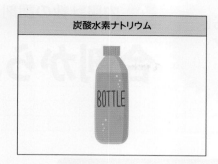
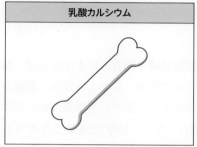

図Ⅱ-A-18　薬剤を想定させるイメージカードの例

ドを調剤棚につけることはよいかもしれない（図Ⅱ-A-18）.
　調剤エラーを避けるポイントとして以下の3点が挙げられる.

① 散薬分包品の中には，1つづりの包装数が異なることを意識する
② 散薬分包品の類似名称に注意が必要である
③ 一般的に1日3回で処方される薬剤が1日2回，1日4回で処方されたときには
　要注意である

　以上，本項においては散薬の包装品に関連するエラーについて解説した. 薬剤部・薬局内で
「あるあるエラー」として周知を図り，調剤棚に工夫を施すなどを行うことが重要である.

CASE 7

合剤から単味剤への変更

エラーを みる

　合剤はなぜ存在するのだろうか．製薬企業の開発経緯を鵜呑みにするならば，服薬する薬剤数が減るため，アドヒアランスがよくなるとのことである．しかしながら，製薬企業が開発する新規剤形・新規規格の製剤は，一見合理的にみえるが，必ずしも恩恵ばかりではない．

　規格変更に伴うアドヒアランス低下の例を紹介したい．HIV 治療薬であるラルテグラビル錠 400 mg は，従来 1 回 1 錠 1 日 2 回の用法であった．これを，製薬企業が 600 mg 含有の錠剤を開発し，上市に至った．用法はこれに伴い，1 回 2 錠 1 日 1 回に変更となっている．その後，筆者らの施設において，ラルテグラビルの剤形の切り替えとなった高齢の HIV 患者が誤ったタイミングで約 1 ヵ月間服用することで，不具合が生じたというものである[1]．ラルテグラビルは合剤ではないものの，剤形・規格変更は，長く既存の剤形・規格で服薬していた患者にとってみれば望まぬ変化である可能性もあり，アドヒアランスの低下に十分な注意が必要である．

　合剤ではどうか？　こちらもやはり入院に伴う切り替えや単味剤への変更など，患者にとってみれば大変混乱することは言うまでもない．加えて，薬剤師にとってみても，名称がわかりづらいことが多く，持参薬から院内採用薬への切り替えなどで単味剤に変更せざるを得ない場合にもエラーが発生する可能性がある（病院では一般的に採用薬を少なくすることでエラーを防いでいるため，患者が持参してきた薬を改めて病院内で採用薬とするケースは多くない）．これまで，日本医療機能評価機構より，配合剤に関するエラーの事例収集や注意喚起に関する情報が発信されているので，別途ご確認いただきたい[2,3]．

　本項では，入院に伴い，合剤を単味剤に変更する際に発生したエラーを例に解説する．

エラーに
かまえる

=== 事 例 ===

▶ **62 歳男性(159 cm，58 kg)**

既往歴：高血圧，脂質異常症

現病歴：黒色便を自覚し，定期受診していた近所の内科クリニックを受診した．高度貧血が認められたため，入院となり，胃がんの診断となった．

臨床検査値：体温 37.1℃，CRP 3.1 mg/dL，Hb 9.2 g/dL，収縮期血圧 138 mmHg，拡張期血圧 98 mmHg，S-Cre 0.75 mg/dL，LDL-C 144 mg/dL，HDL-C 52 mg/dL，TG 142 mg/dL，HbA1c 5.5％（NGSP 値），UA 7.2 mg/dL

持参薬：

| ユニシア® 配合錠 HD | 1回1錠 | 1日1回 | 朝食後 | 30 日分 |
| アトーゼット® 配合錠 LD | 1日1錠 | 1日1回 | 朝食後 | 30 日分 |

1 いつ・なにが起こった？

　　患者の持参薬を確認した薬剤師は，自院に配合剤の採用がないため，成分ごとに切り替えを行った．入院中，貧血に対する治療，胃がんに対する手術が行われ，3 週間後退院となった．退院後，定期フォローされているクリニックを受診し，入院前に使用していた合剤に戻すこととなった．患者が処方箋を持参し，かかりつけの調剤薬局を受診したところ，入院時のお薬手帳より，以下のとおり持参薬が切り替えられていることを発見した（表Ⅱ-A-4）．患者に確認したところ，入院している間，配合剤から個別の成分の薬剤に変更となった旨の説明を受けていたものの，含量を変えるなどの説明はなかったとのことであった．退院後，約 2 週間，以下の切り替え後の薬剤を服用しており，血圧が高め（149/92 mmHg）となっていた．本患者は，貧血や，院内における安静が続いていたので，入院中の血圧はむしろ低めで推移していた．その

表Ⅱ-A-4　**患者が持参した配合剤から切り替えられた個別の成分**

持参薬	主成分	含 量	切り替え後の薬剤	主成分	含 量
ユニシア®配合錠HD	カンデサルタン	8 mg	カンデサルタン錠8 mg	カンデサルタン	8 mg
	アムロジピン	5 mg	アムロジピン錠2.5 mg「日医工」	アムロジピン	2.5 mg
アトーゼット®配合錠LD	アトルバスタチン	10 mg	アトルバスタチン錠10 mg「日医工」	アトルバスタチン	10 mg
	エゼチミブ	10 mg	エゼチミブ錠10 mg「トーワ」	エゼチミブ	10 mg

ため，持参薬の切り替えの際にアムロジピン 5 mg であるところ，2.5 mg に誤って切り替えていたことが遅れて発覚した．

２　なぜ・どうして起こった？

　本調剤エラーは，持参された配合剤を，入院に伴い自院の採用薬に切り替える際に誤ったものである．ではなぜアムロジピンを 5 mg から 2.5 mg に減量させてしまったのであろうか．ユニシア®配合錠には 2 種類の規格（LD と HD）があり，カンデサルタンの含量は 8 mg と同等であるものの，アムロジピンの含量が LD では 2.5 mg，HD では 5 mg と異なる．持参薬を確認した薬剤師が，切り替えの際に，持参してきた HD の含量を誤って LD の含量に切り替えてしまったことが原因である．

エラーから　まもる

　配合剤は独自の名称が付与されており，上述のような LD，HD 以外にも，「AP，BP」や，「MD，EX」，「1 番，2 番，3 番，4 番」，「LT，HT」，名称の融合「スーグラ®とジャヌビア®でスージャヌ®」，「アスピリンとタケプロン®でタケルダ®」，「トラマドール®とアセトアミノフェンでトラムセット®」などである．

　配合剤自体は，ずいぶん前から存在する．たとえば PL 配合顆粒，カフコデ®N 配合錠，エクセラーゼ®配合錠，マーロックス®懸濁用配合顆粒など，さらにいえば抗がん薬のティーエスワン®や抗菌薬のオーグメンチン，軟膏や点眼剤にも多数存在する．昔から存在する薬剤で持参薬の切り替えトラブルがあまり発生しなかった理由として，個別の成分に分けるシーンがないということである．配合されて 1 つの薬剤とされることが合理的であり，用量調節が基本的に不要なものに関しては，個別成分へ分割することがなく，エラーも発生しない．一方で，本事例のような単成分で使用されることが前提であった高血圧治療薬，脂質異常症治療薬，加えて糖尿病治療薬などに関しては，当然用量調節が必要であり，これを合剤とする際に多くのパターンができてしまい，加えて製薬企業も複雑な名称を付与しているため，現場が混乱してしまうことは否定はできない．

　一方で，合剤の恩恵も存在する．たとえば本事例の場合には，個別の成分で 4 種類服用するところ，2 種類で済むということは患者にとってみれば，望ましいことなのかもしれない．また，たとえば高齢者で嚥下機能が低下している場合には，4 錠服用すべきところ，2 錠になることは大きなメリットであろう．配合剤が処方されている場合，医師が患者の状況を勘案し，あえて配合剤を選択していることも多く，その理由によっては入院時に無理に個別成分に切り替えるのではなく，状況が許すのであれば，臨時で配合剤を採用することも選択肢の一つかもしれない．

　電子カルテシステム上で調剤エラーを避けるためにオーダー時に工夫を，と考えるかもしれないが，配合剤に成分名を併記ができるか，というと困難なことが多い．すなわち，電子カル

テシステムの薬剤オーダーの文字制限から 2 種類以上の成分名称を列記することは難しいことも少なくない．当然おかしな略語を使用するとそれ自体もエラーを誘引してしまう可能性もある．加えて，文字制限をクリアできても処方箋に印字されるときに薬剤名称が長く，調剤時に識別しづらくなり，こちらもやはりエラーを誘引してしまうかもしれない．たとえば，配合剤独特のエラーを包括して注意喚起するために，以下のような対応はよいかもしれない．

> ① 切り替えシーンが想起される配合剤には，マスターへ「配合剤含量注意」の文言を付与する
> ② 配合剤が採用されている場合，調剤棚に「配合剤含量注意」マークを貼付する

●

　以上，本項においては配合剤の切り替えの際に発生するエラーについて解説した．そもそも配合剤を単剤へ切り替えることが想定されない薬剤と，切り替えることが想定される薬剤が存在する．配合剤の独特な名称は，切り替え時だけでなく，処方時，調剤時にもエラーが発生するリスクの高いものである．入院時に個別の成分に切り替えるシーンが多くみられる薬剤については，十分な注意が必要である．

📖 **引用文献**

1) Kobayashi S, et al : A case of under-dosing after raltegravir formulation change in an elderly patient treated for HIV. Pharmazie, 74：62-63, 2019.
2) 公益財団法人日本医療機能評価機構：事例から学ぶ 調剤監査支援システムと薬剤取り違えに関連した事例〈調剤監査支援システムを使用したが取り違えに気付かなかった事例〉．薬局ヒヤリ・ハット事例収集・分析事業 第 23 回報告書，2020．Available at：〈http://www.yakkyoku-hiyari.jcqhc.or.jp/pdf/learning_case_2020_1_02.pdf〉
3) 公益財団法人日本医療機能評価機構：【6】配合剤に関するヒヤリ・ハット．薬局ヒヤリ・ハット事例収集・分析事業 平成 26 年年報，pp.257-295，2015．Available at：〈http://www.yakkyoku-hiyari.jcqhc.or.jp/pdf/year_report_2014_T006.pdf〉

経口剤の名称類似

エラーを みる

医薬品の名称には「一般名」と「商品名（販売名）」があり「一般名」は有効成分を表している．これに対して「商品名（販売名）」は製薬企業がその有効成分を含む製剤の効果や特性を連想させるようなものや社名，社長名をもじったものまであり，独自に命名して国の認証を受けたものである（表Ⅱ-A-5）．

2012 年，わが国の国策として後発医薬品の普及を図り，処方箋に「商品名（販売名）」を記載して製剤を特定してしまうより，「一般名」で記載したほうが選択肢が増え，さらなる後発医薬品の普及に繋がるということから診療報酬改定で「一般名」による処方が推進された．

しかし，当初の「一般名」表記はたとえば［塩酸アクラルビシン］，［酢酸オクトレオチド］，［硫酸アミカシン］というように酸塩を接頭につけて表示され，『Selected Therapeutic Drugs（1999 ～ 2000）』の薬品名索引では［塩酸］から始まる薬品がおよそ 210 品目掲載されていた．このとき電子カルテを導入している施設では，処方をオーダーする際に 3 文字入力で（えんさ）と入力すると［塩酸］から始まる採用医薬品が何品目も現れ，選択間違いを起こすことがしばしばあった．その後［アクラルビシン塩酸塩］，［オクトレオチド酢酸塩］，［アミカシン硫酸塩］と表示するようになり，現在に至っている．しかし，薬品名を登録できる文字数制限のためにフルネームを登録できない医薬品があるという問題点もあり，それぞれの施設で院内ルールを設けて対応しているところである．

また「一般名」処方は【般】＋一般名と記載することになっているが，すべての医療機関で始めたわけではなく，これまでと同じ運用をしている医療機関も多い．

このように国の指導により，後発医薬品の名称は「一般名」あるいは現在の「商品名（後発医薬品）」をつけたものとで成り立っており，それまでの「商品名（先発医薬品）」と合わせて表示されるようになった（表Ⅱ-A-5）．

表Ⅱ-A-5 　同じ薬（有効成分）でも名称が異なる例

一般名	商品名 （先発医薬品）	商品名（後発医薬品）	
		以前	現在
ニフェジピン	アダラート® セパミット®	アテネラート コリネール カサンミル トーワラート ニレーナ ヘルラート	ニフェジピン「ツルハラ」 ニフェジピン「日医工」 ニフェジピン「ZE」 ニフェジピン「トーワ」 ニフェジピン「三和」 ニフェジピン「KPI」

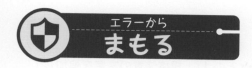

エラーから
まもる

1 ▶ 商品名（販売名）類似薬剤とその対策

下記薬剤は製薬企業から「販売名類似による取り違え注意のお願い」が発行されている

3文字目まで同じもの

・マイスタン®錠（5 mg・10 mg）とマイスリー®錠（5 mg・10 mg）
・セロクエル®（25 mg・100 mg・200 mg）錠とセロクラール®錠（10 mg・20 mg）
・ノルバデックス®錠（10 mg・20 mg）とノルバスク®錠（2.5 mg・5 mg・10 mg）
・ロイコン®錠 10 mg とロイコボリン®錠（5 mg・25 mg）

3文字までは同じではないが類似性が高いもの

・ザイティガ®錠 250 mg とザルティア®錠（2.5 mg・5 mg）
・テネリア®錠（20 mg・40 mg）とテルネリン®錠 1 mg
・カナリア®配合錠とカナグル®錠 100 mg
・ルパフィン®錠 10 mg とルセフィ®錠（2.5 mg・5 mg）
・プロスタール®錠 25/ プロスタール®L 錠 50 mg とプロタノール®S 錠 15 mg

ここで，マイスタン®錠とマイスリー®錠を例に調剤エラー対策を考える.

① 処方オーダー時

薬剤検索画面	
医薬品名	まいす

検索結果	マイスタン錠5 mg
	マイスタン錠10 mg
	マイスリー錠5 mg
	マイスリー錠10 mg

オーダリングシステムを利用している場合，薬剤検索3文字が同じであるためそれぞれ両薬剤が検索結果画面に表示される.

頭文字3文字を入力すると，左記のように4製剤の検索結果が表示される. この場合両剤の規格が同じであるため，マイスリー®錠 10 mg のつもりが見た目だけでマイスタン®錠 10 mg を選択してしまう可能性がある.

検索結果	（抗てんかん剤）マイスタン錠5 mg
	（抗てんかん剤）マイスタン錠10 mg
	（催眠鎮静剤）マイスリー錠5 mg
	（催眠鎮静剤）マイスリー錠10 mg

そこで，薬効を表示することによって，違う薬剤を選択しない工夫をすることができる.

しかし，規格を間違えてマイスリーの1行目にあるマイスリー®錠 5 mg を選択してしまう可能性がある.

検索結果
<その1>

（抗てんかん剤）5 mgマイスタン錠	
（抗てんかん剤）マイスタン錠10 mg	
（催眠鎮静剤）5 mgマイスリー錠	
（催眠鎮静剤）マイスリー錠10 mg	

検索結果
<その2>

（規格・抗てんかん剤）マイスタン錠5 mg	
（規格・抗てんかん剤）マイスタン錠10 mg	
（規格・催眠鎮静剤）マイスリー錠5 mg	
（規格・催眠鎮静剤）マイスリー錠10 mg	

規格：規格注意の略

次の対策として，規格を表示する位置を変えて規格が複数あることを示したり〈その1〉，規格注意の文字を追加して，選択時の注意を促す工夫など〈その2〉が対策として考えられる．

② 調剤時

持参薬鑑別：持参薬から自院採用薬への鑑別で間違いを起こすと，その患者が入院中異なる薬剤を服用することになってしまう可能性が高くなるため，患者の病歴，処方元診療科などからもその薬剤でよいかを確認して鑑別を行う．

処方監査：特に初めて処方された場合，持参薬からの切り替えが鑑別書通りで間違っていないか，患者の疾患に合った薬剤であるか，投与量の変更がないかなどをカルテから確認する．

調剤：薬剤棚からの取り違えも起こりうるミスであるがあってはならない．処方箋の薬剤名・規格を確実に認知し，思い込みで取り揃えてしまうことを避ける．調剤が終わったら，自己鑑査をする余裕がほしい．

また，複数規格がある薬剤の取り違えを防止するために，注意喚起を促す表示を該当薬剤の棚に付けるような工夫をする（図Ⅱ-A-19）．

調剤鑑査：鑑査者は調剤した者が新人であろうがベテランであろうが，調剤されたものが間違っていることを前提に確認するという姿勢で行う．

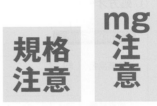

図Ⅱ-A-19　**複数規格がある薬剤の棚に付ける表示（例）**

2 ▶ 一般名類似薬剤とその対策

独立行政法人医薬品医療機器総合機構（PMDA）の医療安全情報 No.51 に，以下のような一般名類似による薬剤取り違え事例が紹介されている．

> 保険薬局が，一般名で【般】「一硝酸イソソルビド錠20 mg」の処方箋を受け付けた際，アイトロール® 錠を調剤すべきところ，「硝酸イソソルビド錠20 mg」のフランドル® 錠と取り違え，調剤・交付した．

このように一般名処方の薬剤を先発医薬品に読み替える場合に取り違え調剤が多発していると考えられる（表Ⅱ-A-6）．

表Ⅱ-A-6　一般名処方における取り違えが起こりそうな薬剤

一般名	商品名(先発医薬品)
一硝酸イソソルビド 硝酸イソソルビド	アイトロール® フランドル®
アロチノロール塩酸塩 アテノロール	アロチノロール塩酸塩「DSP」 テノーミン®
エスタゾラム エチゾラム	ユーロジン® デパス®
セフカペン ピボキシル塩酸塩 セフジトレン ピボキシル セフジニル セフポドキシム プロキセチル	フロモックス® メイアクトMS® セフゾン® バナン®
ニセルゴリン ニコランジル	サアミオン® シグマート®
フルバスタチンナトリウム プラバスタチンナトリウム	ローコール® メバロチン®
ロフラゼプ酸エチル ロラゼパム	メイラックス® ワイパックス®

　一般名処方は院外処方箋で運用されるため，このような取り違えは保険薬局で起こる事例であるが，病院薬剤師として注意しなければならないのは，その患者が入院した際の持参薬鑑別で同様な事例が起こりうることを意識しておく必要があることである．

　院外処方箋を発行する医療機関として行える具体的な対策例を考える．

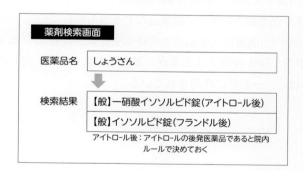

　たとえば，院外処方の処方オーダー時，薬剤検索の検索結果に表示される一般名に該当する先発医薬品名を付け加えることで，選択間違えを避ける工夫をするのも1つの対策である．

　処方をオーダーするのは原則医師である．また，その施設のオーダリングシステムの薬品マスタ登録にはその施設の薬剤師が関わっていることが多い．さらに各施設で使用しているシステムはメーカーが違えばできることが異なるであろう．したがって，ここで挙げた対策例はごく一部であり，どの施設でも適用できるものではないため，医師をはじめ薬剤師，看護師，医事事務など関係部署で打ち合わせ，必要であれば院内ルールを設定してその施設独自の対策で運用するべきである．

　調剤に関しても，薬剤部全員が院内ルールを理解し対応しなければならない．医療安全的にもシステム化して間違いを減らす試みをどの施設も行っていると思うが，全員が同じルールで全く同じ行動ができるとは限らない．したがって人的作業になってしまうが，薬剤師各自が自分の特性(自身が間違いやすい箇所など)を把握し，院内ルールを遵守する方策を自分なりに決め業務にあたることも大切であると考える．

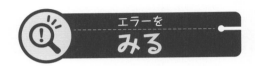

CASE 9

漢方エキス剤の外観類似

エラーを みる

　調剤エラーの原因の一つとして，外観の類似性がある．日々の慌ただしい調剤業務の中でエラーを未然に防ぐ対策として，外観が類似している薬剤の採用をしないということが最も簡単にできることで，医薬品を採用する際の基準として取り入れている施設も多いのではないだろうか．しかし，どうしても外観が類似している薬剤を採用せざるを得ない場合がある．その代表的な事例として，漢方エキス剤が挙げられる．

　漢方薬は，もともと中医学をもとに生薬を組み合わせて，それを煎じて服用する方法がとられていたが，第二次世界大戦後まもなく漢方エキス剤が開発された．その後，1967年には日本で初めての医療用漢方製剤として漢方エキス製剤が薬価基準に収載された．

　医療用漢方剤等（漢方製剤の他に生薬や漢方処方に基づく医薬品などを含む）は，2020年には1,619億円生産されている（図Ⅱ-A-20）[1]．医療用医薬品全体の総生産金額が8兆5,195億円なので，医療用漢方製剤等はその中の1.9%程度ではあるが，漢方薬を全く採用していない施設はないと言っても過言ではないほど，一般的に使用されている．

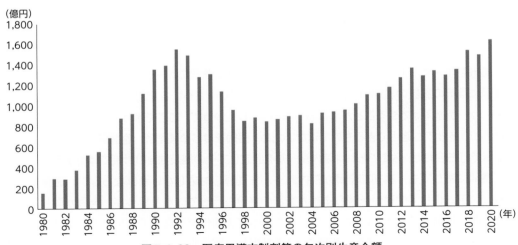

図Ⅱ-A-20　**医療用漢方製剤等の年次別生産金額**

1989年に小柴胡湯による間質性肺炎が報告され，1996年には新聞での報道と緊急安全性情報の発出等により，漢方薬全体の生産額が減少した．その後，一部製剤の再評価が行われるなどして，使用金額は上昇している．

（文献1より作成）

医療用漢方薬等の製造販売業者としては現在 11 社ある（表Ⅱ-A-7）．各製造業者は複数の漢方エキス剤を製造販売しており，それぞれの漢方エキス剤にはコードが振られている．その番号は，多くのメーカーでツムラの番号を採用している．当初は各社でバラバラであったものをシェアが大きかったツムラに各社が合わせた結果である．アルミヒートのデザインは各社さまざまである（図Ⅱ-A-21）．企業によっては，一定の法則で色分けや若干デザインを変更することにより，視認性を高めている．

表Ⅱ-A-7　葛根湯エキスを一般名とする医療用漢方薬（2023 年 4 月現在）

漢方エキス剤名	製造業者	識別コード	製剤ごとの印字等の色の違い
クラシエ葛根湯エキス細粒	クラシエ薬品株式会社	KB-1/EK-1	識別コード下一桁で色を変えている
コタロー葛根湯エキス細粒	小太郎漢方製薬株式会社	N1	分包g数ごとに色分け
三和葛根湯エキス細粒	三和生薬株式会社	S-17	色分けなし
ジュンコウ 葛根湯FCエキス細粒 医療用	康和薬通有限会社	FC01	含有生薬や証，適応疾患により色分け
〔東洋〕葛根湯エキス細粒	株式会社　東洋薬行	TY-013	分包g数ごとに色分け
オースギ葛根湯エキスG	大杉製薬株式会社	SG-01	含有生薬や証，適応疾患により色分け
JPS葛根湯エキス顆粒〔調剤用〕	ジェーピーエス製薬株式会社	J-01	色分けなどなし
太虎堂の葛根湯エキス顆粒	太虎精堂製薬株式会社	Tai TM-1	含有生薬や証，適応疾患により色分け
ツムラ葛根湯エキス顆粒（医療用）	株式会社ツムラ	ツムラ/1	識別コード下一桁で色を変えている
テイコク葛根湯エキス顆粒	帝國漢方製薬株式会社	TEIKOKU 1	色分けなし
本草 葛根湯エキス顆粒－M	本草製薬株式会社	H01	色分けなどなし
マツウラ葛根湯エキス顆粒	松浦薬業株式会社	1, マツウラ	2020年に撤退

11 社より葛根湯エキス製剤が販売されている．（マツウラは 2020 年に撤退）
多くのメーカーで 1 という識別コードが採用されているが，ツムラの番号が元になっている．

（文献 4 より作成）

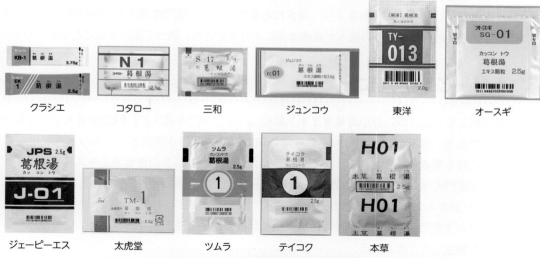

クラシエ　　コタロー　　三和　　ジュンコウ　　東洋　　オースギ

ジェーピーエス　　太虎堂　　ツムラ　　テイコク　　本草

図Ⅱ-A-21　2023 年 4 月現在販売されている葛根湯の各社製剤写真
デザインは各社さまざまであり，漢方によって色分けしているところもある．
識別コードは多くの製薬会社で『1』を採用しているが，違う会社もあり注意が必要．

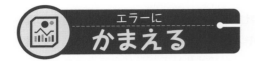

エラーに
かまえる

=== 事 例 ===

▶ **75 歳男性（158 cm，50 kg）**

既往歴：脳梗塞，高血圧，糖尿病，前立腺肥大

現病歴：右前頭葉脳梗塞により自宅から救急搬送される．その後，急性期を脱し，自宅退院を目標としてリハビリ目的で回復期リハビリテーション病院に転院．リハビリに励んでいた．2 日前より鼻水を主体としたかぜ症状出現．抗ヒスタミン薬により眠気が出たことがあるとのことで，主治医はリハビリに影響が出ることを嫌い，以下の薬剤を処方した．

主症状：鼻水，鼻閉

臨床検査値：体温 36.8℃，白血球数（WBC）6,800/μL，CRP 0.2 mg/dL

処方：

| ツムラ 小青竜湯 エキス顆粒　1 回 3 g　1 日 3 回　毎食前 |

1　いつ・なにが起こった？

　主治医は 16 時頃電子カルテ上で処方を入力した．薬剤師は 16 時半頃調剤し，違う薬剤師が鑑査し病棟に払い出した．その後薬剤は患者に手渡されて，夕食前分から服用が開始された．

　翌日，病棟担当薬剤師が，患者の元に赴き，処方された薬剤について薬剤情報提供書を渡し，指導を行った．その後患者より，渡された薬剤にツムラ麦門冬湯エキス顆粒が混ざっている旨の指摘があった．薬剤の混入が患者本人により発見され，誤って服用することはなかった．

2　なぜ・どうして起こった？

　本調剤エラーは，ツムラ小青竜湯エキス顆粒にツムラ麦門冬湯エキス顆粒が混入してしまった事例である．今回の事例では，小青竜湯の箱に麦門冬湯が 4 包混ざっており，未使用薬を戻す際に箱を間違えたことが第 1 の原因であった．また，ツムラ小青竜湯エキス顆粒は 19 番でツムラ麦門冬湯エキス顆粒は 29 番と識別コードが近いために同一の引き出し内に収納していたこと（図Ⅱ-A-22），外観の色が同じ（桃色）であること（図Ⅱ-A-23），ツムラ小青竜湯エキス顆粒とツムラ麦門冬湯エキス顆粒はともにかぜ症状に用いる漢方薬であること，などから戻し間違いが発生したと思われる．

　医療用漢方エキス剤のシェアとしては，ツムラが大きな割合を占め，その後，クラシエが続いている．ツムラやクラシエの漢方エキス剤は，識別コードの下一桁によって，アルミヒート

に使用する色を分けている．これは視認性を向上させ，取り違えを防ぐことを目的としているが，これが調剤エラーに関与する場合もあるという例である．特に，小青竜湯エキス顆粒と麦門冬湯エキス顆粒は，生産量が上位に入るよく使用される薬剤であり（表Ⅱ-A-8）[1]，間違いが起きやすいのではないかと考える．

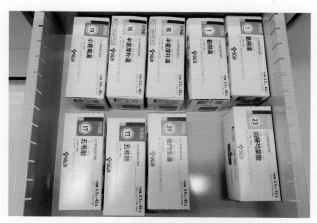

図Ⅱ-A-22　実際にエラーが起こった棚
ツムラ小青竜湯エキス顆粒とツムラ麦門冬湯エキス顆粒が同一の引き出しに収納されている．
調剤エラーを防ぐ基本としては，似たような外観の薬剤は離して配置するべきである．

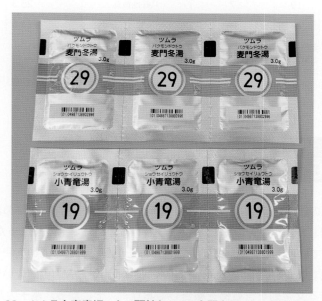

図Ⅱ-A-23　ツムラ小青竜湯エキス顆粒とツムラ麦門冬湯エキス顆粒のアルミヒート
薬剤名や識別コードは違うが，外観は似通っている．
識別コードの横の線は識別コードの 10 の位の数字を表している．

表Ⅱ-A-8　特掲医薬品・漢方製剤の生産および輸入金額(2020年)

順 位	ツムラの番号	処方名	金額(億円)
1	100	大建中湯	120.6
2	41	補中益気湯	104
3	43	六君子湯	98.9
4	54	抑肝散	89.2
5	24	加味逍遙散	61
6	68	芍薬甘草湯	60.3
7	17	五苓散	59.6
8	29	麦門冬湯	50.2
9	40	猪苓湯	48.1
10	1	葛根湯	47.1
11	19	小青竜湯	46.4
12	107	牛車腎気丸	—
13	62	防風通聖散	37.6
14	16	半夏厚朴湯	32.2
15	23	当帰芍薬散	32.2
16	108	人参養栄湯	28.9
17	25	桂枝茯苓丸	26.8
18	83	抑肝散加陳皮半夏	25.9
19	7	八味地黄丸	25.3
20	12	柴胡加竜骨牡蛎湯	23.6

麦門冬湯と小青竜湯はともに生産・輸入金額上位に入り，調剤実績も多い
と考えられる．そのため，取り違いリスクも大きい．
※牛車腎気丸はツムラのみ生産しており，特定企業の業績と関係するため
　非表示　　　　　　　　　　　　　　　　　　　　　（文献1より作成）

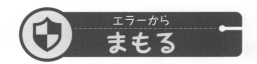

エラーから
まもる

　漢方エキス剤の調剤エラーについては報告がある．関根らは，本事例のようなパターン以外
にも使用色が同じであったり，外観が類似しているためにミスが起こった事例(表Ⅱ-A-9)や，
薬剤名が類似していることによってミスが起こった事例も報告している[2]．

　漢方エキス剤では，名前が似通っている製剤も多く，処方入力の間違いも発生している．牧
野らは，共通する文字列を含む例を報告しており[3]，そこから，電子カルテなどに入力する
際に，3文字で入力すると複数の漢方薬が検索される例をまとめた(表Ⅱ-A-10)．

　特に，その中でも外観が類似する薬や識別コードが近い薬剤については，調剤の際に注意
が必要である．

　色やデザインを変更することで視認性を向上し，調剤エラーを防ぐ取り組みも行われている

表Ⅱ-A-9　製品番号・外観の類似する生薬によるヒヤリ・ハット事例

識別コード	製剤名	誤認パターン	識別コード	製剤名
ツムラ7	八味地黄丸	→	ツムラ107	牛車腎気丸
クラシエ19	小青竜湯	→	クラシエ9	小柴胡湯
ツムラ43	六君子湯	→	ツムラ23	当帰芍薬散
		→	ツムラ83	抑肝散加陳皮半夏
ツムラ48	十全大補湯	→	ツムラ68	芍薬甘草湯
ツムラ54	抑肝散	→	ツムラ14	半夏瀉心湯
		→	ツムラ24	加味逍遙散
		→	ツムラ84	大黄甘草湯
ツムラ68	芍薬甘草湯	→	ツムラ38	当帰四逆加呉茱萸生姜湯
		→	ツムラ48	十全大補湯
ツムラ100	大建中湯	→	ツムラ10	柴胡桂枝湯
		⇔	ツムラ40	猪苓湯
ツムラ107	牛車腎気丸	→	ツムラ77	芎帰膠艾湯
		→	ツムラ117	茵蔯五苓散
ツムラ114	柴苓湯	→	ツムラ14	半夏瀉心湯
ツムラ123	当帰建中湯	→	ツムラ23	当帰芍薬散
ツムラ133	大承気湯	→	ツムラ33	大黄牡丹皮湯
コタローNC15	黄連解毒湯エキスカプセル	→	コタローNC127	麻黄附子細辛湯エキスカプセル

下一桁が同じことによる外観類似が関係している調剤エラー事例.
ほかの下一桁が同じ漢方製剤についても注意が必要である.
→：左側の漢方エキス剤を右側の漢方エキス剤に誤認した事例
⇔：左側の漢方エキス剤を右側の漢方エキス剤に，右側の漢方エキス剤を左側の漢方エキス剤に誤認した事例

が，調剤時に識別コードや薬剤名の確認を怠ることにより，容易に調剤エラーが発生する．未使用薬を戻す際についても同様であり，1包ずつバラバラになっていることも多い．その1つ1つすべてについて識別コードや薬剤名を確認してから戻す必要がある．可能であれば，複数の薬剤師で確認した方がよりエラーは起こりづらくなる．調剤の際も，バラバラになっていたり薬剤を調剤する際には，桃色だから…といった思い込みを排除し，すべてに対して薬剤名や識別コードが印字されている面を確認し，調剤・鑑査する必要がある．また，間違いやすい薬剤については，近くに置かないことが基本であり，引き出しを別にしたり置く位置を離したりする工夫も重要である．

表Ⅱ-A-10　頭文字3文字以上同一の漢方製剤

共通文字	識別コード	名　称	外観類似	番号近似
インチン	117	茵蔯五苓散		
	135	茵蔯蒿湯		
カッコントウ	1	葛根湯		
	2	葛根湯加川芎辛夷		
ケイシ	18	桂枝加朮附湯		
	25	桂枝茯苓丸	※	
	26	桂枝加竜骨牡蛎湯		
	45	桂枝湯	※	
	60	桂枝加芍薬湯		
	82	桂枝人参湯		
	125	桂枝茯苓丸加薏苡仁	※	
	134	桂枝加芍薬大黄湯		
サイコ	10	柴胡桂枝湯		※※
	11	柴胡桂枝乾姜湯		※※
	12	柴胡加竜骨牡蛎湯		※※
	80	柴胡清肝湯		
ジイン	92	滋陰至宝湯		※※
	93	滋陰降火湯		※※
ショウサイコトウ	9	小柴胡湯	※	
	109	小柴胡湯加桔梗石膏	※	
ダイオウ	33	大黄牡丹皮湯		
	84	大黄甘草湯		
チョレイトウ	40	猪苓湯		
	112	猪苓湯合四物湯		
トウキ	23	当帰芍薬散	※	
	38	当帰四逆加呉茱萸生姜湯		
	86	当帰飲子		
	102	当帰湯		
	123	当帰建中湯	※	
ニンジン	32	人参湯		
	108	人参養栄湯		
ハンゲ	14	半夏瀉心湯		※※
	16	半夏厚朴湯		※※
	37	半夏白朮天麻湯		
ブクリョウイン	69	茯苓飲		
	116	茯苓飲合半夏厚朴湯		
マオウ	27	麻黄湯		
	127	麻黄附子細辛湯		
マキョウ	55	麻杏甘石湯		
	78	麻杏薏甘湯		
ヨクカンサン	54	抑肝散		
	83	抑肝散加陳皮半夏		
リョウ	39	苓桂朮甘湯	※	
	118	苓姜朮甘湯		※※
	119	苓甘姜味辛夏仁湯	※	※※

入力の際に間違えやすいものであり，調剤の際にも注意が必要.
外観色が同一（※で表記）であったり，識別コードが近い製剤（※※で表記）であったりするときは特
に注意する必要がある.

📖 引用文献

1) 日本漢方生薬製剤協会総務委員会編：漢方製剤等の生産動態 令和 2 年「薬事工業生産動態統計年報」から，2022.
2) 関根麻理子ほか：医療安全委員会報告(2020) 〜漢方製剤に関する医療機関からの医療事故情報及びヒヤリ・ハット事例〜．日本東洋医学雑誌，72：182-203，2021.
3) 牧野利明ほか：医療安全委員会報告〜漢方製剤に関する薬局ヒヤリ・ハット事例．日本東洋医学雑誌，71：394-401，2020.

A 内服計数の調剤エラー対策

1日用量と合計調剤量

　筆者らの研究では，多施設の病院で実施した院内処方箋調剤における薬剤師の調剤エラーの中で計数調剤の数量過不足は2番目に多く発生していることを報告している[1]．このようなことからも，薬剤師は調剤を行う上で処方箋の記載事項をよく理解しておく必要がある．処方箋の記載事項は，「医師（歯科医師）は，患者に交付する処方箋に，患者の氏名，年齢，薬名，分量，用法，用量，発行の年月日，使用期間及び病院若しくは診療所の名称及び所在地又は医師（歯科医師）の住所を記載し，記名押印又は署名しなければならない」と定められている[2, 3]．処方箋の記載事項において薬品の投与量を規定する項目は，分量，用法，用量であり，保険調剤における処方箋記載方法は下記のように定められている[4]．

・分量は，内服薬については1日分量，内服用滴剤，注射薬及び外用薬については投与総量，屯服薬については1回分量を記載すること
・用法及び用量は，1回当たりの服用（使用）量，1日当たり服用（使用）回数及び服用（使用）時点（毎食後，毎食前，就寝前，疼痛時，○○時間毎等），投与日数（回数）並びに服用（使用）に際しての留意事項等を記載すること．特に湿布薬については，1回当たりの使用量及び1日当たりの使用回数，又は投与日数を必ず記載すること

　薬剤師は，処方箋に記載された薬品に対して1日分量（1回量）×服用日数（服用回数）＝服用総量（合計調剤量）を算出した数量の薬品を計数調剤する．処方箋には，1日分量の経口剤や1回量の屯服薬，各薬品の服用日数や回数が混在するため，総量（合計調剤量），1回当たりの服用（使用）量，1日当たり（使用）量を各薬品に対して鑑査し，正しい数量を計数調剤することが重要となる．

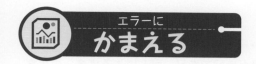

事例

▶ 65 歳男性(163 cm, 58 kg)

既往歴：なし

現病歴：血便を主訴に近医受診し，大腸内視鏡検査にて治療適応のポリープを認め内視鏡的粘膜切除術(EMR)を目的に当院を紹介受診した．当院にて EMR 施行，施行時に別の病変を認め生検実施．精査の結果，cT1b-2N0M0 StageⅠの S 状結腸がんの診断を受け手術目的に入院となった．

術後の経過は良好であり，術翌日から経口剤が始まり術後 5 日目より定期的に服用していた解熱鎮痛薬が屯服薬へ変更となり以下の処方が開始となった(図Ⅱ-A-24)．

臨床検査値：体温 37.0℃，WBC 7,500/μL，CRP 3.2 mg/dL，収縮期血圧 137 mmHg，拡張期血圧 79 mmHg，Cre 0.89 mg/dL，排便回数 3 回/日

1 いつ・なにが起こった？

調剤担当薬剤師が入院処方箋を調剤した．アセトアミノフェンは，屯服薬の 1 回量が 1 日量となっていることに気づかずに調剤し病棟へ薬剤を払い出した．

病棟搬送後，病棟担当薬剤師が患者へ服薬指導を行うための準備をした際，アセトアミノフェンの 1 回量が 6 錠となっていることに気づきエラーを発見した．

```
                    入 院 処 方 箋

患者ID：01234567           診療科：外科     入院病棟：8階病棟
氏 名：○○ ×× 様          処方医師名：△△ △△
                          処方年月日：20××年×月×日
                          処方開始日：20××年×月×日


Rp.1   大建中湯(100)2.5 g/包                              6包
       1回2包(1日 6包)           1日3回  朝・昼・夕食後   7日分

Rp.2   酸化マグネシウム錠(330 mg)                         6錠
       1回2錠(1日 6錠)           1日3回  朝・昼・夕食後   7日分
       自己調節可

Rp.3   アセトアミノフェン錠(200 mg)                        6錠
       疼痛時                                           10回分
       1日4回まで
                          以下余白
```

図Ⅱ-A-24 **エラーがあった入院処方箋**

2　なぜ・どうして起こった？

　今回の事例では，医師はＳ状結腸がん術後の経過が良好であり，がんによる疼痛，術後疼痛が落ち着いてきたため解熱鎮痛薬のアセトアミノフェン錠を屯服薬に用法を変更して処方した．医師は処方オーダーした際，電子カルテにて前回の処方を流用しアセトアミノフェン錠の用法のみを修正したため1日量が1回量となり今回の事例が発生した．

　調剤担当薬剤師は，処方箋のアセトアミノフェン錠は屯服薬のため1回量の記載となるが，同一処方箋に1日量で処方する経口剤があったため同じ用法・用量として思い込み，1日量で計数調剤した．また，この施設では，アセトアミノフェン錠200mgが経口剤として処方される際，1日量6錠・1日3回で経口剤として処方されたため思い込みに繋がった可能性が考えられる．調剤担当薬剤師は，アセトアミノフェン錠の屯服薬の1回量は1,000mgを超えており，最大服用時に1日総量は4,000mgを超えるため疑義照会が必要な事例となる．

　なお，アセトアミノフェンの1日総量については，カロナール® 錠の添付文書[5]に以下の通り記載されている．

> 〈頭痛，耳痛，症候性神経痛，腰痛症，筋肉痛，打撲痛，捻挫痛，月経痛，分娩後痛，がんによる疼痛，歯痛，歯科治療後の疼痛，変形性関節症〉通常，成人にはアセトアミノフェンとして，1回300〜1000mgを経口投与し，投与間隔は4〜6時間以上とする．なお，年齢，症状により適宜増減するが，1日総量として4000mgを限度とする．また，空腹時の投与は避けさせることが望ましい．

エラーから
まもる

　近年，医師が処方箋を発行する際には電子カルテやオーダリングシステムを用いることが多くなっている．電子カルテやオーダリングシステムでは各施設で医薬品マスタメンテナンスを行い，医薬品の1日量や1回量に対して注意喚起を行っているが，すべての用法・用量をマスタにて制御することは難しい．

　薬剤師が計数調剤を行う際には，思い込み調剤防止，計算間違い防止に取り組むため総量（合計調剤量）を確認する工夫が実施されている．多くの施設では，暗算や計算間違いを防止するため各調剤棚や鑑査台へ手の届く場所に電卓を配置し素早く計算できるように取り組んでいる．また，計数調剤時にPTPシートの1枚当たりの数量（7錠，8錠，10錠，14錠など）が異なることから取り間違いを防ぐために，余り算出機能が付いた電卓を配置し簡便に計算し計数調剤をできるよう取り組まれている．

　保険薬局では，処方箋とは別に総量が記載された薬歴などを計数調剤や鑑査時の補助資料として活用し確認できるよう対策を行っている．病院における院内調剤では，院内処方箋は各施設での汎用性が高いため，調剤エラーを防止する取り組みがされている．一例としては，院内

処方箋の欄外に総量（合計調剤量）を自動出力し計算間違いを防止する取り組みが挙げられる．この取り組みでは，総量を自動出力した際に１回量，１日量が半錠となる場合には，自動出力した数値が整数となり半錠への分割分包調剤を忘れる可能性があるため別の注意喚起を行う必要がある．

調剤エラーの防止対策は，調剤支援システムの活用により処方箋などに出力した２次元バーコードを用い PDA 端末にて医薬品の箱や PTP シートに添付された GS1 コードを読み込み医薬品の取り間違えを防ぐシステムが導入されている．調剤支援システムでは，薬品の取り間違いだけなく，総量の取り間違いを防止するために PDA 端末上へ総量を表記し活用する取り組みも行われている．

薬剤師は，調剤する上で計数調剤の数量過不足は多く発生している調剤エラーであることを改めて認識する必要がある．各施設や個々の薬剤師がさまざまな対策を行っているが，計数調剤は棚から薬品を取り出す際に必ず人的要因が発生する．ヒトは必ずミスをするため１つ１つの計数調剤，調剤鑑査を注意して行うことが重要となる．

📖 引用文献

1) Momo K, et al: A survey of near-miss dispensing errors in hospital pharmacies in Japan : DEPP-J study-multi-center prospective observational study-. Biol Pharm Bull, 45：1489-1494, 2022.
2) 医師法施行規則第 21 条. 2022.
3) 歯科医師法施行規則第 20 条. 2022.
4) 厚生省保険局医療課長：診療報酬請求書等の記載要領等について（保険発第 82 号），別紙 2 診療録等の記載上の注意事項. 1976.
5) カロナール® 錠 200/300/500 添付文書，2023 年 1 月改訂（第 2 版）.

B 内服計量の調剤エラー対策

計量調剤で間違いやすい薬剤

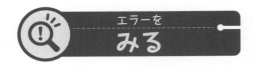

エラーを
みる

　計数調剤においてはシートの外観が似ているなどの理由から取り違えることがある．では計量調剤においてはどのようなエラーが起きるだろうか．

● 散剤

　散剤・顆粒剤の調剤時のエラーの多くは，同一商標で規格（濃度）が複数あることによる希釈散の誤り，秤取量の計算エラー，分包機による撒き誤差，充填エラーなどが挙げられる．特に抗てんかん薬，気管支拡張薬，向精神薬などで多く報告されており，これらのエラーは生命を脅かす可能性がある．さらに薬剤師による薬歴の確認は施設内で十分に行う必要があり，必要であれば処方医に確認しなければならない．

　装置瓶への充填エラーも特に注意が必要である．図Ⅱ-B-1のような装置瓶を使用している施設が多いのではないだろうか．この装置瓶に表示と異なった医薬品を誤って充填し，それに気づかずに調剤した場合，発見が鑑査では極めて困難である．また，複数の患者が服用した場合，死に至る重大な健康被害が起きる可能性がある．それらのエラーを回避するため，装置瓶への充填作業は複数の薬剤師で確認を行うことや散剤鑑査システムなどを使用する施設が増えている．

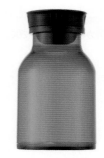

図Ⅱ-B-1　**頻用される装置瓶**

● 内用液剤

　散剤同様，調製時は注意が必要である．外観・液剤の色調などはもちろんだが，特に配合変化は散剤よりも多い．また，精製水によるメスアップなどは微生物汚染防止の観点から保存方法に十分注意が必要であり，患者への説明が重要になる．さらに，液剤に関しては患者あるいはその家族が1回量を採取することから1回量を正確に採取できる計量容器を使用し，どのくらいの量を飲むのか適切に指導を行い，誤服用を防止しなくてはならない．

● 外用剤

　基本的なことは散剤・内用液剤と変わりはない．ただし，注意しなければいけない点は要冷蔵薬の調剤である．冷蔵庫あるいは保冷庫に多品目の薬剤が配置保管されていることから，取り違いによる別物調剤には注意が必要である．特に同一商標で規格が複数ある坐剤，点眼剤などは配置および薬剤の表記は明確にするべきである．

　また，軟膏剤・クリーム剤の混合にも注意が必要である．同一商標で軟膏剤・クリーム剤の

取り違えが発生する可能性がある. 図Ⅱ-B-2, 3 にあるように, 剤形が異なるものは色で区別しているものもあれば(図Ⅱ-B-2), 区別ができないくらい外観が似ているものがある(図Ⅱ-B-3). これらを取り違えた結果, 配合変化が生じ, 分離してしまったり, 含有量が低下してしまったりすることがある.

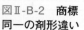

図Ⅱ-B-2　商標同一の剤形違い

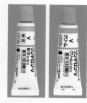

図Ⅱ-B-3　商標違い, 外観類似

エラーに
かまえる

=== 事 例 ===

▶ **10 歳女児(30 kg)**

既往歴：なし

現病歴：3 日前より 38℃台の発熱・咳嗽を認め近医を受診. 小学校のクラスの子どもが同じように熱と咳が続いており, マイコプラズマ肺炎と診断されたため, 次の処方を保険薬局に持参した(図Ⅱ-B-4).

1　いつ・なにが起こった？

　近隣の保険薬局にて処方箋を応需し, 調剤開始となった. 患者家族より, 体重・既往歴などを聴取し, 処方監査を行った. 体重当たりの投与量はそれぞれ正しいと判断した薬剤師は計量調剤を行った. 散剤棚から該当する薬品を取り出し, 計量調剤を開始し鑑査に回した. 鑑査を行った別の薬剤師が処方 1)にクラリスロマイシンが入っているはずだが, ドライシロップの形状・色調が異なることに気づき, 処方 2)の確認を行ったところ, 同じような形状・色調の薬剤が分包されていた. 計量調剤時の行動などを一度確認したところ, 処方 1)にアンブロキソール 300 mg を分包し, 処方 2)にカルボシステイン 900 mg とクラリスロマイシン 27 mg を分包している可能性が高く, 再調剤となった.

　なお, 当該保険薬局において上記薬剤は「タカタ」の製品を採用しており, 散剤鑑査システムは導入していなかった.

2　なぜ・どうして起こった？

　今回の事例は同一メーカー製品の外観類似に伴う, 薬品の取り違えによるエラーであると考える. 小児の場合, その多くが保護者が薬剤を管理し, 子どもに服用させるのではないだろう

様式第二号（第二十三条関係）

処　方　箋

（この処方箋は，どの保険薬局でも有効です。）

公費負担者番号								保険者番号							

公費負担医療 の受給者番号								被保険者証・被保険 者手帳の記号・番号				・		（枝番）	

患者	氏　名	南山 堂子		保険医療機関の 所在地及び名称	東京都文京区湯島△-△-△ 南山大学病院
	生年月日	明 大 昭 平 令　　年　月　日　男・⦅女⦆		電　話　番　号 保険医氏名	南山 太郎　　　　㊞
	区　分	被保険者	被扶養者	都道府県番号　　点数表 番号　　医療機関コード	

交付年月日	令和 ● 年 ● 月 ● 日	処方箋の 使用期間	令和 ▲ 年 ▲ 月 ▲ 日	特に記載のある場合を 除き，交付の日を含めて ４日以内に保険薬局に 提出すること。

処方

変更不可　　個々の処方薬について，後発医薬品（ジェネリック医薬品）への変更に差し支えがあると判断した場合には，「変更不可」欄に「レ」又は「×」を記載し，「保険医署名」欄に署名又は記名・押印すること。

処方1）【般】クラリスロマイシンシロップ用10%（100mg/g）　300mg
　　　　1回150mg　（1日　300mg）【原薬量】
　　　　・・・分2：朝・夕　食後　　　　　　　　　　　　　　7日分

処方2）【般】カルボシステインシロップ用50%　500mg/g　900mg
　　　　1回300mg　（1日　900mg）【原薬量】
　　　　【般】アンブロキソール塩酸塩シロップ用1.5%（15mg/g）　27mg
　　　　1回9mg　（1日　27mg）【原薬量】
　　　　・・・分3：朝・昼・夕　食後　　　　　　　　　　　　7日分

リフィル可　□　（　　　回）

備考

保険医署名　「変更不可」欄に「レ」又は「×」を記載
　　　　　　した場合は，署名又は記名・押印すること。

保険薬局が調剤時に残薬を確認した場合の対応（特に指示がある場合は「レ」又は「×」を記載すること。）
□保険医療機関へ疑義照会した上で調剤　　□保険医療機関へ情報提供

調剤実施回数（調剤回数に応じて，□に「レ」又は「×」を記載するとともに，調剤日及び次回調剤予定日を記載すること。）
□1回目調剤日（　年　　月　　日）　□2回目調剤日（　年　　月　　日）　□3回目調剤日（　年　　月　　日）
次回調剤予定日（　年　　月　　日）　次回調剤予定日（　年　　月　　日）

調剤済年月日	令和　　年　　月　　日	公費負担者番号	
保険薬局の所在地 及　び　名　称 保険薬剤師氏名	㊞	公費負担医療の 受給者番号	

備考　1．「処方」欄には，薬名，分量，用法及び用量を記載すること。
　　　2．この用紙は，A列5番を標準とすること。
　　　3．療養の給付及び公費負担医療に関する費用の請求に関する省令（昭和51年厚生省令第36号）第1条の公費負担医療については，「保険医療機関」とある
　　　　のは「公費負担医療の担当医療機関」と，「保険医氏名」とあるのは「公費負担医療の担当医氏名」と読み替えるものとすること。

図Ⅱ-B-4　**本事例の処方箋**

か．では，もし今回の事例で誤って調剤されたものが鑑査を通ってしまい，交付された薬剤をそのまま患児に服用させてしまった可能性を考えてみると，クラリスロマイシンは約 1/10 量であり効果が出ない可能性かつ耐性菌出現の可能性があるだろう．また，アンブロキソールに関しては約 10 倍量を服用してしまうため，血中濃度の急激な上昇により副作用が出現する可能性があるだろう．今回はアンブロキソールの事例であるが，中毒域のあるような薬剤であっ

た場合，患児に重大な影響を与えていたかもしれない．

　小児の体重当たりの代謝・排泄能(肝機能・腎機能)は成人より小児の方が高く，有効血中濃度を上昇させるために体重当たりの投与量は成人よりも多い場合がある．小児においては体重当たりの投与量は重要であると考えられ，投与量のエラーは細心の注意を払わなければならない．もちろん，成人においても同様のことが言えるため，過剰投与・過少投与には全年齢において注意しなければならない．

　今回のエラーに関して，以下の理由が考えられ，これらが重なった結果生じてしまったと考える．

> ① 外観類似に伴う，取り違え
> ② 散剤鑑査システムの未導入
> ③ 調剤時の自己鑑査ミス

　各施設の採用薬によるが，① 製薬企業によってはボトルの外観が似ていることがある．もちろん，キャップの色，ボトルの色，ラベルの表記・配色などで薬剤の取り違えがないよう工夫している製薬企業がほとんどである．しかし，忙しい時間帯などで指さし確認などを行い損ねた場合は薬品の取り違えをすることは外観に関係なく十分にあり得る．そこで散剤鑑査システムなどが役に立つわけだが，② 散剤鑑査システムを使用していない施設であったため，機械的なチェックを行わずに間違った薬剤をそのまま調剤した．調剤時に処方にある 3 つの薬剤の性状(色・匂い・大きさ)の違いに気づき，まき直しができたかもしれないが，③ 自己鑑査を怠ったため今回のエラーが発生したのではないかと考える．

エラーから まもる

　散剤に限った話ではないが，外観類似に関する注意喚起の工夫は施設によってさまざまなものがあるのではないだろうか．調剤者に視覚的に注意を促す方法や，調剤支援システムなどの機械を導入し，取り違えを防いでいる施設も増えている．外観類似薬剤の注意喚起には，たとえば次のような方法がある．

1 ▶ 視覚的な注意

　視覚的に注意喚起をする場合は，わかりやすい色で「外観注意！」「類似薬あり！」などの注意喚起のマークを調剤棚に貼付することで，手を伸ばした際に気づくことができるだろう．複数規格がある薬剤などは図Ⅱ-B-5 にあるように薬品を保管しているトレーごとに色違いの識別フレームをつけて視覚的な注意を促すことも有用である．

2 ▶ 機械的なエラー回避

人の手・目だけではミスが起きやすくなるため，調剤支援システム・鑑査システムなどを使って薬品の取り違えを防ぐことも一つの手段である．計量調剤においては散剤鑑査システムや水剤鑑査システムの利用は有効である．GS1 コードを利用した薬品照合を行うことで薬品の取り違えを防ぐことができる．間違った薬剤のコードを読み取ると画面上と音でアラートが出るため，視覚的にも聴覚的にも調剤者は「ハッ」とする機会が増えるのではないだろうか．

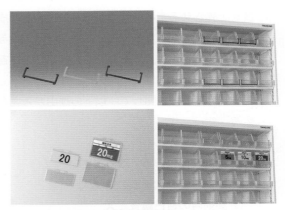

図Ⅱ-B-5　**調剤棚の識別**

視覚的・機械的に注意を促すことでエラーに事前に気づけることもあるが，初心に戻ることも大事である．現在の薬学生は，客観的臨床能力試験 Objective Structured Clinical Examination（OSCE）の事前学習から指差し・声出し確認を徹底されており，① 薬瓶を取り出すとき，② 秤量を行う直前，③ 薬剤棚に戻すとき，の 3 点での確認を行っている．もちろん OSCE における評価項目の一つでもある．これらを日常業務で行い，流れ作業にならないよう徹底すれば計量調剤のエラーも減少していくのではないかと考えられる．

📖**引用文献** ···
1）日本薬剤師会編：第十四改訂 調剤指針．薬事日報社，2018．

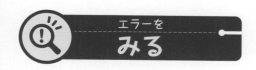

CASE 12

B 内服計量の調剤エラー対策

錠剤の粉砕調剤

エラーを みる

錠剤の粉砕調剤におけるエラーを考えるうえで，知っておきたい情報を以下にまとめた．

1 ▶ 粉砕が必要な場合

疾病により嚥下障害をきたした場合，経管などの処置のため固形物が嚥下不可能な場合，小児や高齢者で嚥下能力がないか低い場合，薬用量が含量（1錠または1カプセル）に合わない場合などに錠剤の粉砕を行う [1]．しかし，錠剤は安全性や有効性を確保するためにさまざまな工夫がされているため，安易に粉砕するべきではない．また，錠剤を粉砕することにより調剤過程で重量が減ってしまい，臨床効果に影響を及ぼす可能性も考慮しなければならない．村上らは，錠剤粉砕機によりプレドニゾロン錠を粉砕した際の重量ロス率を2錠で24.9％，5錠で14.9％，10錠で8.5％と報告している [2]．

2 ▶ 粉砕可能な錠剤

錠剤には素錠（裸錠），コーティング錠（糖衣錠，フィルムコーティング錠，腸溶錠），徐放錠などがある．素錠とは表面に特殊加工が施されていない錠剤であり，有核錠や舌下錠などの特殊錠を除き，通常は粉砕可能である．糖衣錠は主薬の安定化，矯味，矯臭などの目的で表面に白糖を施した錠剤である．フィルムコーティング錠は胃腸障害などの副作用の軽減，遮光や防湿，味や臭いの隠蔽などを目的に表面にフィルムを施した錠剤である．糖衣錠やフィルムコーティング錠の粉砕可否は各薬剤により異なる．腸溶錠は胃酸の影響を受けて効力を失う製剤などに対して，腸溶性被膜を施した錠剤である．徐放錠は主薬の放出を制御して薬効発現の持続化を図り，1日の服用回数を減らした錠剤である．そのため，腸溶錠や徐放錠は基本的に粉砕不可である [1]．

3 ▶ 粉砕調剤の賦形

1包当たりの分包重量が少量の場合，調剤上および服用上の取り扱いをしやすくするために，それ自身は薬理作用を有しない散剤（賦形剤）を加え，1回量が0.3〜1gにする方法がとられている．乳幼児の場合には可能な限り少量とする．賦形剤としては乳糖やデンプンが使

われるが，広い粒度分布をもつ EFC（Extra Fine Crystalline）乳糖を使用することが多い．また，ネオフィリン末，イソニアジド末など乳糖と配合変化を起こす薬剤や乳糖不耐症の患者に関してはデンプンを使用する[3]．

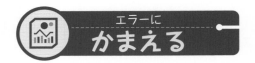

エラーに
かまえる

━━━━━ 事 例 ❶ ━━━━━

> **84 歳女性（148 cm，47 kg）**

既往歴：脳梗塞

現病歴：過活動膀胱

臨床検査値：収縮期血圧 125 mmHg，拡張期血圧 74 mmHg，AST 15U/L，ALT 22U/L，T-Bil 0.5 mg/dL，BUN 12.9 mg/dL，CRE 0.79 mg/dL，K 4.2 mEq/L，TG 62 mg/dL，HDL-C 76 mg/dL，LDL-C 93 mg/dL，HbA1c 5.7％（NGSP 値）

外来処方：（脳神経内科）

ユリーフ®OD 錠 4 mg	1回1錠	1日2回	朝夕食後	7 日分
トビエース®錠 4 mg	1回1錠	1日1回	朝食後（粉砕）	7 日分
プラビックス®錠 75 mg	1回1錠	1日1回	朝食後（粉砕）	28 日分
オルメテック®OD 錠 10 mg	1回1錠	1日1回	朝食後	28 日分

1　いつ・なにが起こった？

　　もともと泌尿器科より過活動膀胱に対して，ユリーフ®錠，トビエース®錠が処方されていた．最近脳梗塞を起こし，脳神経内科から脳梗塞再発予防のプラビックス®錠，降圧薬のオルメテック®錠が開始された．脳梗塞後，嚥下機能が低下してきたため，今回の処方よりオルメテック®錠は口腔内崩壊錠（Orally Disintegrating Tablet：OD 錠）とし，患者は粉を希望しており誤嚥性肺炎のリスクが少なかったことから，OD 錠のないプラビックス®錠は粉砕指示となった．泌尿器科受診まで薬が 1 週間分足りないと患者より訴えがあり，脳神経内科から泌尿器科の薬が 1 週間分処方され，その際，脳神経内科から処方される薬剤と同様にユリーフ®錠は OD 錠，トビエース®錠は粉砕指示となっていた．調剤者は指示通りにトビエース®錠，プラビックス®錠の粉砕を行ったが，鑑査者からトビエース®錠は徐放錠であることが伝えられ，調剤エラーが発覚した．処方医師にトビエース®錠は粉砕すると徐放性が失われ，血中濃度が急激に上昇するリスクがあることを疑義照会し，1 週間後の泌尿器科受診まで錠剤のまま投与されることとなった．

2 なぜ・どうして起こった？

　徐放錠の場合，「徐放錠」という表記が商標名に含まれていたり，商標名の後ろに徐放の意味を表すアルファベットがつく場合が多い（表Ⅱ-B-1）．テオロング®錠やワントラム®錠などは「徐放錠」の表記がなくてもイメージがつきやすいが，トビエース®錠は商標名から徐放錠のイメージがつきにくかったため，気がつかずに粉砕してしまった．また，今回は泌尿器科の不足分を脳神経内科受診時に処方されており，専門外の薬であったため処方医師も気がつかなかった．

表Ⅱ-B-1　**徐放の意味を表すアルファベット**

LA	Long Acting
R	Retard
SR	Sustained Release, Slow Release
CR	Controlled Release
TR	Time Release

事 例 ❷

▶ 90 歳女性（151 cm，36 kg）

現病歴：横行結腸がんの術後せん妄
臨床検査値：AST 23U/L，ALT 15U/L，T-Bil 0.3 mg/dL，BUN 19.8 mg/dL，CRE 0.47 mg/dL，HbA1c 5.8％（NGSP 値）
入院処方：（緩和医療科）

セロクエル®錠 25 mg	1 回 0.25 錠　1 日 1 回　寝る前（粉砕）		7 日分
リスパダール®錠 1 mg	1 回 0.5 錠　頓用（粉砕）		6 回分「不穏時」
投与は経鼻管から			

1 いつ・なにが起こった？

　横行結腸がん術後にせん妄を起こし，セロクエル®錠の定時服用，リスパダール®錠の頓用服用が開始となった．糖尿病の既往歴なし．90 歳，36 kg の女性のため少量からの薬剤開始，経鼻管からの投与のため粉砕指示となっていた．経鼻経管栄養とは鼻の穴から胃まで管を入れ，栄養や薬剤を投与する方法である．リスパダール®錠の原末は極めて苦いためフィルムコート錠になっているが，経鼻管は直接胃まで管が入っているため，舌で苦みは感じない．

リスパダール®は細粒や内用液も市販されているが，採用がなかったため合計3錠を粉砕し規定量となるよう賦形剤を加え，6包に分包し調剤を行った．セロクエル®錠もフィルムコート錠であるが，吸湿性や安定性に問題がないため粉砕可能と判断し，合計2錠を粉砕し規定量となるよう賦形剤を加え，8日分として調剤した．本来であれば1包を破棄し7日分7包として鑑査者に回すべきであったが，そのまま8日分8包として調剤してしまい，鑑査者が1包多いことに気がつき，調剤エラーが発覚した．

2　なぜ・どうして起こった？

入院処方において1日量が端数の粉砕を行う場合，錠剤が整数となるように日数を増やして調剤を行う場合が多い．今回はセロクエル®錠1日0.25錠7日分のため実質1.75錠の処方であったが，実際に4分の1に割ると誤差が生じてしまうため2錠を粉砕して8日分調剤し，1日分1包を破棄する予定であった．もう一方の粉砕処方であるリスパダール®錠が全量調剤できたことから，セロクエル®錠も同様に全量調剤したものを鑑査に回してしまった．

事例 ❸

▶ 40歳男性（175 cm，65 kg）

現病歴：10年前，頭痛で受診したところ脳腫瘍の診断．その後，開頭脳腫瘍摘出手術施行，テモダール®カプセルの服用と放射線治療開始．今回，再発に対する治療目的で入院．

臨床検査値：AST 22U/L，ALT 24U/L，T-Bil 0.5 mg/dL，BUN 19.8 mg/dL，CRE 1.05 mg/dL，WBC 5,290/μL，好中球 3,150/μL，PLT 20.7万/μL，FT$_3$ 3.47 pg/mL，FT$_4$ 0.85 ng/mL，TSH/IFCC 1.34μIU/mL

入院処方：（脳腫瘍外科）

イーケプラ®ドライシロップ50%	1回2g	1日2回	朝夕食後	3日分
デパケン®シロップ5%	1回8mL	1日2回	朝夕食後	3日分
バクタ®配合顆粒	1回1g	1日1回	朝食後（火曜）	1日分
チラーヂン®S錠50μg	1回2錠	1日1回	朝食後（粉砕）	3日分

1　いつ・なにが起こった？

入院後，再開頭脳腫瘍摘出手術を行ったが手術翌日に呼吸停止，心停止．蘇生術にて蘇生したが，挿管，人工呼吸器接続となっていた．夜間当直時間帯にイーケプラ®錠からイーケプラ®ドライシロップ，デパケン®R錠からデパケン®シロップ，バクタ®配合錠からバクタ®配合顆粒へ剤形変更された．チラーヂン®S錠50μgは他院からの継続処方であったが，チ

ラーヂン ®S 静注液 200 μg は採用がないため，チラーヂン ®S 錠 50 μg 粉砕での対応となった．「錠剤・カプセル剤粉砕ハンドブック」[4]より，120 日間の外観変化なし，含量は徐々に低下する可能性はあったが，3 日分の緊急処方であり粉砕に問題はないと判断した．しかし，チラーヂン ®S 錠は乳糖賦形で含量の低下が認められているため，デンプンで賦形すると内規で決められていた．当直者はその内規を知らず通常通り EFC 乳糖で賦形して調剤してしまい，翌日別の薬剤師から指摘を受け調剤エラーが発覚した．

2 なぜ・どうして起こった？

チラーヂン ®S 散 0.01 ％ は乳幼児甲状腺機能低下症しか適応がなく，チラーヂン ®S 静注液 200 μg は錠剤と同様に甲状腺機能低下症に適応をもつが，錠剤 50 μg 1 錠 9.8 円に対して 1 アンプル 20,211.0 円と高額であり静注液は採用していなかった．チラーヂン ®S 錠は粉砕可能であるが，乳糖賦形で含量の低下が認められているためデンプンで賦形を行う施設が多い．今回は 3 日分の処方であり患者に実害はなかったが，内規からは外れた調剤であった．

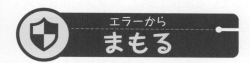

以上のことから，次の点を意識して行う必要があると考える．

1 ▶ 剤形変更可能か確認する

錠剤の粉砕が必要な場合，まずは散剤や液剤などへの剤形変更を考える．先発品とは異なる剤形の後発品もあるため選択肢は増えてきているが，適応や添加剤が先発品と異なる場合もあることに注意しなければならない．他の剤形がない場合には簡易懸濁法という手もある．簡易懸濁法とは，錠剤粉砕やカプセル剤開封をせずにそのまま約 55 ℃の温湯に崩壊懸濁させて投与する方法である．簡易懸濁法の可否については「内服薬 経管投与ハンドブック」[5]を用いるとよい．

2 ▶ 粉砕可否を確認する

粉砕可否については添付文書やインタビューフォーム，「錠剤・カプセル剤粉砕ハンドブック」[4]などの成書で確認する．必要時には製薬企業に確認してもよい．徐放性製剤の粉砕投与の事例は医療事故情報収集等事業からいくつか報告されている [6]．そのうちの一つに，研修医が経鼻栄養チューブを患者が挿入していることを知らずニフェジピン CR 錠を処方し，看護師が薬剤部より届いたニフェジピン CR 錠を粉砕して経鼻栄養チューブから投与，1 時間後に血圧が 80 mmHg 台まで低下した事例がある．病棟薬剤師が患者の急激な血圧低下の原因を調べたところ，徐放性製剤を粉砕して投与していたことが発覚した．他にも，オキシコンチン ® 錠を粉砕して投与し，意識レベルの低下，呼吸状態の悪化が起きた事例があるので注意

が必要である.

3 ▶ 錠剤の粉砕はダブルチェックをする

　ほとんどの錠剤は粉砕すると白色粉末となり，刻印などの情報もなくなってしまうため，調剤時にはエラーを起こさないように細心の注意を払う必要がある．粉砕前に他の薬剤師と薬剤名，規格，錠数や調剤の計算過程をダブルチェックする．複数の薬剤を同時に粉砕する際は混ざらないように分けておく，粉砕した薬剤のシートを調剤薬と一緒に鑑査者に回すことも大事である．鑑査者はさらに，異物混入や重量誤差なども確認しなければならない．前述の事例のように，賦形剤の種類や残包の有無に関しても注意するべきである．

4 ▶ 散薬調剤鑑査システムを利用する

　錠剤の粉砕調剤は，粉砕可否の判断，必要錠数のピッキング，粉砕，篩過，秤量，賦形剤の計算，賦形剤の秤量，混和，分包といった複雑な過程を伴う調剤である．白色粉末の場合，鑑査も困難を極めるため，散薬調剤鑑査システムを導入している施設が多い．散薬調剤鑑査システムでは，処方オーダリングシステムから処方情報が伝達され，患者名を選択すると秤量すべき薬剤名や必要採取量などが表示され，調剤過程を記録することができる．添付文書には錠剤の重量が記載されているため，錠剤粉砕時の目安となるようにあらかじめ散薬調剤鑑査システムに重量データを登録しておくこともエラーを防ぐために有用となる．

📖引用文献
1) 日本薬剤師会編：第十四改訂 調剤指針．pp.34-35，薬事日報社，2018．
2) 村上美和子ほか：錠剤粉砕時の重量ロスの検討．病院薬学，17：381-387，1991．
3) 日本薬剤師会編：第十四改訂 調剤指針．pp.48-49，薬事日報社，2018．
4) 佐川賢一ほか監：錠剤・カプセル剤粉砕ハンドブック 第8版．じほう，2019．
5) 藤島一郎監：内服薬 経管投与ハンドブック 第4版．じほう，2020．
6) 公益財団法人日本医療機能評価機構：徐放性製剤の粉砕投与．医療安全情報，No.158，2020．

B 内服計量の調剤エラー対策

複雑なプロセスの調剤

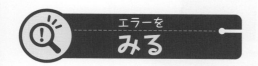
エラーを
みる

　計量調剤は計数調剤と比較して，調剤のプロセスが多く調剤ミスが起こりやすいと考えられる．錠剤と異なり製剤に薬品名の刻印を行うことができず，1つ1つの製剤が「白い粉」「白い軟膏」「茶色の液体」などと表現される類似した外観をもつことから，単剤の調剤であっても調剤後は製剤の特定が難しい．特に混合調剤では散剤，軟膏，水剤いずれの調剤でも薬剤のミスも調剤量のミスも気がつきにくい．しかし散剤や水剤が処方量を微調整するための剤型であることを鑑みれば，発生したミスが患者に与えるリスクも大きいと考えられる．したがって，調剤を行うときには調剤者，鑑査者ともにミスを見逃さない冷静な対応が必要である．

　計量調剤のプロセスは，1）処方監査，2）調剤手順の検討，3）秤量する製剤量の計算，4）製剤の秤量，5）分包，6）調剤した薬剤の鑑査であり，単剤処方であっても6つのプロセスが必要となる．小児科や精神科でみられる少量処方では，薬剤秤量の前に倍散の調製が必要なケースや，調剤時に賦形が必要なケースもあり，このような調剤ではさらにプロセスは複雑となる．

　医療安全情報として注意喚起されている[1, 2]製剤量と成分量の記載方法の誤認識により生じる薬剤量のミスは，厚生労働省から「内服薬処方せんの記載方法の在り方に関する検討会報告書」が公表されており，標準化が進められている[3]が，レセプトコンピューターのシステム開発状況は2010年の調査で「標準化に対応済み」であるベンダーは68.8%という報告もあり[4]，標準化には時間がかかると推測される．したがって薬剤師は記載された処方量が製剤量なのか，成分量なのかを判断しなくてはならない．散剤の調剤ミスは薬剤間違いよりも薬剤量の間違いが多いと報告されており[5]，計算結果のダブル鑑査は必須であると考えられる．

　また服用日数が多い場合は分包機の最大分包数を考慮した秤取量を計算する必要があるほか，処方薬剤数が多い場合には散剤同士のコンタミネーションを考慮した調剤順序を考えていかなければならない[6]．

　このように計量調剤は複雑なプロセスを経て行われるため，1つ1つのプロセスにおいてミスを回避する必要があり，調剤プロセス中のダブルチェックが重要といえよう．すなわち計算結果，分包数，調剤順序を調剤記録として処方情報に併記することで「見える化」（図Ⅱ-B-7）し，調剤前にこれから行う調剤プロセスの確認を行う．「見える化」を行うことにより，調剤者も調剤を落ち着いて行うことができ，また調剤後に振り返る必要が生じたときにも調剤時のプロセスを確認することができる．

　さらに散剤や水剤には複数の規格が存在する製剤もあることから，調剤時には薬剤や規格の

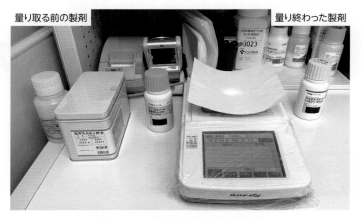

量り取る前の製剤　　　　　　　　　量り終わった製剤

図Ⅱ-B-6　　散剤量り取り時の置き方

　ミスを起こさないようバーコードによる薬剤の確認や秤取量の記録も重要である．混合調剤では，同じ薬剤を2度秤量しないように「これから量り取る薬剤は秤に向かって左側，量り終えた薬剤は右側に置く」などの内規の整備も重要と考えられる（図Ⅱ-B-6）．

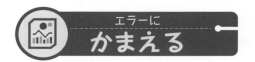

=== **事　例 ❶** ===

▶ 3歳3ヵ月(15 kg)

既往歴：喘息

現病歴：クループ症候群

処方：

　アスベリン®散10%（力価として）　　15 mg

　[般]カルボシステインDS 50%　　　　0.2 g　1日2回　朝夕食後　5日分

1 いつ・なにが起こった？

　患者で混み合った時間に当該患者の母親が処方箋を持参した．応需した薬剤師は処方監査において，カルボシステインDS 50%　0.2 gの処方は製剤量と考えた．3歳児に対してカルボシステインを成分量として1日100 mgという処方量は少ないと考えたが，アスベリン®散10%の処方量も少なめであった（3歳以上6歳未満，15 〜 40 mg）ことから，医師があえて

少量で処方を行っていると考え調剤を行った.

2 なぜ・どうして起こった？

　患者はかかりつけの薬局としてよく来局しており，当該クリニックの処方箋もよく持参していた．応需した薬剤師は当該薬局に赴任したばかりで，当該クリニックが処方量を異なる単位で記載することがあることを知らず，処方量が少ないことには気がついていたがそのまま調剤を行った．鑑査した薬剤師がアスベリン®散10％，カルボシステインDS 50％はともに成分量で記載された処方であることに気づき，調剤し直しとなった．

　薬剤師は従来「g（mL）記載は製剤量，mg記載は有効成分量」と判断しており[3]，前述した厚生労働省発出の報告書において「薬品名を製剤名で記載し，分量は製剤量を記載することを標準にする．例外として薬名を一般名（原薬名）で記載した場合には分量は原薬名を記載し，必ず[原薬量]と記載する」という指針が出されている[3]が，いまだ標準化はなされていない．本処方箋では製剤名で処方されたアスベリン®散10％も一般名で記載されたカルボシステインDS 50％もともに成分量で記載されていた．この調剤エラーでは，散剤の記載方法が指針とは異なっていたこと，製剤名と一般名とが混在していたこと，薬剤師が疑問を抱きつつも周囲に確認を行わなかったことが調剤エラー発生の原因と考えられる．エラーを回避するには，処方量の確認を徹底すること，処方内容に疑問を感じたときには他の薬剤師に確認するなど「疑義のあるときは調剤を行わない」という薬剤師法第24条に準拠した姿勢が重要である[7].

事　例 ❷

▶ 1歳（10 kg）

既往歴：心室中隔欠損症

処方：

| [般]エナラプリルマレイン酸塩細粒（1％）0.5 mg（成分量） | 1日2回　朝夕食後　35日分 |
| [般]ビソプロロールフマル酸塩錠（2.5 mg）1.2 mg（成分量）（粉砕） | 1日2回　朝夕食後　35日分 |

1 いつ・なにが起こった？

　患者家族が処方箋を持参し「後で取りに来ます」といったん帰宅した．薬剤師は処方監査後散剤であるエナラプリルマレイン酸塩細粒1％の調剤を先に，錠剤粉砕指示のあるビソプロロールフマル酸塩錠の調剤を後に行うことにした．エナラプリルマレイン酸塩細粒1％の秤取量は1日当たり0.05 g，1包0.025 gである．当該薬局の内規において1包0.1 gで調剤を行っているため，乳糖を等量混合して賦形を行い35包ずつ2回の分包を行った．次にビソ

プロロールフマル酸塩錠の調剤を行った．ビソプロロールフマル酸塩錠は処方量が少量であるため，調剤に先立ち倍散を調製することにした．本処方では1包0.1g当たり成分量として0.6mg，すなわち6mg/g（0.6mg/0.1g）になるように倍散を調製することにした．35日分の調剤を行うのに十分で，かつ粉砕する錠数が整数になる倍散量を計算し，50日分の倍散（必要な成分量は60mg，つまり2.5mg錠24錠分）を調製することにした．ビソプロロールフマル酸塩錠を粉砕し，乳糖を等量混合して50日分の倍散（全量10g）を調製した．しかし調剤者は50日分の倍散から35日分を秤りとって調剤すべきところ誤って倍散全量を用いて35日分 全70包の調剤を行った．

2 なぜ・どうして起こった？

　散剤の賦形を必要とする調剤と錠剤の粉砕とが一緒に処方されている．調剤プロセスは，1)散剤の計算，2)散剤の賦形，3)散剤の分包，4)必要な錠剤数の計算，5)錠剤の粉砕，6)倍散の調製（粉砕した錠剤と賦形剤との混和），7)調製した倍散の秤量と分包の7プロセスにわたっている．患者は1歳で処方量も微量である．計算ミスは患者に大きなリスクを与えるので緊張度も高い調剤である．患者家族が「後で取りに来る」と言っていることから時間的な制約もあった．計算もプロセスも複雑である．処方箋に記載された情報量も多い．このようにプロセス数が多く複雑で時間的制約がある調剤では，時に冷静さを失いミスを起こしてしまうことがある．本処方では倍散の調製日数が処方日数とは異なることから，分包数を誤って調剤を行ってしまったことによる調剤ミスである．

　倍散は調剤時には倍散を量り取ることにより調剤が完結するように調製を行う．ジゴシン®散は倍散を調製することが多い製剤であり，1回の調製量も多いが，本処方のように，処方日数を網羅する量の倍散を調製する場合は，調製した倍散の調製日数と処方日数とが必ずしも一致しない場合もあり，分包数に注意が必要である．また倍散調製時や賦形を行う際は，薬剤が均等に混和されるように混和する散剤同士を等量ずつ混和することも大切である．

事 例 ❸

▶ **40歳(55 kg)**

既往歴：てんかん

処方：

デパケン®細粒 40% 750 mg		1日3回	毎食後	30日分
テグレトール®細粒 50% 270 mg	乳糖水和物 0.3 g	分3	毎食後	30日分
半夏厚朴湯エキス顆粒 5 g		1日3回	毎食後	30日分
オキサトミド DS 小児用 2% 30 mg		1日2回	朝夕食後	30日分

1 いつ・なにが起こった？

患者は数年前から本処方箋を持参している．散剤が複数処方されており，日数も多いことから，病院からファックスを薬局に送信し，後日患者家族が薬を取りに来る．

薬剤師は処方監査後，秤取量を計算し，計算結果は別の薬剤師とダブルチェックをしたあと，処方された順番で調剤を行っていった．その後薬剤師は「次に処方されている半夏厚朴湯エキス顆粒は漢方薬であり着色しているため先に分包するとコンタミネーションを起こす」と考え，オキサトミド DS 小児用 2% を先に調剤することにした．そしてオキサトミド DS 小児用 2% を 90 包に分包し，続いて半夏厚朴湯エキス顆粒も 90 包に分包した．

2 なぜ・どうして起こった？

本事例では半夏厚朴湯エキス顆粒がオキサトミド DS にコンタミネーションするリスクを回避するため，オキサトミド DS を先に調剤することにしたが，調剤順序を入れ替えた半夏厚朴湯エキス顆粒が 1 日 3 回の処方だったため，オキサトミド DS も 1 日 3 回の処方と思い込み，

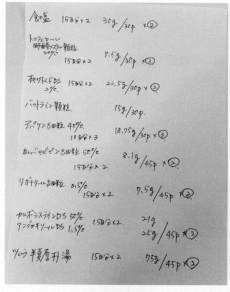

散剤調剤時　　　　　　　　　　　　　　倍散調製時

図Ⅱ-B-7　散剤調剤時の記録

調剤を行ってしまったエラーである.

　散剤が複数処方されている場合，1)処方薬の秤量，2)分包 というプロセスをくり返し行う必要がある. 分包する順番はコンタミネーションの影響を考慮しなくてはならない. 用法の異なる処方が混在する処方箋では分包数にも留意が必要である. このようにプロセスが複雑になる場合は，1日分の製剤量，分包日数分の製剤量，分包数，調剤する順番を記録し（図II-B-7），薬剤師がダブルチェックを行い，その記録に沿って調剤を行うことでミスを回避することができると考える.

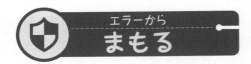

エラーから
まもる

　計量調剤は複雑なプロセスを経て行われる調剤であり，1つ1つのプロセスにおいてダブルチェックを行うことがミスを回避するために大切である [6, 8, 9].

1 ▶ 正しく計算

　計量調剤は，処方量・秤取量・分包数を正しく計算することから始まる.

2 ▶ 思考を共有

　複数のプロセスを経る計量調剤では，調剤者の思考を共有することが重要である. 処方された1回量，処方日数分の秤取量，分包数，プロセスを行う回数を処方内容に併記し，情報共有を図る.

3 ▶ みんなで確認

　併記された記録を基に，調剤者の思考（処方量，秤取量，調剤プロセス）を複数の薬剤師で確認する.

4 ▶ 規格に注意

　計算が正しくても調剤する薬品が間違っているとミスは回避できない. 散剤にはドライシロップと細粒など複数の剤型をもつもの，規格の違うものが存在する（表II-B-2, 3）ので，調剤する薬品の剤形・規格も注意して確認する [4, 10].

5 ▶ 常に平常心

　正しい処方監査，秤取量の計算，いくつもの調剤プロセスを遂行するには冷静な判断が必須である. 焦りは冷静さを失わせミスの基になる. 常に平常心を心掛ける.

表Ⅱ-B-2　複数の剤型が存在する散剤の例

医薬品名	剤型（規格）	剤型（規格）	剤型（規格）	剤型（規格）
アスベリン®	散 (10%：100 mg/g)	DS (2%：20 mg/g)	シロップ (0.5%：5 mg/mL)	シロップ「調剤用」 (2%：20 mg/g)
エリスロシン®	DS (10%：100 mg/g)	DSW (20%：200 mg/g)	W顆粒 (20%：200 mg/g)	
ムコダイン®	DS (50%：500 mg/g)	シロップ (5%：50 mg/g)		
ムコソルバン®	小児用DS (1.5%：15 mg/g)	小児用シロップ (0.3%：3 mg/g)	内用液 (0.75%：7.5 mg/mL)	
メプチン®	シロップ用DS (0.005%：50 μg/g)		シロップ (0.0005%：5 μg/mL)	
リザベン®	DS (5%：50 mg/g)	細粒 (10%：100 mg/g)		
L-ケフレックス®	顆粒 (50%：500 mg/g)*	小児用徐放顆粒 (20%：200 mg/g)*	シロップ用細粒 (100：100 mg/g)	シロップ用細粒 (200：200 mg/g)

＊：徐放性顆粒

（文献 4，10，11 を参考に作成）

表Ⅱ-B-3　複数規格（濃度）が存在する散剤の例

医薬品名	規　格	規　格
ガスター®散	2%(白色)	10%(白色〜微黄白色)
カロナール®細粒	20%(淡橙色)	50%(淡橙色)
ケフレックス®シロップ用細粒	10%(だいだい色)	20%(赤みのだいだい色)
コントール®散	1%(白色〜微黄白色)	10%(白色〜微黄白色)
タベジール®散	0.1%(白色)	1%(白色)
ドグマチール®細粒	10%(白色)	50%(白色)
ホスミシン®ドライシロップ	20%(白色)	40%(白色)
ワイドシリン®細粒	10%(うすいだいだい色)	20%(桃色)
デパケン®細粒	20%(白色)	40%(白色)

（文献 4，10，11 を参考に作成）

引用文献

1）公益財団法人日本医療機能評価機構：製剤の総量と有効成分の量の間違い．医療安全情報，No.9，2007．
2）公益財団法人日本医療機能評価機構：製剤量と成分量の間違い（第 2 報）．医療安全情報，No.183，2022．
3）厚生労働省：内服薬処方せんの記載方法の在り方に関する検討会報告書案．第 5 回内服薬処方せんの記載方法の在り方に関する検討会，2009．
4）平成 27 年度厚生労働科学研究費補助金地域医療基盤開発推進研究事業「内服薬処方せんの記載方法標準化の普及状況に関する研究」結果の概要．2017．
5）公益財団法人日本医療機能評価機構：医療事故情報収集等事業 第 24 回報告書（平成 22 年 10 月〜12 月）．2011．
6）日本薬剤師会編：薬局・薬剤師のための調剤事故防止マニュアル．第 1 版，薬事日報社，2006．
7）薬剤師法第 24 条．2023．
8）林 紘司：100 の事例に学ぶ調剤過誤防止 ヒューマンエラーの 7 分類．日経 BP 社，2013．
9）日本薬剤師会：新人薬剤師のための調剤事故防止テキスト．第 2 版，2012．
10）複数規格ある薬一覧．くすりの勉強―薬剤師のブログ―．Available at：〈https://yakuzaic.com/archives/86888〉
11）各薬剤添付文書．

CASE 14

C 外用剤の調剤エラー対策

外用剤の外観類似

エラーを みる

　外用剤には軟膏や水剤，点眼剤，点耳剤，インスリン製剤など多くあり，個々に調剤エラーを生じるポイントは存在しうる．外用剤の外観類似薬剤の調剤エラーは投与目的とは大きく異なる薬剤を投与してしまう可能性がある．経口剤と同様に調剤室では複数の業務を行いながら円滑に調剤を行っているため，普段考えられないようなエラーが発生してしまう．

　外用剤は経口剤と異なり包装されている場合が多く，中の色ではなく外観で判断する場合が多いのではないだろうか．医療事故情報収集等事業[1]より外観が類似した薬剤の取り違えにより起きた医療事故の24件のうち，外用剤は5件であった．外観が類似していた要素として形，外観，容量，色，蓋の色が挙げられている[2]（図Ⅱ-C-1，2）．なお，図Ⅱ-C-2については，医療事故情報収集等事業[1]とは無関係であり，筆者が個人的に外観が類似していると思われる点眼剤を選んだ．

　外観類似は経口剤と同様に普段の調剤時にみられ，外観類似の調剤エラーを発生させないような仕組み（内規）は必要と考えられる．特に病院である場合，院内製剤を調製する場合があり，院内製剤における点眼薬の外観類似による医療事故対策の報告もされている[2]．仕組みとしてたとえば，① 注意喚起となる表記を行う，② 調剤棚を離すなど検討することが挙げられる．

　表記を読む情報より外観を見る情報の方が，圧倒的に判断を素早くできるため，複数の業務を行う医療現場としては外観の要素は重要といえる．外観類似のエラーは致命的となるため，防ぐための仕組み（内規）などを周知させることが重要となる．

　例外として，パーキンソン病に使用するハルロピ®テープとニュープロ®パッチは各々の規格ごとの色調が似ている（図Ⅱ-C-3）[3, 4]．換算した際に同等量の製剤を同系統の色で切り替

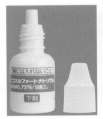 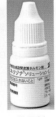 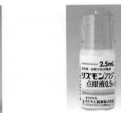 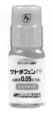 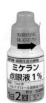

経口剤　　　　　外用剤　　　　　　　　　　　　点眼剤

図Ⅱ-C-1　**外観類似薬品（形，色，蓋の色）**　　図Ⅱ-C-2　**外観類似薬品（色，蓋の色）**

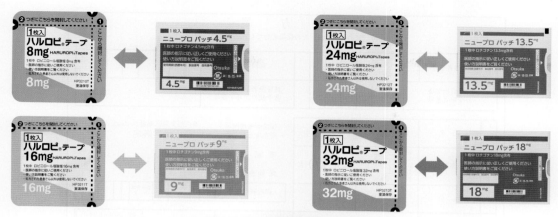

図Ⅱ-C-3　外観類似薬品(色)

えることが可能な場合もある. 取り違えるエラーを起こす可能性があるが, 切り替える場合には非常に有用である.

　なお, 図Ⅱ-C-1, 2, 3 の製品は以下に紹介する事例とは無関係である.

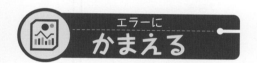

事 例

▶ 90 歳男性(161 cm, 53.1 kg)

既往歴:高血圧, 軽度認知症, 胆管炎
現病歴:黄疸, 心窩部痛を主訴に受診され, 精査の結果, 胆管がん StageⅣと診断された. 胆管狭窄により閉塞性黄疸があり, 胆管ステントが留置された. T-Bil が 14.3 → 2.98 mg/dL まで低下した. 本人より手術, 化学療法の希望はないため, BSC の方針となった. 以下の処方箋(図Ⅱ-C-4)を持参した.
臨床検査値:体温 36.8℃, WBC 4,200/μL, 好中球 1,850/μL, Hb 10.4 g/dL, PLT 16.1 × 10^4/μL, AST 24 U/L, ALT 37 U/L, T-Bil 2.98 mg/dL, S-Cr 1.11 mg/dL, Alb 2.4 g/dL, PT (活性値) 100%, PT-INR 0.99
処方:

Rp.1	レニベース®錠 2.5 mg	1回1錠	1日1回	朝食後	7日分
Rp.2	ラシックス®錠 20 mg	1回1錠	1日1回	朝食後	7日分
Rp.3	アレロック®錠 5 mg	1回1錠	1日1回	朝食後	7日分
Rp.4	メサデルム®軟膏 0.1%	1日数回	瘙痒部	20 g	Rp5 と混合
Rp.5	オイラックス®クリーム 10%	1日数回	瘙痒部	30 g	Rp4 と混合

様式第二号（第二十三条関係）

処　方　箋

（この処方箋は、どの保険薬局でも有効です。）

公費負担者番号		保険者番号	
公費負担医療 の受給者番号		被保険者証・被保険 者手帳の記号・番号	・　　（枝番）

患者	氏　名	南山 堂男	保険医療機関の 所在地及び名称	東京都文京区湯島△-△-△ 南山大学病院
	生年月日	明大昭平令　　　年 月 日　㊔男 女	電話番号	
			保険医氏名	南山 太郎　　　㊞
	区　分	被保険者　　被扶養者	都道府県番号　点数表番号　医療機関コード	

交付年月日	令和 ● 年 ● 月 ● 日	処方箋の 使用期間	令和▲年▲月▲日	特に記載のある場合を 除き、交付の日を含めて 4日以内に保険薬局に 提出すること。

処方	変更不可	個々の処方薬について、後発医薬品（ジェネリック医薬品）への変更に差し支えがあると判断した場合には、 「変更不可」欄に「レ」又は「×」を記載し、「保険医署名」欄に署名又は記名・押印すること。
		Rp1. レニベース®錠2.5mg　　　　　　　1錠 　　　　1回1錠（1日1錠） 　　　ラシックス®錠10mg　　　　　　　　1錠 　　　　1回1錠（1日1錠） 　　　アレロック®錠5mg　　　　　　　　　1錠 　　・・・1日1回　朝食後　　　　　　　　7日分 Rp2. メサデルム®軟膏0.1%　　　　　　20g 　　　オイラックス®クリーム10%　　　　30g 　　　1日数回塗布 搔痒部 混合 リフィル可 □　（　　　回）

保険医署名	「変更不可」欄に「レ」又は「×」を記載 した場合は、署名又は記名・押印すること。	

備考

保険薬局が調剤時に残薬を確認した場合の対応（特に指示がある場合は「レ」又は「×」を記載すること。） □保険医療機関へ疑義照会した上で調剤　　　　　　□保険医療機関へ情報提供

調剤実施回数（調剤回数に応じて、□に「レ」又は「×」を記載するとともに、調剤日及び次回調剤予定日を記載すること。） □1回目調剤日（　　年　月　日）　□2回目調剤日（　　年　月　日）　□3回目調剤日（　　年　月　日） 　次回調剤予定日（　年　月　日）　　次回調剤予定日（　年　月　日）

調剤済年月日	令和　　年　　月　　日	公費負担者番号	
保険薬局の所在地 及　び　名　称 保険薬剤師氏名	㊞	公費負担医療の 受給者番号	

備考　1．「処方」欄には、薬名、分量、用法及び用量を記載すること。
　　　2．この用紙は、A列5番を標準とすること。
　　　3．療養の給付及び公費負担医療に関する費用の請求に関する省令（昭和51年厚生省令第36号）第1条の公費負担医療については、「保険医療機関」とある
　　　のは「公費負担医療の担当医療機関」と、「保険医氏名」とあるのは「公費負担医療の担当医氏名」と読み替えるものとすること。

図Ⅱ-C-4　**本事例の処方箋**

1　いつ・なにが起こった？

　11時頃に近隣の保険薬局で薬剤師が処方箋を応需した．患者は軽度認知症と診断されているが，降圧薬や外用剤を区別できる理解力はあり，見当識は保たれていた．来局時，搔痒感を訴えており今回より外用剤の処方が始まったことを聴取した．胆管がんのため胆汁の流れの関係より痒みを訴えていると考えられた．当時，薬局は混雑しており，計数から計量まで1人

の薬剤師が行っていた.

　調剤時，軟膏を混合直後に軟化が起こり，調剤は困難な状態になった．その際，処方箋を確認するとメサデルム®軟膏と記載されており，混合しているものが異なっていることに気づいた．軟化の原因はメサデルム®クリームを誤って混合したことによるものと考えられた．

2 なぜ・どうして起こった？

　本調剤エラーは，メサデルム®軟膏とメサデルム®クリームの外観類似に基づくもの（図Ⅱ-C-5）と，クリーム同士であれば混合できると潜在的に判断してしまった可能性もある．基本的に軟膏は単剤で患者に投与するが，アドヒアランス向上の目的や相乗効果を期待され，混合が行われる場合がある．患者は90歳であり軽度認知症の既往をもつ．薬の投与負担を考慮すると混合が望ましいと考えられる．メサデルム®軟膏とオイラックス®クリームの混合は可能であり，全身への塗布と他の処方日数より1週間程度の使用が推定され，混合による安定性の低下は問題ない[5]．しかし，メサデルム®クリームの場合は「混合直後に軟化」と報告されており[5]，注意が必要であった．今回は外観類似に基づく剤型違いが引き起こした調剤エラーであった．

　薬局で軟膏とクリームを取り違え，調剤した理由として以下の点が挙げられる．

> ① 調剤時のエラー
> ② 調剤済み薬剤の返却時のエラー
> ③ 多忙，先入観，混合可否・保存期間の確認漏れ

　これらの理由が重なり合ったことが調剤エラーの原因として考えられた．薬局では時間帯によって混むことが予想され，特に総合病院の近隣薬局の場合は多忙となるケースが多い．背景として，① 調剤時にメサデルム®クリームがメサデルム®軟膏の棚に混在していることに気づかなかった，② 計数ミスなどした際に返却されるケースがあり，その際に棚を間違えてしまっていたことが原因の一つ，③ 外来の患者が混む午前中の時間帯であり，多忙になったことで判断力の低下を招き，クリームを手に取っていてもクリーム同士は混合が可能という先入観で配合可否を調べようとしなかったことが挙げられる．

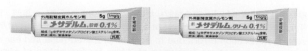

図Ⅱ-C-5　メサデルム®軟膏　メサデルム®クリーム（形，容量）

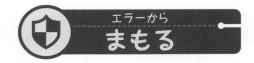

以上のことから，次のような対策が考えられる．

1 ▶ 外観類似薬剤を見つけたら注意喚起マークを付ける（図Ⅱ-C-6）

外観類似や規格などに関する注意喚起は医療機関ごとにさまざまな工夫があり，調剤棚に添付しておくことがほとんどであると思われる．薬局ではジェネリックやインスリンの針の種類など，一つの薬剤でも多種類採用しているため，調剤エラーをしやすい薬剤に表記することも必要である．

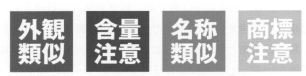

図Ⅱ-C-6　調剤棚に添付する注意書き（例）

2 ▶ 鑑査システムを導入する

外観が類似した場合でも鑑査システムを導入することで単純な物間違いはなくなり，鑑査役の代わりになると考えられる．ただし導入には費用がかかり，操作が煩雑な可能性もある．鑑査システム導入は調剤エラーが多いなど十分に検討した上で導入することが望ましい．また，製品ごとにバーコードがない医薬品は，メーカーに医薬品の大元のバーコードを提供してもらうこと，院内製剤などは個々でバーコードを作成するかロットによるダブルチェックなど，2回鑑査できる体制を整えることが望ましい．

3 ▶ 薬剤棚へ返却する際には，外観類似薬が混入しないようダブルチェックする

経口剤同様に未使用医薬品は調剤棚に戻すことが原則であり，誤って混在させた場合には致命的なミスにつながる場合がある．安全面からダブルチェック（後追いで確認するなど）を実施すべきである．

📖 引用文献

1) 公益財団法人日本医療機能評価機構：【2】外観の類似した薬剤の取り違えに関連した事例．医療事故情報収集等事業 第45回報告書（2016年1月～3月）．2016．Available at：〈https://www.med-safe.jp/pdf/report_2016_1_T002.pdf〉
2) Akira K, et al：Preventing medication errors due to hospital-prepared nose and ear drops being in containers resembling those for eye drops：patient evaluation of "Mark for Prevention of Misuse". Jpn J Pharm Health Care Sci, 33: 853-857, 2007.
3) ニュープロ®パッチ2.25 mg/4.5 mg/9 mg/13.5 mg/18 mg 患者向医薬品ガイド，2021年11月更新．
4) ハルロピ®テープ8 mg/16 mg/24 mg/32 mg/40 mg 患者向医薬品ガイド，2022年8月更新．
5) 江藤隆史ほか：軟膏・クリーム配合変化ハンドブック（第2版）．じほう，pp.590-591，2015．

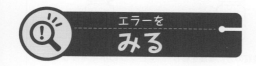

CASE **15** **C** 外用剤の調剤エラー対策

包装形態が特殊な外用剤

エラーを
みる

　外用剤は，外来治療などのセルフメディケーションで用いられることが多い．そのため，患者が使いやすく失敗しないように，製薬企業は，デバイスの操作を簡単にしたり，ラベルなどを工夫して視認性をよくして間違いにくくするなどの工夫を凝らしている．外用剤の形態は，初めて扱う患者や疾患の影響などで手の細かい操作能力が低下している患者でも正しく，正確に使用できる形態が求められる．

　そのような中で調剤エラーが報告された薬剤にベストロン®点眼用0.5％がある（図Ⅱ-C-7）．ベストロン®点眼用0.5％は，一般名 セフメノキシム塩酸塩を主成分とする第3世代セフェム系抗菌薬の点眼剤である．セフメノキシム塩酸塩は，グラム陽性・グラム陰性の好気性菌および嫌気性菌に広範な抗菌力を示し，またβ-lactamaseに対し安定であるため，β-lactamase産生菌にも強い抗菌力を示す特徴がある．

　セフメノキシム塩酸塩は水にほとんど溶けないため，使用前にガラス瓶内の粉末を添付の溶

(a)
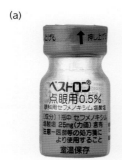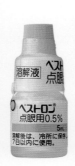

(b)
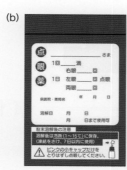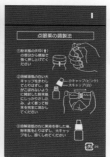

(c)
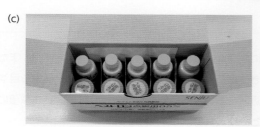

図Ⅱ-C-7　ベストロン®点眼用0.5％の外観と保存袋
(a)ベストロン®点眼用0.5％の外観，(b)ベストロン®点眼用0.5％の保存袋
(c)ベストロン®点眼用0.5％の包装（上段に専用溶解液，下段に粉末瓶）

溶 解 方 法

※1 粉末及び溶解液は分割して調製しないでください。
　　（溶解後の薬液中の粉末成分が均一とならず、白濁することがあるため）
※2 溶解後は、冷所保存で7日以内に使用し、その期間を過ぎたものは使用しないでください。

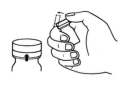

①粉末瓶の矢印（⬆）の部分から親指で強く押し上げてください。

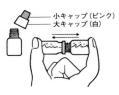

小キャップ（ピンク）
大キャップ（白）

②溶解液瓶の白い大キャップをまわしてとりはずし、液がこぼれないように開封した粉末瓶にしっかり差し込み、よく振って粉末を完全に溶かしてください。

③溶解液瓶の方に薬液を移した後、粉末瓶をとりはずし、大キャップをし、固くしめてください。

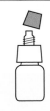

④ピンクの小キャップだけをとりはずし、使用してください。
　また、使用後は必ず冷所に保存してください。

図Ⅱ-C-8　ベストロン®点眼用0.5%の溶解方法

（文献1より転載）

解液で溶かして調製した上で，通常1回1～2滴を1日4回点眼する（図Ⅱ-C-8）[1]．溶解前は室温保存するが，溶解後は7日で96.3%まで力価が低下することが知られており，冷所（1～15℃）に保存する必要がある[2]．

　ベストロン®点眼用0.5%は，セフメノキシム塩酸塩が入った粉末瓶と専用溶解液瓶に分かれており，ベストロン®点眼用0.5%を調剤するときは，本薬と溶解液をそれぞれ準備しなければならない．

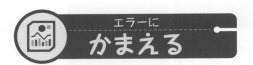

エラーに
かまえる

事 例

▶ **70歳女性**

　1ヵ月前より両眼に目やにが多く出るようになった．目やにには黄色で少し臭いがあった．また，起床時は目が開かないくらい目やにがひどいときもあり，顔を洗うときに清拭するが，日中も目やにが出ていた．眼の痛みや痒みは軽度であった．近医の眼科にて目やにを検査し，黄色ブドウ球菌による結膜炎と診断され，以下の治療薬が処方された（図Ⅱ-C-9）．

処方：

|　ベストロン®点眼用0.5%　1本　1日4回　1回1滴　両目に点眼　　　　　　　|

処 方 箋

（この処方箋は、どの保険薬局でも有効です。）

様式第二号（第二十三条関係）

| 公費負担者番号 | | | | | | | | 保険者番号 | | | | | | | |

| 公費負担医療 の受給者番号 | | | | | | | | 被保険者証・被保険 者手帳の記号・番号 | | | ・ | | （枝番） |

	氏 名	南山 堂子	保険医療機関の 所在地及び名称	東京都文京区湯島△-△-△ 南山大学病院
患者	生年月日	明 大 昭 平 令　　年　月　日　男 ⦿女	電 話 番 号	
			保険医氏名	南山 太郎　　㊞
	区 分	被保険者　　　被扶養者	都道府県番号　点数表番号　医療機関コード	

| 交付年月日 | 令和 ● 年 ● 月 ● 日 | 処方箋の 使用期間 | 令和 ▲ 年 ▲ 月 ▲ 日 | 特に記載のある場合を除き、交付の日を含めて4日以内に保険薬局に提出すること。 |

| 処

方 | 変更不可 | 個々の処方薬について、後発医薬品（ジェネリック医薬品）への変更に差し支えがあると判断した場合には、「変更不可」欄に「レ」又は「×」を記載し、「保険医署名」欄に署名又は記名・押印すること。 |

1) ベストロン® 点眼用0.5%［5mL/本］　　　　　　　　　1本
　・・・点眼（両）　1日4回　1回1滴
　　　　　　　　―――以下余白―――

リフィル可 □ （　　　回）

| 備

考 | 保険医署名 | 「変更不可」欄に「レ」又は「×」を記載した場合は、署名又は記名・押印すること。 |

| 保険薬局が調剤時に残薬を確認した場合の対応（特に指示がある場合は「レ」又は「×」を記載すること。） □保険医療機関へ疑義照会した上で調剤　　　　□保険医療機関へ情報提供 |

| 調剤実施回数（調剤回数に応じて、□に「レ」又は「×」を記載するとともに、調剤日及び次回調剤予定日を記載すること。） □1回目調剤日（　年　月　日）　□2回目調剤日（　年　月　日）　□3回目調剤日（　年　月　日） 次回調剤予定日（　年　月　日）　　次回調剤予定日（　年　月　日） |

| 調剤済年月日 | 令和　年　月　日 | 公費負担者番号 | |
| 保険薬局の所在地 及 び 名 称 保険薬剤師氏名 | ㊞ | 公費負担医療の 受 給 者 番 号 | |

備考　1．「処方」欄には、薬名、分量、用法及び用量を記載すること。
　　　2．この用紙は、A列5番を標準とすること。
　　　3．療養の給付及び公費負担医療に関する費用の請求に関する省令（昭和51年厚生省令第36号）第1条の公費負担医療については、「保険医療機関」とあるのは「公費負担医療の担当医療機関」と、「保険医氏名」とあるのは「公費負担医療の担当医氏名」と読み替えるものとすること。

図Ⅱ-C-9　本事例の院外処方箋

1 いつ・なにが起こった？

　患者は，眼に軽度の痒みと痛みを覚えながら，かかりつけ薬局へ処方された処方箋を提出した．処方箋を応需した薬局の調剤棚には，ベストロン®点眼用0.5%とベストロン®耳鼻科用1%が上下に並んで配置されており，調剤した薬剤師は，取り違いに注意してベストロン®点眼用0.5%を手に取った．しかし，この薬剤師は，ベストロン®点眼用0.5%が粉末瓶と

専用溶解液瓶からなっていることに気づかず，点眼容器の形をした溶解液の瓶を点眼剤と思い込み調剤した．そして，鑑査および投薬を行った薬剤師も粉末瓶が調剤されていないことに気づかずに患者に渡してしまった．翌日，別の薬剤師が調剤棚のベストロン®点眼用0.5％の箱から溶解液の瓶だけが1つなくなっており，粉末瓶が1つ多いことに気づいた．ベストロン®点眼用0.5％の調剤歴から昨日に処方箋を応需していたことがわかり，調剤した薬剤師に確認して専用溶解液瓶しか渡していないことが判明した．

2　なぜ・どうして起こった？

本調剤エラーは，調剤した薬剤師が，ベストロン®点眼用0.5％を調剤した経験がなく，粉末瓶を溶解液に溶解して使用することを知らなかった「知識不足」と，ベストロン®点眼用0.5％の箱から専用溶解液瓶を実薬と思い込んで調剤した「思い込み」が原因の調剤エラーと考えられる．さらに，患者指導を行った薬剤師も，ベストロン®点眼用0.5％が調製を要する薬剤だと認識しておらず，患者に調製や保存方法について指導していないと推察された．そのため，たとえ正しく調剤されていても，患者が粉末薬剤を溶解せずに溶解液のみを使用したり，15℃以上の室内などに保存したりするなど適切に使用をされない可能性も考えられる．

今回，ベストロン®点眼用0.5％が正しく調剤されなかった理由として以下の4つが挙げられる．

① ベストロン®点眼用0.5％を調剤した経験が乏しかった
② 粉末瓶と専用溶解液瓶を1本ずつ調剤しなければならないことを知らなかった
③ 粉末瓶と専用溶解液瓶を調剤するための注意喚起がされていなかった
④ 患者用の薬剤の溶解方法や保存方法の説明に患者用指導箋を使用していなかった

これらの4つの理由が重なったために，今回の調剤エラーを回避することができなかったと考えられる．

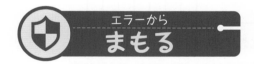

以上のことから，次のような取り組みが必要ではないだろうか．

1 ▶ 薬剤部内・薬局内の再発防止対策をとる

ベストロン®点眼用0.5％を調剤する際には，粉末瓶と専用溶解液瓶の2つを調剤する必要がある．粉末瓶と専用溶解液瓶の2つを取るよう注意喚起のラベルを調剤棚に貼る（図Ⅱ-C-10）などは薬を取る際に気づくきっかけづくりとしてよい方策と思われる．その他，粉末瓶と専用溶解液瓶をあらかじめチャック付きビニール袋や輪ゴムなどで一組ずつまとめておく（図Ⅱ-C-10）ことも，今回のような調剤エラー対策には有効と思われる．

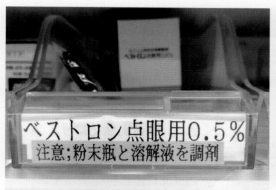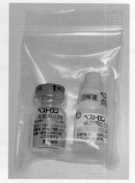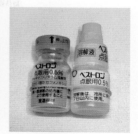

図Ⅱ-C-10　調剤棚の注意喚起文とベストロン® 点眼用 0.5％ の調剤エラー対策の例

2 ▶ 患者用指導箋を用意する

　調製法の指導については添付の保存袋（図Ⅱ-C-7）にも記載されているが，メーカーのホームページから専用の指導箋がダウンロード可能である（図Ⅱ-C-11）[3]．この指導箋を薬剤と一緒にあるいは近くに配置することで，粉末瓶と専用溶解液瓶を取る注意喚起になると考えられる．また，投薬時の溶解方法の指導忘れ対策の他，保存方法について，1 ～ 15℃で保管した場合の有効期間は 7 日間であることを説明することにも大切であると考える．

3 ▶ 同形態の薬剤にも注意喚起する

　ベストロン® 点眼用 0.5％ のように薬剤と専用溶解液が分かれている製剤は，ベストロン® 点眼用 0.5％ 以外にベストロン® 耳鼻科用 1％ やカタリン® K 点眼用 0.005％ （図Ⅱ-C-12），カタリン® 点眼用 0.005％ があり，ベストロン® 点眼用 0.5％ と同様に薬剤と溶解液を調剤する注意喚起のラベルを貼ることや患者指導箋を用意するなど事前の対策を行い，投薬時は患者指導することが必要と思われる．

4 ▶ 院内採用薬の検討をする

　院内採用薬は，多くの施設では主に医師からの申請に基づき，薬事委員会が決定している．院内採用の審議において薬剤の形態や操作方法等を考慮し，調剤エラーを含むインシデントのリスク評価を行う必要がある．後発品では，先発品の問題点を対策された薬剤，たとえば粉末製品が液剤化された製品（例：カタリンK® 点眼用 0.005％ とピレノキシン懸濁性点眼液 0.005％「参天」など）の代替製剤の有無を調査し，院内採用薬を工夫することでインシデントを未然に防ぐことができるケースもあると考えられる．

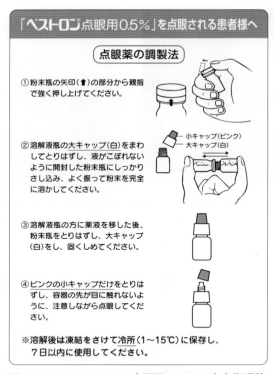

図Ⅱ-C-11　ベストロン®点眼用 0.5％ の患者指導箋
（文献 3 より転載）

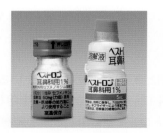
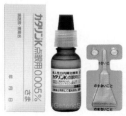

図Ⅱ-C-12　ベストロン®耳鼻科用 1％ とカタリン®K 点眼用 0.005％ の外観

📖 引用文献

1）ベストロン®点眼用 0.5％ インタビューフォーム，2019 年 5 月改訂（第 9 版）.
2）ベストロン®点眼用 0.5％ 添付文書，2018 年 3 月改訂.
3）ベストロン®点眼用 0.5％ 患者指導箋.

CASE
16

C 外用剤の調剤エラー対策

外用剤の名称類似

エラーを
みる

　名称類似は，経口剤・外用剤で多く存在し，名称類似に関する多くの事例検討では「頭文字」の類似がエラーを導いてしまう要因と考察されている．薬局ヒヤリ・ハット事例収集・分析事業 平成 26 年年報によると 2014 年の薬剤取り違え事例 817 件のうち，名称類似に関する事例は 246 件，そのうち「頭文字が 2 文字以上一致している医薬品の事例」は 215 件と多くを占めていた[1]．また，頭文字の複数の一致のほかにも，音韻的な類似性や視覚的な類似性によりエラーにつながる可能性も高い．名称類似薬で特に注意すべきは，「頭文字」と「語尾」である．「頭文字」は同じで，「語尾」のみ異なる医薬品は多く，一般名処方導入に伴いエラー頻度も増えているとの報告もある[2]．

　外用剤，主に塗布薬では塗布する部位により薬剤の吸収率が異なるという特徴を有している[3]（表Ⅱ-C-1）．部位による吸収性の違いは，角質層の層数や毛孔・汗孔の数，大きさが異なることに起因すると考えられている[4]．角質層の厚さが薄くなるほど，皮膚バリア機能は低くなることから塗布する部位により薬剤の選択は慎重に考慮する必要がある．そのため，薬剤の取

表Ⅱ-C-1　人におけるヒドロコルチゾンの
部位経皮吸収率

部 位	吸収率(%)※
頭皮	3.5
頬	13
前額	6
腋窩	3.6
背面	1.7
前腕(外側)	1.1
前腕(前側)	1
陰嚢	42
手掌	0.83
足首	0.42
足底	0.14

塗布する部位により吸収率が異なる．
※前腕(内側)での吸収率を1.0とした場合の比率．

り違えは患者に大きな影響を及ぼすことが考えられる.

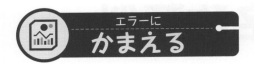

━━━ 事 例 ━━━

▶ **2歳男児(88 cm, 12.5 kg)**

現病歴：出生後，特に既往のない男児．来院数日前より，背部・腹部の瘙痒があり母親が気づいた際には掻きこわしており，赤味を帯びていた．皮膚科を受診し以下の処方箋を薬局へ持参した(図Ⅱ-C-13).
処方：

Rp.1	【般】ヘパリン類似物質油性クリーム0.3%	25 g	
	リンデロン®-VG軟膏0.12%	25 g	
	以上混合　塗布1日2回		
Rp.2	【般】クロベタゾン酪酸エステル軟膏0.05%	5 g	塗布1日1回

1 いつ・なにが起こった？

　　受診後，子どもの機嫌が悪くなったため一度帰宅し，子どもを家族へ預け母親1人で皮膚科近隣の薬局へ処方箋を持参し調剤してもらった.

　　混合された軟膏を使用し，症状も落ち着いてきていたが，2週間後症状が再燃したため，混合された軟膏を使用するため容器を開封すると薬が分離していることに気づいた．すぐに，皮膚科を再受診し医師に薬を確認してもらった.

　　医師よりこの軟膏は混合しても2週間で分離するものではなく，安全に使用できる薬剤であると言われた．また，単独で処方された軟膏も医師が処方したものと異なると言われ，調剤薬局へ連絡をしてもらい間違いが判明した.

2 なぜ・どうして起こった？

　　今回処方された，【般】ヘパリン類似物質油性クリーム0.3%とリンデロン®-VG軟膏は混合しても4週間は安定性が担保されている(ヘパリン類似物質油性クリーム0.3%「アメル」で確認，同「ニットー」，「ニプロ」では2週間後にわずかに色調変化の報告あり[5]).2週間後に分離を認めたことから，リンデロン®-VG軟膏ではなく他の薬剤を混合した可能性が考えられた．調剤者へ確認したところリンデロン®-VGクリームで調剤したことがわかった．また，調剤者は水剤・外用剤鑑査システムを通さずに調剤を行っていた.

処 方 箋

（この処方箋は、どの保険薬局でも有効です。）

様式第二号（第二十三条関係）

| 公費負担者番号 | | | | | | | | 保険者番号 | | | | | | | |
| 公費負担医療
の受給者番号 | | | | | | | | 被保険者証・被保険
者手帳の記号・番号 | | | | ・ | | （枝番） | |

患者	氏 名	南山 堂男		保険医療機関の 所在地及び名称	東京都文京区湯島△-△-△ 南山大学病院
	生年月日	明大昭平令　　年　月　日　⑱男・女		電 話 番 号	
				保 険 医 氏 名	南山 太郎　　　　㊞
	区 分	被保険者	被扶養者	都道府県番号　点数表番号　医療機関コード	

| 交付年月日 | 令和 ● 年 ● 月 ● 日 | 処方箋の
使用期間 | 令和 ▲年 ▲月 ▲日 | 特に記載のある場合を
除き、交付の日を含めて
4日以内に保険薬局に
提出すること。 |

処方

変更不可　　　個々の処方薬について、後発医薬品（ジェネリック医薬品）への変更に差し支えがあると判断した場合には、「変更不可」欄に「レ」又は「×」を記載し、「保険医署名」欄に署名又は記名・押印すること。

1) 【般】ヘパリン類似物質軟膏0.3%［25g/本］　　　　　　　　　25g
　　リンデロン®-VG軟膏0.12%［0.12%5g/本］　　　　　　　　　25g
　　以上を混合
　　・・・塗布1日2回
　　服用開始日：2022/04/20（水）

2) 【般】クロベタゾン酪酸エステル軟膏0.05%［0.05%5g/本］　　5g
　　・・・塗布1日1回 顔以外
　　服用開始日：2022/04/20（水）
　　　　　　　　　　　　　　―――以下余白―――

リフィル可 □ （　　　回）

| 備考 | 保険医署名 | 「変更不可」欄に「レ」又は「×」を記載
した場合は、署名又は記名・押印すること。 |

保険薬局が調剤時に残薬を確認した場合の対応（特に指示がある場合は「レ」又は「×」を記載すること。）
□保険医療機関へ疑義照会した上で調剤　　　　　□保険医療機関へ情報提供

調剤実施回数（調剤回数に応じて、□に「レ」又は「×」を記載するとともに、調剤日及び次回調剤予定日を記載すること。）
□1回目調剤日（　　年　月　日）　□2回目調剤日（　　年　月　日）　□3回目調剤日（　　年　月　日）
次回調剤予定日（　　年　月　日）　　　次回調剤予定日（　　年　月　日）

| 調剤済年月日 | 令和　　年　　月　　日 | 公費負担者番号 | |
| 保険薬局の所在地
及 び 名 称
保険薬剤師氏名 | ㊞ | 公費負担医療の
受 給 者 番 号 | |

備考 1.「処方」欄には、薬名、分量、用法及び用量を記載すること。
　　 2.この用紙は、A列5番を標準とすること。
　　 3.療養の給付及び公費負担医療に関する費用の請求に関する省令（昭和51年厚生省令第36号）第1条の公費負担医療については、「保険医療機関」とある
　　　のは「公費負担医療の担当医療機関」と、「保険医氏名」とあるのは「公費負担医療の担当医氏名」と読み替えるものとする。

図Ⅱ-C-13　本事例の処方箋

今回処方されたヘパリン類似物質とステロイド外用剤との混合は，一般的な処方であり2014年の薬局への調査において，薬局が受ける外用剤の混合の中でもステロイド外用剤の混合が最も多く，84%を占めるとの報告がある[6]．外用剤の混合により発生する問題としては，「分離・変質など」が最も多く79.3%を占めており[7]，この結果から，外用剤の混合においては基剤や剤形の組み合わせにより問題が生じる可能性が高いことがわかる．今回生じた混合後の分離・変質の要因として考えられるものは，基剤の違いである．外用剤を混合する際には，混

合後も基剤特性が維持できるよう同じ性質をもつ基剤同士を選択して混合する（表Ⅱ-C-2）[8]．今回，Rp.1 で分離が生じた理由は医薬品の取り違えである．リンデロン®-VG 軟膏とリンデロン®-VG クリームは，外観類似かつ名称類似薬である（図Ⅱ-C-14）．

　さらに，Rp.2 は「クロベタゾン酪酸エステル軟膏 0.05％（キンダベート軟膏 0.05％）」を調剤するところ「クロベタゾールプロピオン酸エステル軟膏 0.05％（デルモベート軟膏

表Ⅱ-C-2　軟膏剤の混合可否

	油脂性	水溶性	O/W 型	W/O 型	ゲル
油脂性	○	×	×	△	×
水溶性	×	○	△	×	×
O/W型	×	△	△	×	×
W/O型	△	×	×	△	×
ゲル	×	×	×	×	×

○：可能　　△：組み合わせによって違う　　×：不可　　　　　　　　（文献 8 より転載）

① 軟膏　　　　　　　　　　② クリーム

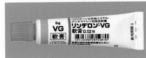

図Ⅱ-C-14　リンデロン®-VG 軟膏とリンデロン®-VG クリームの外観

表Ⅱ-C-3　ステロイド外用薬のランク

強さの分類	一般名		商品名
Strongest（I群）最も強い	0.05％	クロベタゾールプロピオン酸エステル	デルモベート
Very Strong（Ⅱ群）非常に強い	0.05％	ベタメタゾン酪酸エステルプロピオン酸エステル	アンテベート®
	0.064％	ベタメタゾンジプロピオン酸エステル	リンデロン®-DP
	0.05％	ジフルプレドナート	マイザー®
	0.10％	ジフルコルトロン吉草酸エステル	ネリゾナ®
	0.10％	酪酸プロピオン酸ヒドロコルチゾン	パンデル®
Strong（Ⅲ群）強い	0.30％	デプロドンプロピオン酸エステル	エクラー®
	0.10％	デキサメタゾンプロピオン酸エステル	メサデルム®
	0.12％	ベタメタゾン吉草酸エステル	リンデロン®-V
Medium（Ⅳ群）普通	0.30％	プレドニゾロン吉草酸エステル酢酸エステル	リドメックスコーワ
	0.10％	アルクロメタゾンプロピオン酸エステル	アルメタ®
	0.05％	クロベタゾン酪酸エステル	キンダベート
	0.10％	ヒドロコルチゾン酪酸エステル	ロコイド®
Weak（V群）弱い	0.50％	プレドニゾロン	プレドニゾロン

0.05%）」で調剤をしていた．Rp.2 の一般名処方は，「頭文字」と「語尾」が同じであり濃度も同じ 0.05% であった．しかしながら，ステロイド外用剤の効力としてクロベタゾールプロピオン酸エステルはストロンゲストに分類される薬剤であり，クロベタゾン酪酸エステルはミディアムに分類される薬剤である（表Ⅱ-C-3）．ストロンゲストに分類される外用剤を 2 歳児に単独で処方されていた場合，投薬時の服薬指導で気づいていた可能性が高く投薬者が十分な服薬指導を行っていなかったこともわかった．

　今回のエラーが生じた原因として，以下の ① ～ ④ が挙げられる．

> ① 名称類似薬の確認を怠った
> ② 水剤・外用鑑査システムを使用しなかった
> ③ 一般名処方で，「頭文字」・「語尾」が同じであった
> ④ 投薬時に服薬指導・相互確認を怠った

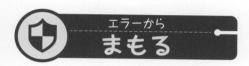

エラーから
まもる

　以上のことから，次のような対策が必要と考える．

1 ▶ 名称類似薬剤を区別するための工夫

　同成分の外用剤でも，基剤が異なれば名称も異なる．また，そのような薬剤は外観も類似している可能性が高く，注意が必要である（図Ⅱ-C-14 参照）．

　ミスを防ぐための方法として，調剤棚に「名称類似薬あり」の注意喚起を掲示すること，名称類似薬を取りやすい場所に置かないこと，が挙げられる．リンデロン®-VG 軟膏を例にすると，リンデロン®-VG 軟膏には名称類似薬としてリンデロン®-VG ローション，リンデロン®-VG クリームがある．軟膏とクリームは外観類似薬にもなるため，軟膏とクリームを上下・左右に配置せず，間にローションを置くなどちょっとした工夫により取り違えを防ぐことができると考える．

2 ▶ 鑑査システムの使用の徹底

　外用剤は，軟膏・クリームともに混合後に何を混ぜたかを確認することが困難である．そのため調剤ミスを起こさないよう，薬剤のバーコードを利用した鑑査システムを導入している施設も多い．今回は調剤時，鑑査システムを他患者の調剤で使用しており鑑査システムを通さず調剤を行ったことでミスを見落としてしまった．鑑査システムを通すことを徹底し，使用できなかった場合には調剤時に使用した軟膏を鑑査者に確認してもらうなど対応が必要と考える．

3 ▶ 一般名処方は調剤マスターを工夫する

　クロベタゾン酪酸エステル軟膏とクロベタゾールプロピオン酸エステル軟膏の場合のように「頭文字」3文字が同じであり，「語尾」も同じである場合，名称すべてを確認していても間違えを見落としてしまう可能性が高い．そのため，一般名に先発品の使用が誘引されることがない範囲で，先発品や代表的な後発品の製品名などを参考的に付記するなどの工夫が有効との資料も出されている[10]．当院でも一般名処方の際に先発品の名称を下に印字するよう工夫をしている．

> 例：クロベタゾン酪酸エステル軟膏 0.05%
> （キンダベート軟膏 0.05% の一般名処方）

　このように，一文追記することにより取り違えのリスクを減らし，また処方時にも入力間違えを減らすことができると考える．

📖 引用文献

1) 公益財団法人日本医療機能評価機構：薬局ヒヤリ・ハット事例収集・分析事業 平成26年年報．p.103，2015.
2) 医薬品医療機器総合機構：一般名類似による薬剤取り違えについて．PMDA医療安全情報，No.51，2017.
3) Feldmann RJ, et al：Regional variation in percutaneous penetration of 14C cortisol in man. J Invest Dermatol, 48：181-183, 1967.
4) Ya-Xian Z, et al：Number of cell layers of the stratum corneum in normal skin-relationship to the anatomical location on the body, age, sex and physical parameters. Arch Dermatol Res, 291：555-559, 1999.
5) 江藤隆史ほか監：軟膏・クリーム配合変化ハンドブック．第2版，pp.5-10，じほう，2015.
6) 野々山真衣ほか：27-P4AM-033 アンケート調査による皮膚外用剤の混合の現状と問題点の解析．第24回日本医療薬学会講演要旨集，2014.
7) 江藤隆史：ステロイド外用剤の使い方—混合の是非．臨床皮膚科，55：96-101，2001.
8) 日本薬剤師会編：第十四改訂調剤指針．薬事日報社，2018.
9) 日本皮膚科学会ほか：アトピー性皮膚炎診療ガイドライン2021．Available at：〈https://www.dermatol.or.jp/uploads/uploads/files/guideline/ADGL2021_220216.pdf〉
10) 厚生労働省保険局医療課：疑義解釈資料の送付について（その11），事務連絡．平成29年5月26日.

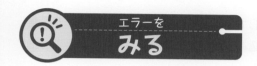

CASE 17

C 外用剤の調剤エラー対策

溶解液が付属している薬剤

エラーを みる

　調剤工程が複雑な薬剤のエラーは，主として溶解液が付属している外用剤で，使用前に主薬を添付の溶解液で溶かす必要のある医薬品で発生している．なぜなら，調剤する際に，主薬または溶解液のみを調剤してしまう可能性がある．

　調剤する薬剤師が，処方された医薬品が溶解液と組み合わせて調剤する必要があることを理解していなければ，考えられないエラーが発生してしまう．

　なお，ここでは，調剤エラーに関する研究であるため，正しく調剤された後に，患者が溶解しないで使用してしまうリスクについては除いて考えることとする．

　2011年10月には，（独）医薬品医療機器総合機構から「PMDA医療安全情報　No.27　溶解液が添付されている医薬品の取扱いについて」[1] が発出されており注意を喚起している．

　溶解液が添付されているおもな処方薬（外用剤）としては以下の薬品がある（図Ⅱ-C-15）．

　これらの医薬品は溶解液が添付されており，調剤する際には同時に調製する必要がある．医薬品ごとに包装形態（個包装や5～10本入りなど）が異なる．たとえば，各メーカーのホーム

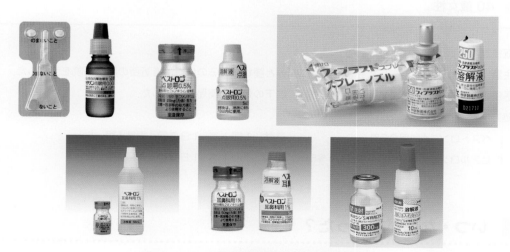

図Ⅱ-C-15　溶解液の付属している主な外用剤

ページによると，1つの溶解液と主薬がまとまって個包装されていないものとしては，ベストロン®，ホスミシン®Sが該当している．元箱ごと棚に配置する場合や，箱からばらして棚に配置するかによっても別のエラーが発生する可能性が潜んでいると考える．

　調剤工程が複雑な外用剤の調剤エラーにより，患者へは溶解液だけが調剤されてしまうことが考えられ，薬効のない溶解液状態で患者が使用することが危惧される．このような場合，医師が患者へ期待する薬効がまったく得られないことと，目的の治療が実施できないことになり，治癒を目指すことは困難となる．

　調剤のエラーとは異なるが，過去に，錠剤を溶解して使用する点眼剤が発売されていた．患者は誤って錠剤を服用してから点眼するものと思い込み，服用後に溶解液のみを点眼していた例も記憶に残っている．

　そこで，これらの調剤エラーを発生させない仕組みが必要と考える．たとえば，① 個包装になっていない溶解液付きの医薬品は，箱を開封時に薬品と溶解液をチャック付き袋にセットし予製しておく，② 処方オーダー時に溶解液も同時にオーダーされるようにする（オーダーリングの場合），③ 薬品棚に，溶解液のあることがわかるような目印を目立つところに掲示する，が挙げられる．

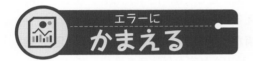

═════════════ 事　例 ═════════════

▶ **40 歳女性**

既往歴：なし
主訴：夜遅くまで仕事をした翌朝，両目に痛みと腫れがあるのに気づき近所の眼科医院を受診した．医師の診断により細菌性結膜炎と診断され，以下の処方を薬局に持参した．
処方：

ベストロン®点眼用0.5%	1本	1回1滴 1日2回	両目点眼
ヒアルロン酸ナトリウム点眼液0.1% 5 mL	2本	1回1滴 1日6回	両目点眼

1　いつ・なにが起こった？

　近隣の保険薬局で薬剤師が処方箋を応需した．患者は，通常特に疾患をもっていないが，コンタクトレンズを使用しているため，点眼手技に関しては特に問題はないと考えられた．この日の薬局は，連休明けでいつも以上に混雑していたが，薬剤師3人で調剤鑑査副作用指導を

行っていた．処方箋監査後，入社 4 ヵ月の新人薬剤師が調剤を行い，入社 10 年のベテラン薬剤師が鑑査を行った．鑑査時にミスは見つからなかった．会計終了後，患者にお薬手帳と薬を交付した．

1 週間後患者より結膜炎が全くよくならないとの問い合わせがあり，処方箋，処方薬および薬品棚在庫などの確認を行った．この結果，ベストロン® 点眼用の溶解液だけ 1 本足りないことが判明し，調剤時に溶解液しか渡していないことが推測できた．同時に薬局から患者へ，目薬は溶かしてから使用したか確認した結果，当該薬品は 1 本しかもらっておらず，そのまま点眼していたことも判明した．

2 なぜ・どうして起こった？

本調剤エラーは，ベストロン® 点眼用がバイアルの薬を溶解液で溶かしてから使用する薬であり，このような形態の薬はあまりなく，薬剤師の勉強不足が原因の一つであった．

さらに，ベストロン® 点眼用は，1 セットごと包装された状態で箱に入っておらず，調剤棚の中にばらばらで補充されてしまうと，溶解液だけや主薬だけで調剤される危険性が考えられる．

薬局で溶解液だけを調剤して交付してしまった理由としては以下の ① ～ ④ が挙げられる．

> ① 薬剤師の薬品情報に関するエラー，② 薬品包装と調剤棚に関するエラー，
> ③ 調剤鑑査時のエラー，④ 薬剤交付時のエラー

これらの理由が重なり合ったことが調剤エラーの原因として考えられた．① 調剤工程が複雑で溶解液が添付されており，同時に調剤が必要な外用剤は，先に述べたものだけである．頻回に調剤するものでない薬品は，特に間違えることが多いため事前に学習しておくことが重要である．② 溶解液がついた外用剤でも，1 セットごとに包装されて梱包されているものもあるが，今回のようなセットされていない薬品については，調剤時に気づくような棚の配置，補充方法になっていなかった．③ 当日忙しかったこともあり調剤時は認識が甘く，溶解液と主薬が別々になっていることに気づかず，鑑査時には数を数えただけで見過ごしてしまった．④ 薬剤交付時には，薬局内がバタバタしていたため，患者に実薬を見せずに薬効と用法を口頭説明し交付してしまった．同時に混合方法の説明も実施していなかった．

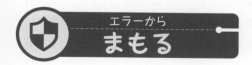

1 ▶ 溶解液が必要な外用剤を把握する

溶解液が添付されている外用剤は限られており，採用薬については常に記憶しておくことが重要であるが，状況に応じて，一覧表を外用薬棚近くへ掲示があるとよいかもしれない．

また，図Ⅱ-C-16 のような表示を棚にしておくか，該当薬品の引き出しに入れておくことも効

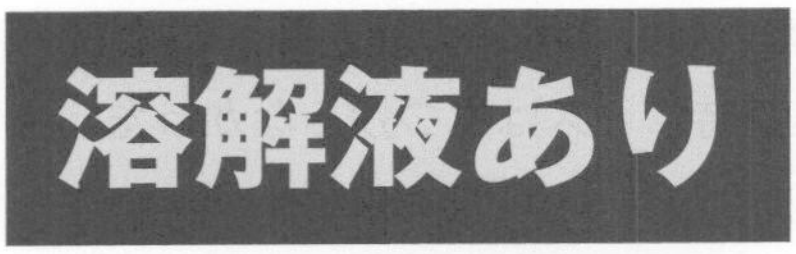

溶解液あり

図Ⅱ-C-16　溶解液のある医薬品の棚
表示の例

果的である.

2 ▶ 薬品を棚に補充する際は，箱から出して組み合わせ予製する

薬品を補充する際，溶解液と主薬がセットになって包装されている場合は問題ないが，セットになっていない場合は，前もってセット予製を行っておくことが，重要でかつ単純な対策の一つである.

3 ▶ 新規採用時には知識を得て周知する

新たな薬品採用時に，溶解液添付薬がある場合は，事前に勉強会などを実施し，薬剤師としての知識を得ておくことが重要であり，必要に応じて上記1．2．を実施することが大切である．また，部内・薬局内および施設内に周知する.

4 ▶ 棚に返却薬を戻す際はダブルチェックする

返却薬を棚に戻す場合は，主薬と溶解液があることを確認し，通常の棚の充填状態と同じにして戻すことが重要で，調剤ミスの対策となる．また，戻す際のダブルチェックも重要である．チェックする薬剤師がいない場合は，時間差で確認することも効果的である.

5 ▶ 患者と相互確認しながら指導を行う

患者へ薬を交付する際は，必ず実薬と写真付きの薬の説明書を互いに確認していくことが有用であり，このときの写真は溶解液も含めたものにする．使用時に溶解が必要なことを患者に理解してもらうことが必要で，患者の状況や場合により溶解後に交付することも効果的であると考えられる.

📖引用文献 ••
1）医薬品医療機器安全機構：溶解液が添付されている医薬品の取扱いについて．PMDA医療安全情報，No.27, 2011.
　Available at：〈https://www.pmda.go.jp/files/000144726.pdf〉

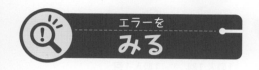

CASE
18

C 外用剤の調剤エラー対策

1 回用量と 1 日用量

エラーを
みる

　1 回用量と 1 日用量の調剤エラーは，薬剤の取り違いエラーはないものの，過少投与や過量投与に繋がる可能性がある．処方箋において外用剤は全量を記載することになっているので，計数エラーが発生することは少ないかもしれない．一方で，用法に記載されている 1 回用量と 1 日用量は，調剤する薬剤と計数に関係ないことが多く，スピードが求められる調剤の場面では，医師の誤りを見落としてしまうエラーが発生してしまう．

　筆者は過去に，外用剤の用法に関するエラーを経験している．読者の中にも調剤の場面で見落とし，鑑査者や服薬指導する薬剤師から指摘された経験のある人はいるだろう．病院では，院内採用薬の関係で持参薬を同種同効薬で代用することも多く，持参薬と同じ用法で処方してしまい，誤った用法でオーダーされることはよくある．また，公益財団法人日本医療機能評価機構が行っている医療事故情報収集等事業 [1] でも，公開されている事故やヒヤリ・ハットを検索すると同様のエラーが散見される．これらの一例として吸入剤が挙げられる．

　気管支喘息治療薬・COPD 治療薬は，吸入剤が中心的存在であり，薬理作用から吸入ステロイド（ICS）・短時間作用性および長時間作用性 β_2 刺激薬（SABA・LABA）・短時間作用性および長時間作用性抗コリン薬（SAMA・LAMA）に分類され，単剤に加え 2 剤および 3 剤の配合剤が存在する．さらに製薬企業は患者のアドヒアランス向上を目指しこれらのデバイスを数多く開発した．現在，筆者が数えただけでも 71 種類もの吸入剤が存在している．そのうち吸入ステロイドに着目すると，18 種類の規格・デバイス（図Ⅱ-C-17）が存在し，その 1 回の吸入数と 1 日の回数はさまざまである．今回紹介する事例（p.114）では，正しい薬剤を調剤したが用法に誤りがあることを見落としたエラーであり，十分に注意する必要があったと考えられる．

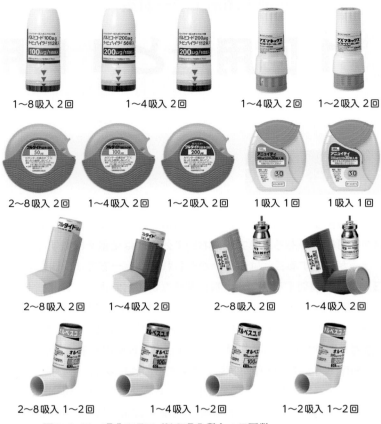

1～8吸入 2回　　1～4吸入 2回　　1～4吸入 2回　　1～2吸入 2回

2～8吸入 2回　　1～4吸入 2回　　1～2吸入 2回　　1吸入 1回　　1吸入 1回

2～8吸入 2回　　1～4吸入 2回　　2～8吸入 2回　　1～4吸入 2回

2～8吸入 1～2回　　　1～4吸入 1～2回　　　1～2吸入 1～2回

図Ⅱ-C-17　吸入ステロイドの吸入数と1日回数
吸入は1回用量，回は1日回数，通常～最大投与量まで記載している．
詳細は最新の添付文書を確認してほしい．

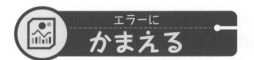

エラーに
かまえる

=== 事 例 ===

▶ 64 歳男性（160 cm，80 kg）

既往歴：気管支喘息，高血圧，糖尿病，腰痛

現病歴：5日前より吸入剤がなくなってしまい服用していなかった．数日前からの咳嗽と喘鳴を主訴に，この日は夜になって，横にはなれるが苦しく，生活活動作はやや困難であるということで，かかりつけではないこの病院の救急外来を受診した．問診・検査の結果，気管支喘息の軽度増悪と診断され，以下の処方が院内オーダーされた（図Ⅱ-C-18）．

臨床検査値：体温 36.8℃，収縮期血圧 138 mmHg，拡張期血圧 84 mmHg，脈拍 85 回 / 分，呼吸数 22 回 / 分，SpO_2 98％，PaO_2 88.2 mmHg，PaCO_2 41.9 mmHg

処方：

レルベア 200 エリプタ 30 吸入用	1回2吸入	1日2回	2キット
メプチンエアー® 10 μg 吸入 100 回	1回2吸入	増悪時	1キット
メジコン® 錠 15 mg	1回2錠	1日3回 毎食後	7日分

新規		外来処方箋		PAGE　1／1

引 換 券：**060006**
処方箋No.：00060006

患者ID：0000000100
フリガナ：ナンザン　ドウオ
患者氏名：**南山　堂男　　様**
生年月日：昭和33年●月▲日　（64歳2ヵ月　）
性　別：男性
身　長：160.0　cm　　体　重：80.0　kg　　体表面積：1.833　m²

開 始 日：●●年▲▲月■■日
診 療 科：**内科**
医 師 名：南山太郎
出力日時：●●年▲▲月■■日　18：19
オーダー日時：●●年▲▲月■■日　18：18
オーダーNo.：1100005441189000

Rp	薬品名／用法	1日量／日数	棚番号	刻印
1	レルベア200エリプタ30吸入用 1回2吸入　1日2回	2キット	下-A-1	
2	メプチンエアー®10μg吸入100回 1回2吸入　増悪時	1キット	上-E-6	
3	メジコン®錠15mg 1回2錠　1日3回　毎食後	6錠 7日分	Ⅲ-G-8	@150：15

―――以下余白―――

【mg・μg処方は主薬の量または力価】

南山大学病院			調　剤	監　査

図Ⅱ-C-18　**本事例の院内処方箋**

1　いつ・なにが起こった？

　　病院の若手薬剤師が 12 月 30 日の当直中に処方箋を応需した．患者は，喘息を患っており，かかりつけは近所の診療所であったが，薬をもらうのを忘れてしまっていた．この日夜になって軽度の発作が起きたが吸入薬がなく，かかりつけの診療所も休みに入っていたので，受診したことのない総合病院の救急外来を受診した．お薬手帳の持参はなく，医師には「いつも白と青の吸入剤を 1 日 2 回，2 吸入ずつやっている」と伝えた．医師はレルベア 200 エリプタを処方し，当直薬剤師はそのまま調剤，患者に交付した．

　　年明けの 1 月 6 日，当該患者が頻脈によるめまい・ふらつきで緊急入院となった．その際，病棟薬剤師が持参薬と処方歴を確認し，年末に受診したときの処方にエラーがあることが発覚した．具体的には，かかりつけ診療所でシムビコート® タービュヘイラー® 60 吸入を 1 回 2 吸入 1 日 2 回で処方されていたが，この病院の救急外来ではレルベア 200 エリプタを同じ用法用量で処方，そのまま交付されていた．患者は指示通り吸入しており，頻脈の原因はレルベアに含まれる β_2 刺激薬の過量投与によるものであり，用法の間違いによる有害事象と考えられた．

2　なぜ・どうして起こった？

　　本調剤エラーは，レルベア 200 エリプタの用法に誤りがあることを見落としたのが原因であった（図Ⅱ-C-19）．通常，レルベアを気管支喘息で用いる場合，1 回 1 吸入を 1 日 1 回投与する．しかし医師は，「白と青の吸入剤」をシムビコート® ではなく自分が記憶していたレルベアと思い込み，患者が言うそのままの用法で処方した．患者はもらった薬が普段使用しているものと違うことに気づいたが，医者からもらった薬を疑うことなく指示通り服用していた．薬理作用としては，どちらも同じ ICS・LABA 配合剤である．一方で，レルベアは 1 吸入を 1 日 1 回，1 日量 1 吸入であるのに対し，シムビコート® は維持療法の最高量としては 1 回 4 吸入 1 日 2 回，合計 8 吸入と，その 1 日量には大きな違いがある．当該患者は通常，ビランテロールを 25 μg およびフルチカゾンフランカルボン酸エステルを 200 μg のところ，1 日 4 吸入しておりそれぞれ 100 μg，800 μg と 4 倍量を毎日服用していた．レルベアの過量投与の症状として，β_2 刺激薬による頻脈，不整脈などやステロイドによる全身性の作用が発現するおそれがあり，外国人健康成人に今回と同じ 4 倍量を 7 日間吸入投与したときに QT 間隔延長の報告がされており[2]，十分な注意が必要である．

　　病院薬剤部門で吸入剤の用法の誤りを見逃した理由として以下の ① ～ ③ が挙げられる．

> ① 当直時の処方で薬剤師は 1 人であった
> ② 用法に関する知識および確認が不足していた
> ③ 薬剤交付時に患者と一緒に薬剤の確認を行わなかった

　　これらの理由が重なり合ったことが調剤エラーの原因として考えられた．背景として，① こ

製品名	シムビコート® タービュヘイラー®60吸入	レルベア200 エリプタ30吸入用
1回用量	1～4吸入	1吸入
外観		
1日の吸入回数	2回	1回

図Ⅱ-C-19　シムビコート®タービュヘイラー®60吸入とレルベア200エリプタ30吸入用

の病院では，薬剤師1人で当直を行い，1人で調剤・鑑査を行っていた．調剤過誤防止機器は導入されていたものの，薬剤の取り違いはないため，このエラーは検知されない．また，② この薬剤の正しい用法の知識がなかった上，その確認を怠ってしまった．さらに，③ この年末はインフルエンザが流行しており多くの患者が薬を待っていたため，交付時に実薬を患者本人と確認しなかったことも原因と考えられた．

エラーから まもる

　このように外用剤の1回用量と1日用量は特に調剤時に見逃しがちであり，それを見落とさない仕組みや工夫が必要である．たとえば，① 外用剤を手にする際に，「用法確認」といった注意喚起が目に入るようにする，② 採用している吸入剤の一覧表を作成し外用棚に掲示することなどが考えられる．

　外用剤の副作用は局所的な副作用が主ではあるが，全身性の副作用が起こらないわけではない．高用量，さらに過量になれば十分に発現する可能性があり，絶対に避ける必要がある．外用剤の調剤時は，デバイスや規格が複数ありその取り違いに集中しがちだが，用法エラーを見落とさないためにも，薬局・薬剤部門内でこのエラーを発生させない仕組み・工夫を行うことが重要である．

1 ▶ 1回用量と1日用量のエラーが起きやすい外用剤に注意喚起マークをつける

　処方箋において外用剤は全量を記載することになっているので，用法に記載されている1回用量と1日用量は，見落としがちである．調剤棚などに貼付する注意喚起ラベルを，外観類似や複数規格などで導入している施設は多いだろう．この1回用量と1日用量のエラーも注意喚起ラベルを貼付することで，手を伸ばしたときにふと立ち止まることができる．吸入剤の他にも，点眼剤の1日回数や，0.5枚で処方されることがある貼付剤，また用法ではないが

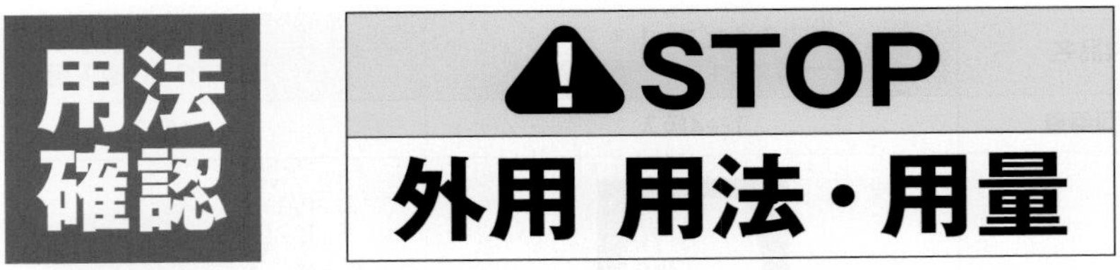

図Ⅱ-C-20　1回用量と1日用量のエラーに対する注意喚起ラベル(例)

　1パックが5枚や7枚の消炎鎮痛薬にも有効である(図Ⅱ-C-20).

2 ▶ 採用している外用剤の一覧表を作成し掲示する

　吸入剤は,同じ薬理作用であってもデバイスの特徴から多数採用されていることがある.特に多くの病院の処方箋を応需する保険薬局はそうである.吸入剤や点眼剤といった効能効果が同一であってもその1回用量・1日用量に違いがある外用剤の一覧表を作成し,棚の近くの壁などすぐ目に見える位置に掲示しておくことで,見逃しエラーの気づきになり,多忙なときでも確認を怠ってしまうことを防ぐことができる.

3 ▶ 患者とダブルチェックする

　今回のケースでは患者は普段使っている吸入剤と異なることは気づいていた.交付時に実薬を患者と確認すれば,その時点でいつもと違う薬であることに気づけただろう.病院の外来・入院,保険薬局,どの場面でも患者と一緒に実薬を確認することは必須である.これは調剤エラー対策とは場面が異なるが,薬のミスよけのための有効な手段の一つである.

📖 引用文献
1) 公益財団法人日本医療機能評価機構:医療事故情報収集等事業. Available at:〈https://www.med-safe.jp/〉
2) レルベア 100/200 エリプタ インタビューフォーム,2022 年 2 月改訂(第 12 版).

C **外用剤の調剤エラー対策**

類似薬効製剤

エラーを
みる

　喘息やCOPDにおける吸入療法は大変有用な治療法であるが，正しい手技により確実に吸入できないと効果が期待できなくなってしまう．吸入療法で使用される吸入薬の種類は大変多く，吸入手技もそれぞれのデバイスで異なるため，患者も医療者も戸惑うことが少なくない．吸入剤の不適切な吸入方法や服薬の自己中断によるアドヒアランスの低下は，症状の増悪をもたらすことが多いことから，呼吸器疾患患者に適切な吸入指導や服薬の必要性を指導することは薬剤師の重要な責務と考えられている[1]．

　呼吸器系に作用する外用剤として，吸入ステロイド(ICS)やβ_2刺激薬(LABA)，抗コリン薬(LAMA)などの吸入剤があり，吸入器の種類によって加圧噴霧式定量吸入器(pMDI)やドライパウダー定量吸入器(DPI)，ソフトミスト定量吸入器(SMI)といったデバイスが存在する．それぞれのデバイスについて，エアゾール製剤，エリプタ，ブリーズヘラー®，タービュヘイラー®，ディスカス，レスピマット®といったさまざまな製品が販売され，臨床現場での吸入療法に使用されている(図Ⅱ-C-21)．

　これら吸入器の使用方法ならびに製剤としての特徴や注意事項などを十分に理解し，薬剤師

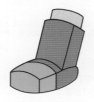

加圧噴霧式定量吸入器
ガスの圧力で薬剤を噴射する．吸入するときは，薬剤の噴射と吸い込むタイミングを合わせる必要がある．
例）・エアゾール製剤

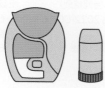

ドライパウダー定量吸入器
粉末の薬剤を，自力で吸い込むタイプの吸入器
例）・タービュヘイラー®　　・ツイストヘラー®
　　・ディスカス　　　　　・エリプタ
　　・ディスクヘラー　　　・スイングヘラー®

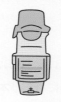

ソフトミスト定量吸入器
ゆっくりと噴霧される吸入液を吸い込むタイプの吸入器
例）・レスピマット®

図Ⅱ-C-21　**吸入療法に用いられる各デバイスの特徴**

として患者の特性に合った指導を行うことが重要となる．しかし，時に製剤の特徴による調剤エラーが生じてしまう危険性があるため，正しい知識を学びエラーを発生させないような仕組みも必要と思われる．

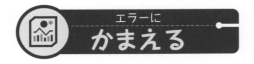

エラーに
かまえる

=== 事　例 ===

▶ **66 歳男性(170 cm, 65 kg)**

既往歴：COPD，脂質異常症
現病歴：5 年ほど前から COPD の症状を自覚し治療を継続しており，今までは LAMA/LABA 吸入剤にて治療を行っていた．しかし，日常生活での息切れを感じるようになり，近医を受診．中等度～重度の COPD と診断され下記の内容(図Ⅱ-C-22)が記載された処方箋を持参した．
前回来局時の処方：

クレストール® 錠 2.5 mg	1 回 1 錠	1 日 1 回	夕食後
ウルティブロ® 吸入用カプセル	1 回 1 吸入	1 日 1 回	夕食前
アンブロキソール塩酸塩徐放 OD 錠 45 mg	1 回 1 錠	1 日 1 回	夕食後
テオフィリン徐放錠 200 mg	1 回 1 錠	1 日 2 回	朝食後就寝前
クラリスロマイシン錠 200 mg	1 回 1 錠	1 日 1 回	朝食後

変更不可　　個々の処方薬について、後発医薬品（ジェネリック医薬品）への変更に差し支えがあると判断した場合には、「変更不可」欄に「レ」又は「×」を記載し、「保険医署名」欄に署名又は記名・押印すること。

処

Rp01　テリルジー 100 エリプタ 30 吸入用　　　　　　　　　　　　2KT
　　　　外用：吸入：　1 日 1 回　1 回 1 吸入　開始日：2022-04-18
Rp02　【般】アンブロキソール塩酸塩徐放 OD 錠 45mg　　　　　　　1 錠
　　　　内服：夕食後　2022-04-18 から 2022-06-16 まで　　　　60 日分
Rp03　【般】テオフィリン徐放錠 200mg(12～24 時間持続)　　　　2 錠
　　　　内服：朝食後・就寝時　2022-04-18 から 2022-06-16 まで　60 日分
Rp04　【般】クラリスロマイシン錠 200mg　　　　　　　　　　　　1 錠
　　　　内服：朝食後　2022-04-18 から 2022-06-16 まで　　　　60 日分

方　　　　　　　　　　　　―――以下余白―――

図Ⅱ-C-22　**本事例の処方箋(抜粋)**

1　**いつ・なにが起こった？**

近隣の保険薬局で薬剤師が処方箋を応需した．患者は長期にわたり本薬局を利用しており，薬剤師も COPD の治療を長期に受けていることは把握していた．今回，症状増悪したために

LAMA/LABA から ICS/LAMA/LABA の 3 成分配合の吸入剤へ変更になることを患者より伝えられた．薬剤師は処方内容に問題がないことを確認し，お薬手帳と処方薬を交付し，今回よりデバイスがブリーズヘラー ® からエリプタへ変更になったことから吸入指導を実施した．調剤から 3 週間後，薬局の在庫確認を行っていた際にテリルジー 100 エリプタ 30 吸入用と，テリルジー 200 エリプタ 30 吸入用の残数が合わなかったことから誤調剤が発覚した．発覚後，患者へ電話連絡し容態の確認を行った．患者の容態としては呼吸症状に大きな変化はないが，やや嗄声が気になっているとのことであった．

2 なぜ・どうして起こった？

本調剤エラーは，調剤者の外観類似による誤認識が原因の一つと考えられた（図Ⅱ-C-23)[2]．

若干の色調の違いはあるが，外装ならびに吸入器はほぼ同型であるため，パッと見ただけでは判別が難しいことも要因の一つとして挙げられる．この場合，GS1 照合システムやピッキングサポートシステムといった自動鑑査システムを用いた誤調剤対策が取られている薬局であれば，本調剤エラーは起こらなかったかもしれない．また，投薬を担当した薬剤師が薬剤交付時に気づくことができなかったのも，大きな原因の一つである．薬剤交付時に患者と一緒に処方箋の医薬品を確認していれば防げた可能性もある．しかし，本調剤エラーで最も大きな原因と考えられるのは，鑑査者や薬剤交付担当者がテリルジーの適応の違いを知らなかったという点が挙げられる．テリルジー 100 エリプタは適応に気管支喘息と慢性閉塞性肺疾患があるが，テリルジー 200 エリプタの適応には気管支喘息しかないことを見落としていたため，今回のCOPD 患者に対してテリルジー 200 エリプタが誤調剤されても，投薬時に違和感に気づけなかったと考えられた．吸入剤が変更になったことから，吸入デバイスの使用方法などの指導に気を取られてしまい，医薬品の適応についての確認がおろそかになってしまった点が大きな要因と思われた．なお，同じ ICS/LAMA/LABA 製剤であるエナジア ® 吸入用カプセルについては，気管支喘息が適応であるが，ビレーズトリ ® エアロスフィア ® は COPD の適応のみ有しているため，これら医薬品の取り扱いについても注意を要すると考える．

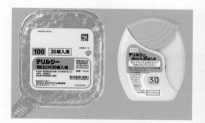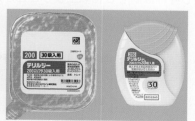

図Ⅱ-C-23　テリルジー 100 エリプタ 30 吸入用とテリルジー 200 エリプタ 30 吸入用の包装・外観

本調剤エラーが発生した原因をまとめると，以下の ① 〜 ③ が挙げられる．

① 隣り合った保管場所に置いてあるテリルジーを取り間違えた調剤時のエラー
② 薬剤の適応が異なることを知らなかった情報エラー
③ 薬剤交付時に患者と一緒に薬剤の確認を行わなかった投薬エラー

これらの状況が重なったために発生したと考えられた．

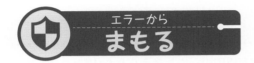

以上のことから，次のような工夫ができるのではないだろうか．

1 ▶ 薬剤部内，薬局内での医薬品の保管，掲示方法に工夫をしよう

外観類似に関する注意喚起については，各病院・薬局でさまざまな工夫が凝らされていると思われる．基本的に視覚でハッと気づけるようなサイズ，色調，文言で作成するとよいといわれているが，調剤者がハッキリとわかりやすい工夫が望まれる．

なお，詳細については，外観類似薬剤に関する項目（p.20，92）があるため，そちらを参照いただきたい．

2 ▶ 調剤時の注意喚起方法を工夫しよう

調剤時は指差し呼称，声出し確認を徹底することも間違いを防ぐ方法の一つである．人は考えずに行動し，その結果，見間違いや思い違いによるエラーが発生する．このようなエラーを減らす方法として，指差し呼称が挙げられる[3]．指差し呼称には，確認を何もしない場合に比べてエラーを 6 分の 1 に減らす効果がある（表Ⅱ-C-4）．

医療分野，特に看護の面では広く導入されているが，調剤時や鑑査時にも指差し呼称をしながら行うことで，意識をその部分に向けることができるため，エラーを防ぐことが期待できる．指差し呼称は脳を 3 倍以上使うことが知られている．惰性に陥らず，意識的に確認する

表Ⅱ-C-4　指差し呼称の効果検定実験結果

方　法	誤り率*（%）
なにもしない	2.38
呼称だけ	1.00
指差しだけ	0.75
指差し呼称	0.38

＊：ボタンを使った実験で押し間違いがあった割合
（文献 4 より作成）

には有用な方法であるため，積極的に取り入れていただきたい．

3 ▶ 同種同効薬で適応が異なるものを明確にしよう

同一の成分でも規格によって適応が異なる場合や，同系統成分でも適応が異なる医薬品などが多数存在する．また，先発品と後発品でも適応が異なる場合があるため注意が必要となる．各施設・薬局で採用している医薬品については，一目でわかるように一覧にして掲示するなどの工夫をすると，情報の共有が簡便になると考える．

4 ▶ 薬剤交付時の手順をルール化し，部署内で周知しよう

忙しいときや他に注意が向いているときなど，決められた手順での薬剤交付ができない場合もあるが，そのようなときにこそエラーが発生するものである．このようなエラーを防ぐためには，交付時の手順を明確にし，わかりやすく掲示するなどスタッフ間で周知できるような方法が望まれる．薬剤交付時に使用するカゴなどに貼り付けておくなどの工夫をすると，手順をチェックしながら調剤できるため，エラーを防ぐことができると考えられる．

📖 引用文献
1) Inoue M, et al : Improved outpatients' asthma control by pharmacist-led continual education and training of inhalation techniques. Jpn J Pharm Health Care Sci, 42 : 620-625, 2016.
2) テリルジー 100/200 エリプタ製品情報．Available at：〈https://gskpro.com/ja-jp/products-info/trelegy/〉
3) 芳賀 繁：失敗のメカニズム　忘れ物から巨大事故まで．角川書店，2003.
4) 鉄道総合技術研究所：指差し呼称の効果検定実験結果．1996.

CASE 20

粉末化してよい薬剤，いけない薬剤

エラーを みる

　処方においては患者の状況に合わせて最適な剤形が選択されているが，患者の高齢化が進んでいる現在，錠剤の粉末化やカプセル剤の開封指示の処方箋に遭遇することは多い．患者面談時の情報から，薬剤師が処方指示として医師に提案することもある．

　日本薬局方では，製剤各条において剤形に応じた製剤特性を規定している．製剤には，薬効の発現時間の調節や副作用の低減を図る目的で，有効成分の放出速度を調節する機能を付与することができる．放出速度を調節した製剤は，適切な放出特性を有している．腸溶性製剤，徐放性製剤などが含まれる．

　医師は，さまざまな面から情報を評価検討して，錠剤の粉砕やカプセル開封指示を出すことがある．患者の病態・年齢・食事摂取方法（経管栄養など）や患者・家族・介護者による生活面からの嚥下能力などの情報，看護師・薬剤師・言語聴覚士（ST）などの専門職の嚥下機能の評価など，医師はこれらを総合的に評価して，服用しやすいように錠剤の粉砕やカプセル開封指示を検討する．さらに小児の処方などでは，処方量が製剤の最小規格単位とは異なる場合に最適な用量を考慮して，錠剤の粉砕・カプセル開封指示を出す場合がある．

　薬剤師は錠剤の粉砕やカプセル開封指示の処方箋に対応するときには，調剤する前に粉砕・カプセル開封の可否を調べて薬学的に判断し，疑義照会の際にはほかに代替となる製剤剤形はないか，同成分ではなくとも同薬効内製剤の中から患者に最適な製剤剤形への処方変更の提案も必要になる．

　錠剤の粉砕やカプセル開封に関するエラーは，薬剤師が製剤特性の適切性，薬効の発現時間の調節や副作用の低減を図る目的などで適切に加工してある製剤剤形の特徴を評価せずに調剤することで発生する．薬剤師は錠剤の粉砕・カプセル開封の可否を次の ① ～ ④ のようなさまざまな方向から評価しなければならない．

① 製剤上の特徴

　徐放性製剤，フィルムコーティング製剤，腸溶性製剤などは錠剤の粉砕やカプセル開封により製剤特性が損なわれて安定性が減弱し，体内動態が変化することを評価する．薬剤改変による乱用を防止することを目的に，錠剤の強度を高くすることで粉末まで砕くことが困難な硬い製剤に設計した錠剤も開発されている（図Ⅱ-D-1）．

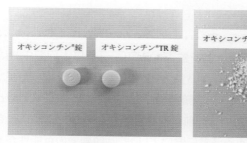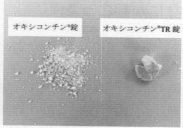

図Ⅱ-D-1 **オキシコンチン® 錠とオキシコンチン® TR の破壊抵抗性の比較**
5 mg 錠，ハンマーで破壊前と破壊後

② 粉砕後に保管上の注意を要する製剤

遮光保存や防湿を必要とするなど，調剤上工夫が必要な場合がある．梅雨時などの季節には長期処方では分割調剤を検討することも必要となる．また，原薬の味・においにより服用上の影響が出てくる場合があり，あらかじめ交付の際に患者・患者家族へ注意点をわかりやすく説明して理解を得る必要がある．

③ 粉砕・開封が不可の製剤

抗がん薬などは原則として錠剤の粉砕やカプセル開封は不可である．しかし，治療上必要があり院内で内規を定めている場合には，内規に従い曝露予防の上，調剤する．

④ 粉砕調剤工程における器具への付着などに伴う薬剤の損失

期待される治療効果が減弱することも考慮しなければならない．

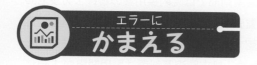

═══ 事 例 ❶ ═══

▶ **92 歳女性(153 cm，43 kg)**

老人介護施設に入所し，腰痛のため定期的に外来受診している患者．8 年前から骨粗鬆症にてミノドロン酸錠 1 mg を 1 日 1 回起床時に服用していた．今回，健診にて便潜血陽性となり，精査目的で入院となった．入院時，看護師が常用薬の服用状況を施設職員に聴取すると，毎日起床時の経口剤(錠剤)は服用困難な様子で長い時間口中に残っており，噛み砕いて服用している様子がみられるとのことであった．この情報が看護師から医師に伝えられた．患者は常用薬を持参しておらず，医師は入院処方に切り替える際に，錠剤の粉砕を指示した．処方監査では気づかなかったが，調剤薬剤師が調剤前にミノドロン酸錠は「粉砕できないこと」に気づき，処方監査薬剤師に確認するように処方箋を戻し，医師に疑義照会し，アレンドロン酸経口ゼリー 35 mg 週 1 回処方へ変更となった．

1 いつ・なにが起こった？

処方監査薬剤師はミノドロン酸錠 1 mg を監査する際に，「1 日 1 回起床時に約 180 mL の水で服用，服用後は 30 分以上横にならない」という用法・用量を確認したが，錠剤粉砕の可否に関して調べずに処方監査を終了した．調剤薬剤師はミノドロン酸錠を取り出す際に剤形はフィルムコーティング剤であったため調剤前に粉砕可能かどうかを添付文書を確認したところ，添付文書上の用法・用量に関する注意において「口腔咽頭刺激の可能性があるので，本剤を噛んだり又は口中で溶かしたりしないこと」と明記されていることを確認し，処方監査薬剤師に説明した．処方監査薬剤師はミノドロン酸錠インタビューフォームで粉砕に関する情報を調べ，消化管に対して刺激性があり粉砕した錠剤を服用すると口腔咽頭部や食道に付着し刺激性が現れる可能性があることを確認した．さらに，電子カルテで当該患者の入院時看護師記録に施設職員からの情報で錠剤を噛み砕いて服用していたことを確認した．そこで，処方監査薬剤師は医師に疑義照会し，ミノドロン酸錠の粉砕による消化管への影響を説明し，ビスホスホネート製剤にゼリー状の剤形で服用間隔が週 1 回のため患者が飲みやすく負担が減るだけでなく，施設職員も起床時に服用させる業務負担を軽減できることからアレンドロン酸経口ゼリー 35 mg を提案し，処方変更となった．

2 なぜ・どうして起こった？

薬剤師が処方監査時点で粉砕不可に気づかなかった理由として，ミノドロン酸錠の製剤特性に関する知識がなかったことが考えられる．この病院薬剤部では院内採用薬の粉砕・カプセル開封不可薬剤の一覧表などは作成しておらず，処方監査薬剤師が添付文書や成書を調べて対応していた．知識がないとしても最低限添付文書を確認すべきところを確認しなかった理由として，ミノドロン酸錠剤には 1 mg と 50 mg があるため，処方監査薬剤師は服用間隔が 1 日に 1 回であるか，1 週間に 1 回であるかの確認と，さらに起床時に十分量の水で服用という用法の監査のみに注意が向けられ，粉砕指示の可否を調べることまで意識していなかったと考えられた．

また，当該病棟担当薬剤師は初回面談の際に常用薬として服用しているミノドロン酸錠剤を噛み砕いて服用しているという情報を把握したが，医師が入院処方を出したあとであり，事前に処方提案することはできなかった．

=== 事例 ❷ ===

▶ **78 歳男性(160 cm，55 kg)**

半年前から外来にて，一過性脳虚血発作(TIA)における血栓・塞栓形成の抑制目的にバイアスピリ

ン®錠の服用が開始されていた．今回，脳梗塞増悪疑いにて精査目的にて入院となった患者．精査の結果，保存加療で退院方針となりバイアスピリン®錠は継続処方となったが，言語聴覚士の評価から嚥下機能低下が指摘され，医師は処方の際に粉砕指示とした．調剤薬剤師は調剤前に処方箋備考欄の「粉砕」指示に気づき，処方監査薬剤師に確認するように処方箋を戻した．処方監査薬剤師は医師に疑義照会の結果，日局アスピリンと胃粘膜保護薬顆粒へ変更となった（注意：アスピリンは適応外使用であるが，院内倫理委員会で事前に審議されており，治療継続目的でやむを得ない場合には使用することは認められている）．

1　いつ・なにが起こった？

　　処方監査薬剤師は薬歴を見てバイアスピリン®錠の継続処方であることを把握し，処方監査時には前回の do 処方箋と考えて処方監査を終了した．調剤薬剤師は処方箋の備考欄に「粉砕」とあるが処方監査での疑義照会済みの記載がないため，確認のため処方箋を戻した．

2　なぜ・どうして起こった？

　　薬剤師が処方監査時点で医師に確認しなかった理由として以下の2パターンが考えられる．

① 処方監査時点で「粉砕」指示に気づかなかった

　　電子カルテシステムでバイアスピリン®錠は薬剤マスター上に「粉砕不可」薬として登録してあり，医師が処方時にオーダリング画面に「粉砕指示」を登録するチェックボックスに☑を入れると注意を促すコメントが表示される仕組みがあった．しかし，医師はその「粉砕指示」のチェックボックスに☑を入れる仕組みを使用せずに，処方箋備考欄に「粉砕」とテキストで指示を入力した．そのため，処方入力時点で「粉砕不可」の注意に医師は気づくことはできなかった．処方監査薬剤師は，薬歴で以前から継続して処方されている薬剤であることを確認した時点でその処方は問題なしと判断し，「粉砕」の指示が備考欄にテキスト入力で記載されているところを見落とした．

② 処方監査時点で「粉砕」指示に気づいたが，監査を通した

　　バイアスピリン®錠は腸溶性製剤であり，粉砕により胃粘膜障害などの有害事象の発現リスクが高くなることが考えられるが，添付文書上の用法・用量の注意に，「急性心筋梗塞ならびに脳梗塞急性期の初期治療において，抗血小板作用の発現を急ぐ場合には，初回投与時には本剤をすりつぶしたり，かみ砕いて服用すること」とあり，粉砕は絶対禁忌とはなっていない．処方監査薬剤師はバイアスピリン®錠の製剤特性として腸溶性フィルムコーティング錠であることは把握していたが，今までにも当該医師の処方箋で粉砕して調剤することがあり，今回もそのケースだと考え疑義照会することを省略した．

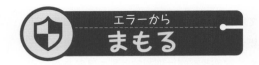

　薬剤師はおもな院内採用薬の粉砕不可・脱カプセル不可薬剤の知識を共有しておくことが必要である．採用薬に関しては粉砕・カプセル開封不可薬一覧表を作成して，新人薬剤師や医師・看護師も含めて情報提供し院内に周知しておくことを推奨する．その一覧表を医師の処方時や薬剤師の処方監査時に簡便に調べることができるようにしておくと，必要な場面で適切に活用できる．

　しかし，臨時購入などの非採用医薬品の粉砕指示やカプセル開封指示もあり，手元資料に記載のない薬剤に関しては処方監査時や調剤前に製剤特性を調べることは必要である．後発医薬品の場合には，先発医薬品が粉砕不可であっても粉砕可能となるように製品化されていることもあり，製剤特性はおのおの異なるため，添付文書やインタビューフォームを個別に調べなければならない．錠剤・カプセル粉砕の可否に関する成書も市販されている．さらに，電子カルテ画面で DI 検索が可能であると，薬剤師だけでなく医師や看護師も簡便に参照できる．

　電子カルテシステムの薬剤マスター上に薬剤ごとに「粉砕不可」「カプセル開封不可」を登録して，システム内で医師の処方時に注意を促す仕組みを構築することも推奨されるが，事例②のようにシステム化しても機能しない場合もある．薬剤師は処方監査の基本を遵守することは必須であり，自分本位の理由により手順を省略してはならない．さらに複数の薬剤師が各調剤工程に関わり薬学的にダブルチェックすることはエラーの発見に有用である．

　現在の医療現場では，経管投与などの際に粉砕を避ける簡易懸濁法なども普及している．処方提案の際には患者や患者の介護者などの状況も考慮して，薬剤変更だけでなく簡易懸濁の可否も評価し，最適な薬剤投与が行われるような処方提案が必要である．患者の入院時には病棟薬剤師が患者状態を把握し，持参薬の薬剤鑑別と院内処方への処方提案に必ず関わることができるような体制にあることは，調剤エラーの事前回避や医薬品の適正使用にも繋がるため重要と考えられる．

引用文献

1）第十八改正日本薬局方．2021．
2）日本薬剤師会編：第十四改訂 調剤指針．p.34，薬事日報社，2018．
3）オキシコンチン®TR 錠 5 mg/10 mg/20 mg/40 mg インタビューフォーム，2023 年 3 月改訂（第 8 版）．
4）シオノギファーマ株式会社：オキシコンチン TR 錠 5 mg/10 mg/20 mg/40 mg に関する資料．Available at：〈https://www.pmda.go.jp/drugs/2020/P20200406001/index.html〉

D 製剤特性に起因する調剤エラー対策

多成分で構成される薬剤

エラーを
みる

　多成分で構成される薬剤(以下配合薬)に起因する調剤ミスは，その製剤が含有する成分を十分把握しておかないと防ぐことは難しい．配合薬は「○○配合錠」や「○○配合散」など，名前で配合されているかどうかが判別可能である．

　一方で，1つの名称で複数の成分を含有することから，配合薬であるという認識が欠如したり，主だった成分ではない方の成分について注意が欠落したりといったことがミスとして挙げられる．多くの配合薬の名称が主だった成分に偏っていることで片方の成分を想起しにくいことも遠因であると考えられる．また成分の含有量がわかりにくく，規格が1つしかない配合薬の場合はそれぞれの成分の含量の記載がなく，また複数の場合，LD，HD と記載される場合はまだしも，1番，2番や AP，BP といった順列と成分含量のルールが一見ではわからない配合薬も存在している．

　これらのことから，配合薬による調剤ミスも自ずと含有成分に気づかず見過ごす場合が大半である．下記に配合薬で起こりやすい代表的な調剤ミスを示す．

---

① 重複，② 総投与量超過，③ 疾患禁忌，④ 併用禁忌，⑤ 臓器障害への対応，⑥ 適応症

---

① **重複**：配合薬含有成分と他の処方薬が同一成分，または同一薬効である場合が該当する．同一成分であった場合は用量にも注意が必要だが，同一薬効であってもそれは同様である．

② **総投与量超過**：配合薬含有成分と他の処方薬が同一成分であり，その総含有量が添付文書で規定される用量を超過する場合が該当する．

③ **疾患禁忌**：たとえば閉塞隅角緑内障に禁忌の抗コリン薬含有配合薬などの見落としが該当する．

④ **併用禁忌**：配合薬含有成分と相互作用のある他の処方薬の見落としが該当する．

⑤ **臓器障害への対応**：配合薬含有成分の中で，腎障害や肝障害がある場合の減量などの対応が必要な成分での減量の見落としが該当する．

⑥ **適応症**：それぞれの成分の単剤と配合薬で適応症が異なる場合の見落としが該当する．

　以上のように，配合薬だからといって特別な調剤ミスではなく，配合されている成分をしっかり把握できていないことに起因することがわかる．調剤業務時は繁忙であることが多く，集中力の継続が難しい場面もあるが，配合薬を調剤する場合は特に注意をする．

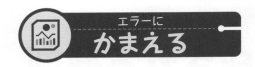

エラーに
かまえる

━━━━━━━━━━━ 事 例 ❶ ━━━━━━━━━━━

▶ **45 歳男性**

既往歴：腰痛症（数年にわたって継続している）

現病歴：本日，腰痛症がよくならないことを機に別の病院へ受診し，処方箋を持参した

臨床検査値：特記事項はなく，注意を要する項目なし

アレルギー歴・副作用歴：特になし

生活歴・社会歴：自動車は運転せず，危険な作業にも従事していない

薬歴：

| トラムセット®配合錠　1回2錠　1日4回　28日分 |

処方：

| トラムセット®配合錠　1回2錠　1日4回　28日分 |

1 　いつ・なにが起こった？

　　この患者は慢性の腰痛症に悩まされている以外に特記すべき既往歴はなく，処方薬もトラムセット®配合錠のみであった．本人に聞くと，痛みが強くどうしても改善しないため，別病院で診てもらったとのことであり，臓器障害，アレルギー歴，生活歴・社会歴からも特に注意点はなく通常の調剤で対応可能と判断し，処方箋調剤および薬剤交付，服薬指導を行った．処方後14日ほど経ったある日，嘔吐や腹痛，激しい倦怠感を覚え病院を受診，AST 450IU/L，ALT 570IU/L，D-bil 12.3 mg/dL と高度肝機能障害を認め緊急入院となった．常用薬としてアセトアミノフェン錠（500 mg）を1回2錠，1日4回服用していたことが判明した．検査の結果アセトアミノフェン中毒と診断，*N*-アセチルシステインによる治療で症状は改善した．

2 　なぜ・どうして起こった？

　　本患者は基礎疾患がほとんどなく，全身状態も良好な患者であったことから他院からの処方薬の詳細についての確認を怠ると同時に，トラムセット®配合錠の含有成分とその含有量を想起しなかったことが背景となった．

　　トラムセット®配合錠はトラマドール塩酸塩37.5 mg，アセトアミノフェン325 mg を1錠当たり含有しており，8錠に含まれるアセトアミノフェンは2,600 mg にもなる．

　　本患者はすでに1日4,000 mg と投与量上限いっぱいのアセトアミノフェンを服用してお

り，トラムセット®配合錠の服用で最大で1日6,600 mgのアセトアミノフェンを摂取することになり，アセトアミノフェン中毒による肝障害を起こしてしまった．

事 例 ❷

▶ **60歳男性（165 cm，50 kg，体表面積 1.54 m²）**

既往歴：ネフローゼ症候群，CKDステージ3a
現病歴：ステージ2胃がんにて，先月胃全摘術を実施．下記が処方された．
臨床検査値：S-Cre 1.15 mg/dL，尿タンパク 0.2 g/gCr，eGFR 51.4 mL/分 /1.73 m²，
WBC 5,000/μL，好中球数 2,500/μL
薬歴，アレルギー歴・副作用歴：特になし
生活歴・社会歴：自動車は運転せず，危険な作業にも従事していない
処方：

| ティーエスワン®配合OD錠T20　1回3錠　1日2回　28日分　その後2週間休薬 |

1 いつ・なにが起こった？

　胃がん術後1ヵ月ほど経過しており，ティーエスワン®による術後補助化学療法が行われることになった．体表面積よりティーエスワン®の投与量は1回60 mg 1日2回で妥当であり，腎障害はあるものの重篤とまではいえず，添付文書にも腎機能別投与量の記載はないこと，また患者の理解度も高く調剤に問題はないと判断，調剤を行った．

　3週間ほど経過したある日，患者は40℃の高熱，全身倦怠感により救急搬送となった．入院時の好中球は400/μLと高度低下を認めティーエスワン®による発熱性好中球減少症と診断，ティーエスワン®の休薬および，G-CSF製剤，抗菌薬による治療を開始した．

2 なぜ・どうして起こった？

　ティーエスワン®は，体内で5-FUに代謝され殺細胞作用を示すテガフール，5-FUの分解を抑制するギメラシルおよびオテラシルを含有している．この中でギメラシルは腎排泄型の薬剤であり，腎障害患者ではギメラシルの血中濃度が上昇することが示されている．ギメラシルの血中濃度上昇は5-FUの血中濃度を高値で持続させることから，5-FUの毒性が出現しやすくなる．本事例は，中程度腎障害でありティーエスワン®を1回50 mg 1日2回以下に減量する必要があった．また添付文書には腎障害時の明確な投与量の記載がなく，適正使用ガイドを参照せねばならずその確認を見落としたことが本結果を招いた．

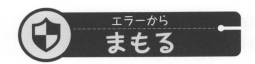

以上のことから，次のような取り組みが必要と考えられる．

1 ▶ 注意するポイントと配合薬をおさえる

　配合薬は数が多いものの，本当に注意が必要なものは数が限られていることから，特に注意を要する配合薬は含有する成分および成分量，注意点をまとめておく．特に注意を要する配合薬としては下記が挙げられる．

・特に併用禁忌が多いもの（抗ウイルス薬など）
　抗 HIV 薬，抗 HCV 薬は CYP を介した相互作用が多くあり，組み合わせも多数あるため注意を要する．

・疾患禁忌が多いもの
　PL 配合顆粒（抗コリン作用），S・M 配合散（透析，甲状腺機能障害など），ARB 配合薬（妊婦）などいずれも見落とさないよう注意する．

・ティーエスワン®
　事例②で取り上げた通り抗がん薬であり，用法・用量，休薬期間，腎障害の程度，相互作用などいずれも厳重な注意が必要である．

・トラムセット®配合錠
　事例①で取り上げた通り，アセトアミノフェン総量に注意する．

・糖尿病治療薬
　特にメトホルミンを配合するものは多くあるため注意する．

・抗血小板薬
　抗血小板薬服用を見過ごされたまま，重篤な出血を引き起こしたり手術など侵襲的治療が行われることがある．

・甘草含有漢方薬
　甘草は 1 日当たりの摂取量が 7.5 g を超えると副作用である偽アルドステロン症の発症率が上昇するといわれている．

2 ▶ 薬歴および既往歴は十分聴取する

　特に配合薬は見落とされがちなので，十分な注意を払う．

3 ▶ 名称に騙されない

　イメージがある片方の成分に自分の考えが偏っていると自覚した場合は，特にほかの成分も注意点がないかを意識する．

適応疾患の確認が必要な薬剤

複数の適応症を有している薬剤が多数あるなか，適応症によって用量の異なる薬剤も複数存在する．処方箋には複数の薬剤が記載されており，その中から，適応症によって用量の異なる薬剤を速やかに判断し処方監査をしていく必要がある．しかしその複雑さが見逃しエラーの原因となり，結果，患者の重篤な副作用に繋がる可能性があるので注意が必要である．

本項ではどのような薬剤が適応症によって用量が異なるか，該当薬剤に対して薬剤師としてどのような対応をとるべきかを解説する．

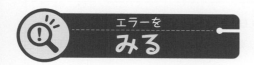

適応症によって用量の異なる薬剤は，以下のとおり大きく分けて2通りに分類される．

① 同一成分，同一規格で適応症が異なる場合

例として，コリンエステラーゼ阻害薬ウブレチド®錠5 mgは「手術後及び神経因性膀胱などの低緊張性膀胱による排尿困難」の場合は「1日5 mg」であるが，「重症筋無力症」の場合は「1日5〜20 mg」であり，適応症によって4倍用量が異なっている．

② 同一成分で規格により適応症が異なる場合

例として，経口FXa阻害剤リクシアナ®OD錠は15 mg，30 mg，60 mgの3規格あるが，15 mg，30 mgは「非弁膜性心房細動患者における虚血性脳卒中及び全身性塞栓症の発症抑制」「静脈血栓塞栓症（深部静脈血栓症及び肺血栓塞栓症）の治療及び再発抑制」「下肢整形外科手術施行患者における静脈血栓塞栓症の発症抑制」の3つの効能・効果を有しているが，60 mgは「下肢整形外科手術施行患者における静脈血栓塞栓症の発症抑制」を有していない．

① および ② に該当するおもな薬剤を表Ⅱ-E-1に示す．

表Ⅱ-E-1　適応症によって用量の異なる薬剤

① 同一成分，同一規格で適応症が異なる場合

薬剤名	用法及び用量
イリボー®錠 2.5μg・5μg	●男性における下痢型過敏性腸症候群 　5μg を 1 日 1 回，1 日最高投与量は 10μg まで ●女性における下痢型過敏性腸症候群 　2.5μg を 1 日 1 回，1 日最高投与量は 5μg まで
ウブレチド®錠 5 mg	●手術後及び神経因性膀胱などの低緊張性膀胱による排尿困難 　1 日 5 mg ●重症筋無力症 　1 日 5 ～ 20 mg
ウラリット® 配合錠	●痛風並びに高尿酸血症における酸性尿の改善 　1 回 2 錠を 1 日 3 回 ●アシドーシスの改善 　1 日量 12 錠を 3 ～ 4 回に分けて
バルトレックス錠 500 mg	●単純疱疹 　1 回 500 mg を 1 日 2 回 ●造血幹細胞移植における単純ヘルペスウイルス感染症（単純疱疹）の発症抑制 　1 回 500 mg を 1 日 2 回造血幹細胞移植施行 7 日前より施行後 35 日まで ●帯状疱疹 　1 回 1,000 mg を 1 日 3 回 ●水痘 　1 回 1,000 mg を 1 日 3 回 ●性器ヘルペスの再発抑制 　1 回 500 mg を 1 日 1 回．なお，HIV 感染症の患者（CD4 リンパ球数 100/mm^3 以上）には 1 回 500 mg を 1 日 2 回
フォシーガ®錠 5 mg・10 mg	●2 型糖尿病 　5 mg を 1 日 1 回，効果不十分な場合には，10 mg1 日 1 回に増量 ●1 型糖尿病 　インスリン製剤との併用において，5 mg を 1 日 1 回，効果不十分な場合には，10 mg1 日 1 回に増量 ●慢性心不全，慢性腎臓病 　10 mg を 1 日 1 回

② 同一成分で規格により適応症が異なる場合

サムスカ®OD錠	●7.5 mg ・心不全における体液貯留 ・常染色体優性多発性のう胞腎 ・SIADH における低ナトリウム血症 ・肝硬変における体液貯留	●15 mg ・心不全における体液貯留 ・常染色体優性多発性のう胞腎 ・SIADH における低ナトリウム血症	●30 mg ・SIADH における低ナトリウム血症 ・常染色体優性多発性のう胞腎
メインテート®錠	●0.625 mg 　虚血性心疾患又は拡張型心筋症に基づく慢性心不全	●2.5 mg・5 mg 　虚血性心疾患又は拡張型心筋症に基づく慢性心不全 　本態性高血圧症（軽症～中等症） 　狭心症 　心室性期外収縮 　頻脈性心房細動	
リクシアナ® OD錠	●15 mg・30 mg ・非弁膜症性心房細動患者における虚血性脳卒中及び全身性塞栓症の発症抑制 ・静脈血栓塞栓症（深部静脈血栓症及び肺血栓塞栓症）の治療及び再発抑制 ・下肢整形外科手術施行患者における静脈血栓塞栓症の発症抑制	●60 mg ・非弁膜症性心房細動患者における虚血性脳卒中及び全身性塞栓症の発症抑制 ・静脈血栓塞栓症（深部静脈血栓症及び肺血栓塞栓症）の治療及び再発抑制	

（文献 1 を参考に作成）

エラーに
かまえる

　先の例として挙げたウブレチド®錠5mgの添付文書の【警告】に「本剤の投与により意識障害を伴う重篤なコリン作動性クリーゼを発現し，致命的な転帰をたどる例が報告されているので，投与に際しては下記の点に注意し，医師の厳重な監督下，患者の状態を十分観察すること」とある（図Ⅱ-E-1）.

　1968年に発売された本剤は当時「排尿困難」「重症筋無力症」の用法・用量は1日5〜20mgと同一であった.

　2004年4月〜2009年12月において，コリン作動性副作用（国内自発報告）が死亡例10例を含む160例報告されており，その死亡例10例いずれも10〜15mgであった.

　そのため，副作用症例および再評価申請時に臨床試験成績を評価する目的で収集した文献を対象に有効性評価を行った結果，以下のことが明らかになった.

・コリン作動性クリーゼの発現は投与量に依存して増加する傾向にあり，また，コリン作動性クリーゼにより死亡に至った症例の1日投与量はいずれも10〜15mgで，1日5mg投与での死亡症例の発現は認められていない.

・ウブレチド®錠全投与量群に対する5mg投与群の有効性に差がない.

　以上の理由により，2010年3月，承認事項である「排尿困難」に対する用法・用量を1日5mgに変更するとともに「警告」欄を新設し注意喚起を図ることとなった[2].

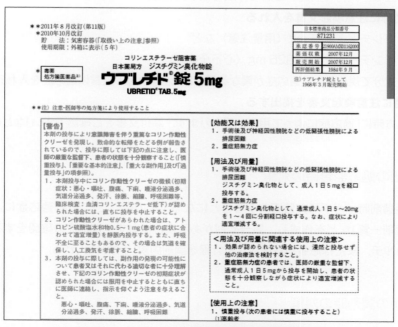

図Ⅱ-E-1　ウブレチド®錠5mg添付文書の警告文

① 本事例で学ぶべきこと

・用量と副作用の関係を抑える

　　用量の違いにより副作用発現率が異なる（本事例の場合は用量依存的に増加）．したがって，誤った用量で調剤してしまった場合，重篤な副作用の発現を招く可能性がある．

・用量が異なる経緯を抑える

　　適応症によって用量が異なる場合は，その経緯を知ることによりその薬剤の注意すべき項目（用量，副作用）をより明確に確認することができる．

② ウブレチド ® 錠 5 mg の処方監査時にすべきこと

・処方診療科を確認する

　　一般的には「排尿障害」は泌尿器科，「重症筋無力症」は神経内科であることを考慮すると，泌尿器科で 1 日 5 mg を超える用量の場合は必ず，患者の適応症を疑義照会，カルテ，または患者から聴取などで確認する．また，薬剤によっては，適応症によって扱う診療科が異なる場合もあることを認識することが重要である．

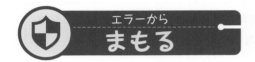

エラーから
まもる

　　以上のことから，次のような対策ができると考えられる．

1 ▶ 医師の処方時の対策

　　オーダリングシステムを導入している医療機関であれば，医師が処方入力する際以下のように注意喚起し，入力の間違いを防ぐ方法を取り入れる．

① 薬品名称に注意喚起文言を入れる

　　例） ウブレチド ® 錠 5 mg 〈用量注意〉 など

　　例） メインテート ® 錠 0.625 mg 〈心不全のみ〉

　　同一成分で規格により適応症が異なる場合は，注意喚起の文言に適応症を入れる方法もある．

② 処方時に注意喚起文書を掲出する

　　例） 処方時に「適応症によって用量が異なります．添付文書をご確認下さい」などの文書を掲出

2 ▶ 薬剤師の処方監査時の対策

　　処方箋調剤時は必ず処方監査をすることになる．その際，たとえば「適応症によって用量の異なる薬剤一覧」などを作成し，該当薬剤がある場合は必ず，適応症の確認をするために疑義照会，カルテ，または患者から聴取する行程を調剤内規（手順）に入れる．

3 ▶ 薬剤師の調剤時の対策

　　処方箋に記載されている薬剤は複数ある．その中で該当薬剤を認識するには困難な場合があ

る．そこで以下のように該当薬剤に気づけるような対策をとる．

① 処方箋の薬品名称に注意喚起文言を入れる

例）○○○○錠 5 mg 〈用量注意〉 など

② 該当する薬剤の調剤棚に注意喚起文言を表示する

例）棚の薬剤名称ラベルに〈用量注意〉〈適応症確認〉などを表示する

③ 適応症によって用量の異なる薬剤の一覧を作成し掲示する

📖 **引用文献** ∙∙∙

1）各薬剤添付文書．
2）ウブレチド®錠 5 mg 添付文書，2011 年 8 月改訂（第 11 版）．
2）鳥居薬品株式会社：添付文書等改訂のお知らせ：ウブレチド®錠 5 mg．2010．

E 患者背景・情報に起因する調剤エラー対策

前回処方を確認すべき薬剤

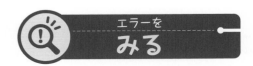

エラーを
みる

　前回処方を確認すべき薬剤で起こり得る調剤エラーは，必要でない薬剤を調剤する，全く別の薬剤を調剤する，異なる用法で調剤する，などさまざまな可能性がある．特に，服用時に注意が必要とされる治療領域の薬剤であるハイリスク薬は，使い方を誤ると患者に大きな被害をもたらす場合があるため，前回処方を確認すべきであるといえる．また，患者の痛みや不眠などの状態に対して処方される薬剤は，短期間で薬剤の開始や中止が行われやすいため，患者との対話により得られた情報を活用しながら，不審な点があれば前回処方を確認し，処方の必要性の可否について検討すべきであろう．「ハイリスク薬」については，医療機関によりその定義が異なることがあるが，処方箋全般を取り扱う保険薬局という観点から，「薬局におけるハイリスク薬の薬学的管理指導に関する業務ガイドライン（第2版）」[1] では表Ⅱ-E-2 〜 4 に示す3つの分類に含まれるものを示している．

　ハイリスク薬を服用する患者に対しては，患者の服用状況や副作用の有無などについて確認し，患者背景・情報に応じて，適切な調剤を行うことが重要となる．表Ⅱ-E-5 に，日本医療機能評価機構薬局ヒヤリ・ハット事例収集・分析事業[2] から，抗がん薬について疑義照会や処方医への情報提供を行った事例についてまとめた．これらは，必ずしも調剤ミスではあり得ないが，処方箋からわかる治療のエラーであることから，薬剤師が防ぐべきものとして多岐にわたる内容であるといえる．

表Ⅱ-E-2　厚生労働科学研究「『医薬品の安全使用のための業務手順書』作成マニュアル（平成 19 年 3 月）」において「ハイリスク薬」とされているもの

① 投与量等に注意が必要な医薬品
② 休薬期間の設けられている医薬品や服薬期間の管理が必要な医薬品
③ 併用禁忌や多くの薬剤との相互作用に注意を要する医薬品
④ 特定の疾病や妊婦等に禁忌である医薬品
⑤ 重篤な副作用回避のために，定期的な検査が必要な医薬品
⑥ 心停止等に注意が必要な医薬品
⑦ 呼吸抑制に注意が必要な注射薬
⑧ 投与量が単位（Unit）で設定されている注射薬
⑨ 漏出により皮膚障害を起こす注射薬

（文献 1 より転載）

表Ⅱ-E-3　投与時に特に注意が必要と考えられる以下の治療領域の薬剤

① 抗悪性腫瘍剤
② 免疫抑制剤
③ 不整脈用剤
④ 抗てんかん剤
⑤ 血液凝固阻止剤
⑥ ジギタリス製剤
⑦ テオフィリン製剤
⑧ 精神神経用剤（SSRI，SNRI，抗パーキンソン薬を含む）
⑨ 糖尿病用剤
⑩ 膵臓ホルモン剤
⑪ 抗 HIV 剤

（文献 1 より転載）

表Ⅱ-E-4　投与時に特に注意が必要と考えられる以下の性質をもつ薬剤

① 治療有効域の狭い薬剤
② 中毒域と有効域が接近し，投与方法・投与量の管理が難しい薬剤
③ 体内動態に個人差が大きい薬剤
④ 生理的要因（肝障害，腎障害，高齢者，小児等）で個人差が大きい薬剤
⑤ 不適切な使用によって患者に重大な害をもたらす可能性がある薬剤
⑥ 医療事故やインシデントが多数報告されている薬剤
⑦ その他，適正使用が強く求められる薬剤（発売直後の薬剤など）

（文献 1 より転載）

表Ⅱ-E-5　抗がん薬に関する疑義照会や処方医への情報提供を行った事例

疑義照会や処方医への情報提供を行った内容		件 数	
処方日数・休薬期間		32	
投与量		27	
用法		18	
薬剤名	患者の症状等と一致しない薬剤	9	13
	前回と異なる薬剤	4	
重複	同薬効	6	9
	同成分	3	
副作用発現		6	
処方漏れ		5	
相互作用		5	
患者の服薬状況		3	
副作用歴		2	
不適切な一包化指示		1	
処方削除漏れ		1	
支持療法の必要性		1	
その他		8	
合　計		131	

（文献 2 より引用）

　ハイリスク薬は，過量投与による重篤な副作用の発現や，過少投与によって期待する効果が得られず重篤な症状が発症するなど，患者への影響が大きいため，保険薬局内に保管するデータやお薬手帳を活用することで，服用している量の推移など前回処方を確認し，調剤エラーを防ぐための仕組みづくりが重要となる．

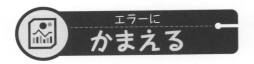

============ 事 例 ============

▶ **60 歳男性(160 cm，45 kg)**

既往歴：高血圧
現病歴：1 年前からみぞおちの痛み(心窩部痛)や違和感，胸やけなどの症状を感じた．食欲不振などの症状が現れたため，近医を受診したところ胃がんの診断を受け，抗がん薬治療として，6 ヵ月前から TS-1 ＋シスプラチン(CDDP)療法が開始となった．今回から主治医が変更となり以下の内容が示された処方箋を持参した．患者は主治医から，治療内容は変更がなく継続との説明を受けている．
臨床検査値：体温 36.2℃，採血上明らかな異常値は認めず．腫瘍マーカーは CEA 8.1 ng/mL，CA19-9 185 U/mL と高値．
処方：

ティーエスワン配合 OD 錠 T25	1 回 2 カプセル	1 日 2 回	朝夕食後	28 日分
酸化マグネシウム錠 250 mg	1 回 2 錠	1 日 3 回	朝昼夕食後	28 日分

1　いつ・なにが起こった？

　近隣の保険薬局で薬剤師が処方箋を応需した．患者は胃がんに対して S-1 ＋シスプラチン(CDDP)療法が継続されており，重大な副作用も認めず，ヒート調剤を行っていた．来局時薬剤師は，患者から主治医が変更になったこと，体調に変化はないことを確認し，ティーエスワン配合 OD 錠 T25 の日数が前回処方の 21 日から 28 日分に変更になったことを説明し，お薬手帳と処方薬を交付した．
　調剤から 35 日後，当該患者が定期受診を行った際，病院薬剤師よりティーエスワン配合 OD 錠 T25 の調剤日数について問い合わせがあった．当該患者の胃がんに対する抗がん薬治療のレジメンは，CDDP 療法が継続されているため，ティーエスワン配合 OD 錠 T25 は 21 日

間連日投与し，14日間休薬する内容であった．前回処方は，処方医がレジメンの内容を誤解し，ティーエスワン配合 OD 錠 T25 を 28 日分処方していたことがわかった．

2 なぜ・どうして起こった？

　本調剤エラーは，ティーエスワン配合 OD 錠 T25 を使用したレジメンの誤解に基づく誤調剤が原因であった．胃がんに対してエスワン配合 OD 錠を用いたレジメンは，CDDP 療法の他，S-1 錠単剤，S-1＋オキサリプラチン（L-OHP）療法などがあり，それぞれのレジメンによって，S-1 の投与日数が異なる．当該患者が受けている CDDP 療法は S-1 を 21 日間連日して服用し，14 日間休薬する内容[3]であった．一方で，誤った処方内容は S-1 を 28 日間服用し，2 週間休薬する S-1 単剤療法の内容であった．十分な休薬が行われておらず，通常通りのレジメンで抗がん薬治療が継続されていれば，重大な副作用を引き起こすおそれがあったといえる．

　保険薬局で S-1 の投与日数の処方間違いを指摘できなかった理由として以下の 3 つが挙げられる．

> ① 前回処方内容，お薬手帳内容の確認が不足した
> ② レジメンの内容について思い込み，確認が不足した
> ③ 薬剤交付時に処方内容について，患者と一緒に確認を行わなかった

　これらの理由が重なりあったことが調剤エラーの原因として考えられた．今回の事例では，処方箋内容に沿って正しく調剤する，という点に限ればエラーであるとは言い難い．一方で，ハイリスク薬に対しては特定薬剤管理指導加算の算定が可能であり，この加算を算定している場合は，患者指導の際にレジメン内容などの投与スケジュールについても確認する必要があるといえる．① は，特にハイリスク薬に関しては前回処方と比較し，用法・用量，服用日数の変更がないかについて確認することは基本であるといえる．当該患者が，患者が混み合う時間帯に来局したことが影響し，基本的な確認作業が不足したものと考えられる．② ・③ について，抗がん薬は患者の体調変化だけでなく，検査値の変化によって服用する量，服用日数，休薬期間の変更が行われるため，調剤を行う際は添付文書だけでなく，処方医から患者や家族に説明されている内容と誤りがないかについて確認を行い，処方監査を徹底することが重要である．患者が治療についての理解があいまいであると感じた場合は，処方元の医療機関へ積極的に疑義照会を行うことによって，調剤エラーを防ぐ取り組みが求められる．今回のケースは，薬剤師の確認不足とともに，処方元の医療機関からの情報提供が不足していたことも調剤エラーにつながった原因の一つであると考えることができる．

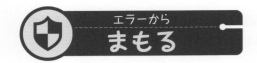

以上のことから，次のような取り組みが必要と考えられる．

1 ▶ 用法・用量，投与日数を確認する

　体重や体表面積から投与量を決定する薬剤は，患者や処方箋から入手した体重などを基に，投与量の妥当性を判断する．抗がん薬などのレジメンが，処方元の医療機関から公開されている場合は内容を確認し，服用日数などのスケジュールに誤りがないことを確認する．

2 ▶ 患者情報を見える化する

　服用期間，休薬期間をお薬手帳や，保険薬局で管理している薬剤服用歴に記載し，どの薬剤師が見ても誤りなく判断できるように可視化する．

3 ▶ 患者情報を共有する

　患者や処方元の医療機関との連携不足は調剤エラーを引き起こす，大きなリスクであると考えられる．処方内容が変更された際は，患者もしくは家族に，処方内容の変更について処方医に説明を受けているかを確認し，変更された内容を患者・家族と共有する．薬剤師は得られた情報から変更の妥当性について検討する．さらに，トレーシングレポートを活用し，処方元の医療機関と薬局間で処方変更などの情報について共有することで，調剤エラーがあった場合に早期発見が期待できる．

引用文献

1）日本薬剤師会：薬局における ハイリスク薬の薬学的管理指導に関する業務ガイドライン（第2版）．2011．
2）公益財団法人日本医療機能評価機構：【1】抗がん剤に関する疑義照会や処方医への情報提供を行った事例．薬局ヒヤリ・ハット事例収取・分析事業 第25回報告書（2021年1月〜6月）．2021．Available at：〈http://www.yakkyoku-hiyari.jcqhc.or.jp/pdf/report_2021_1_T001.pdf〉
3）大鵬薬品工業株式会社：ティーエスワンのレジメン一覧，ティーエスワン®医療関係者向け総合情報サイト．Available at：〈https://www.taiho.co.jp/confirmation.html?returnurl=medical/brand/ts-1/result/stomach03-r2.html〉

E 患者背景・情報に起因する調剤エラー対策

同種同効薬の重複投与

エラーを　みる

　同効薬の調剤エラーでは，同種同効薬の重複投与のパターンとして，経口剤＋経口剤や経口剤＋注射剤などのパターンが挙げられる．前者では抗血小板薬・βブロッカー・Caブロッカー・スタチン系など，すでに処方されているにもかかわらず，医師が処方されていることに気づかず開始してしまうパターンが多い．特に気づきにくいのが合剤をすでに服用している場合である．

　もちろんL/Dからすると治療域に達していないがゆえのオーダーであり，一部の場合（血圧コントロールがどうしてもつかないなど）を除き，追加ではなく増量や変更といった疑義照会が必要となる．

　それに対して経口＋注射の重複投与では指示が同一画面で確認できない場合も多く，重複に気づけないこともある．以下にその例を示す．

エラーに　かまえる

── 事 例 ❶ ──

　心房細動の患者に直投経口抗凝固薬（DOAC）が処方されたら，腎機能や相互作用などをチェックして適正な投与量であることを確認する．必要であれば疑義照会し適切な投与量に変更してもらう（図Ⅱ-E-2）．通常，経口剤の処方だけであれば，投与量の確認だけで問題ない．

　ただし，実は急性期でヘパリンを使用していることもありうる（図Ⅱ-E-3）．医師が単純に中止し忘れたのか，もしくはDOACを開始した場合，効果が出るまでヘパリンを併用すると誤認識しているのかなどが考えられるが，いずれにしろヘパリンの中止を疑義照会する必要がある．

NO	処方薬	量/日	用法	09/12 (火)	09/13 (水)	09/14 (木)	09/15 (金)	09/16 (土)	09/17 (日)	09/18 (月)	残薬日
	指示歴					指示変更		指示変更				
1	スピロノラクトン錠25 mg「トーワ」	1tab	朝食後		朝	朝	朝	終			
2	タケキャブ®錠10 mg	1tab	朝食後	朝	朝	朝	朝	終			
3	フロセミド錠20 mg「NP」	1tab	朝食後		朝	朝	朝	終			
4	非ビソプロロールフマル酸塩錠0.625 mg「サワイ」	2-1tab	朝・夕食後	朝　夕	朝　夕	朝　夕	朝　夕	終			
5	プラザキサ®カプセル110 mg	2cap	朝・夕食後		朝　夕	朝　夕	朝　夕	終			
6	プラザキサ®カプセル75 mg	4cap	朝・夕食後	終							
7	センノシド錠12 mg「サワイ」	1tab	便秘時	頓	頓	頓	頓	終			
8	ゾルピデム酒石酸塩OD錠5 mg「トーワ」	1tab	Drの指示	頓	頓	頓	頓	終			
9	ロキソプロフェンNa錠60 mg「トーワ」	1tab	Drの指示	頓	頓	頓	頓	終			
	▼　表　示			09/12 (火)	09/13 (水)	09/14 (木)	09/15 (金)	09/16 (土)	09/17 (日)	09/18 (月)	

図Ⅱ-E-2　プラザキサ開始時の確認画面の例

NO	注射薬	規格	指示量	区分部位	投与経路	速度	09/11 (月)	09/12 (火)	09/13 (水)	09/14 (木)	指示医
	指示歴							指示変更	指示変更	指示変更	
1	ヘパリンNa注5千単位／5 mL【備】	5,000単位1バイアル	4瓶(20 mL)	中心静脈持続点滴	メイン		16:30終				A
	大塚生食注(20 mL)	20 mL1管	2管(40 mL)				全身 50 mL，シリンジ投与				
2	ヘパリンNa注5千単位／5 mL【備】	5,000単位1バイアル	4瓶(20 mL)	中心静脈持続点滴	メイン			21:00			A
	大塚生食注(20 mL)	20 mL1管	2管(40 mL)				全身 50 mL，シリンジ投与				
3	ヘパリンNa注5千単位／5 mL【備】	5,000単位1バイアル	3,000単位(3 mL)	静脈1ショット注射	メイン		13:00	終			B
4	ラボナール®注射用0.5 g【庫】【備】	500 mL1管	500 mg	静脈1ショット注射	メイン		13:00	終			B
							添付されている蒸留水で溶解				

図Ⅱ-E-3　ヘパリン併用時の確認画面の例

━━━ 事 例 ❷ ━━━

術後の疼痛でトアラセット®が処方された場合，1回1錠1日4回服用する指示であれば，腎機能・肝機能に問題がないことを確認した上で通常は投薬される（図Ⅱ-E-4）．

NO	処方薬	量/日	用法	指示変更 12/03 (木)	指示変更 12/04 (金)	指示変更 12/05 (土)	指示変更 12/06 (日)	指示変更 12/07 (月)	指示変更 12/08 (火)	指示変更 12/09 (水)	残薬日
1	アジルバ®錠 20 mg	1tab	朝食後	止	終						
2	エナラプリルマレイン酸塩錠 5 mg「NikP」	2tab	朝食後	朝	朝	朝	朝	朝	朝	朝	
3	ジャディアンス®錠10 mg	1tab	朝食後	朝	朝	朝	朝	朝	朝	朝	
4	スピロノラクトン錠25 mg「トーワ」	1tab	朝食後	朝	朝	朝	朝	朝	朝	朝	
5	タケキャブ®錠 10 mg	1tab	朝食後	朝	朝	朝	朝	朝	朝	朝	
6	ニフェジピンCR錠40 mg「サワイ」	1tab	朝食後	朝	朝	朝	朝	朝	朝	朝	
7	バイアスピリン®錠100 mg	1tab	朝食後	朝	朝	朝	朝	朝	朝	朝	
8	ビソプロロールフマル酸塩錠 2.5 mg「サワイ」	1tab	朝食後	止	止	終					
9	フロセミド錠 20 mg「NP」	1tab	朝食後	朝	朝	朝	朝	朝	朝	朝	
10	ロスバスタチンOD錠2.5 mg「サワイ」	1tab	朝食後	朝	朝	朝	朝	朝	朝	朝	
11	ロスバスタチンOD錠5 mg「サワイ」	1tab	朝食後	朝	朝	朝	朝	朝	朝	朝	
12	レバミピド錠100 mg「オーツカ」	3tab	朝・昼・夕食後	朝昼夕	朝昼夕	朝昼夕	朝昼夕	朝昼夕	朝昼夕	朝昼夕	
13	トアラセット®配合錠「トーワ」	4tab	朝・昼・夕・眠食後	朝昼夕眠	朝昼夕眠	朝昼夕眠	朝昼夕眠	朝昼夕眠	朝昼夕眠	朝昼夕眠	
14	センノシド錠12 mg「サワイ」	4tab	朝・夕食前	朝　夕	終						
15	エクア®錠50 mg	2tab	朝・夕食後	朝　夕	朝　夕	朝　夕	朝　夕	朝　夕	朝　夕	朝　夕	
16	エリキュース®錠5 mg	2tab	朝・夕食後	朝　夕	朝　夕	朝　夕	朝　夕	朝　夕	朝　夕	朝　夕	

図Ⅱ-E-4　トアラセット®開始時の確認画面の例

　ただし，実は注射でアセリオを1日3回投与していた場合（図Ⅱ-E-5），アセトアミノフェンの投与量としてはすでに3,000 mgを投与しており，トアラセット®を加えると1日上限の4,000 mgを超えてしまうことになる．このように重複して投与される可能性がある薬剤だが，気づかなければ投与上限を超えてしまうこともありうる．

日	時 間	部 位	手 技	速 度	ラインチェンジ	薬 品	数 量	単 位
12月02日	02:16	静脈	単発点滴	15分		アセリオ静注液1000 mgバッグ	1	袋
	02:28	中心静脈	持続点滴	100 mL/時		ソリューゲン®F注〈500〉	1	瓶
	08:53	中心静脈	単発点滴	30分		セファゾリンNa点滴静注用1 gバッグ	1	キット
	08:53	中心静脈	持続点滴	40 mL/時		YDソリタ®ーT3号輸液	1	袋
	08:53	中心静脈	持続点滴	100 mL/時 →40 mL/時(12/02 09:59)		ソリューゲン®F注〈500〉	1	瓶
	12:32	静脈	単発点滴	15分		アセリオ静注液1000 mgバッグ	1	袋
	20:06	中心静脈	単発点滴	30分		セファゾリンNa点滴静注用1 gバッグ	1	キット
	22:48	中心静脈	持続点滴	40 mL/時		YDソリタ®ーT3号輸液	1	袋
	22:48	中心静脈	持続点滴	40 mL/時		ソリューゲン®F注〈500〉	1	瓶
12月03日	02:35	静脈	単発点滴	15分		アセリオ静注液1000 mgバッグ	1	袋
	09:32	静脈	単発点滴	15分		アセリオ静注液1000 mgバッグ	1	袋
	10:15	中心静脈	持続点滴	40 mL/時		ソリューゲン®F注〈500〉	1	瓶
	14:24	静脈	単発点滴	15分		アセリオ静注液1000 mgバッグ	1	袋

図Ⅱ-E-5　アセリオ併用時の確認画面の例

事例 ❸

　術後にステロイドの注射の開始に伴って，プロトンポンプ阻害薬（PPI）の注射を併用する処方がオーダーされたとする（図Ⅱ-E-6）．これだけを見ればステロイドによる消化性潰瘍を予防するためのオーダーだと考えられる．

NO	注射薬	規格	指示量	区分部位	投与経路	速度	指示変更 02/12（火）	指示変更 02/13（水）	指示変更 02/14（木）
1	イノバン®注0.3％シリンジ(50 mL)【備】	0.3％50 mL1筒	1筒 (50 mL)	中心静脈 持続点滴	メイン		0:00～		
2	【麻】フェンタニル注射液0.5 mg (10 mL)【庫】	0.005％10 mL1管	1.5 mg (30 mL)	中心静脈 持続点滴	メイン		*	*	*
	大塚生食注(100 mL)	100 mL1瓶	1瓶 (100 mL)						
	アタラックス®-P注射液50 mg【備】	5％1 mL1管	300 mg (6 mL)						
3	ヘパリンNa注5千単位／5 mL【備】	5,000単位1バイアル	10,000単位 (10 mL)	中心静脈 持続点滴	メイン		*	*	*
	大塚生食注(100 mL)	100 mL1瓶	1瓶 (100 mL)						
4	オメプラゾール注射用20 mg【備】	20 mg1瓶	20 mg	中心静脈 単発点滴	メイン		*	*	*
	生食溶解液キットH(50 mL)	50 mL1キット	50 mL						
5	ビクシリン®注射用1 g【備】	1 g1瓶	1 g	中心静脈 単発点滴	メイン		00:00 06:00 12:00 18:00	00:00 06:00 12:00 18:00	終
	生食溶解液キットH(50 mL)	50 mL1キット	1キット (50 mL)						
6	ビクシリン®注射用1 g【備】	1 g1瓶	1 g	中心静脈 単発点滴	メイン				00:00 06:00 12:00 18:00
	生食溶解液キットH(50 mL)	50 mL1キット	1キット (50 mL)						
7	アセリオ静注液1,000 mgバッグ【備】	1,000 mg100 mL1袋	1袋 (100 mL)	静脈 単発点滴	メイン		頓	頓	頓
8	ビクシリン®注射用1 g【備】	1 g1瓶	1 g	静脈 単発点滴	メイン				終 終
	生食溶解液キットH(50 mL)	50 mL1キット	1キット (50 mL)						
9	水溶性プレドニン®10 mg【備】	10 mg1管	20 mg	中心静脈 1ショット 注射	メイン		14:00 22:00	06:00 14:00 22:00	06:00 14:00 22:00
	大塚生食注(20 mL)	20 mL1管	20 mL						
10	水溶性プレドニン®10 mg【備】	10 mg1管	10 mg	中心静脈 1ショット 注射	メイン				
	大塚生食注(20 mL)	20 mL1管	20 mL						

図Ⅱ-E-6　プレドニンとオメプラゾール開始時の確認画面の例

　ただし，実は術後のストレス性胃潰瘍の予防にすでに PPI を服用していた場合，まったく無意味な処方となってしまう（図Ⅱ-E-7）．

　本来，PPI や H₂ ブロッカーは経口投与が望ましいため，注射剤で処方された場合は経口投与が難しいことが多い．

　一方，術後早期に PPI や H₂ ブロッカーなどを服用していたにも関わらず注射剤の投与がある場合は，医師が終了しているのを忘れている可能性がある．

指示歴				指示変更 02/12（火）	指示変更 02/13（水）	02/14（木）	指示変更 02/15（金）	02/16（土）	指示変更 02/17（日）	指示変更 02/18（月）
NO	処方薬	量/日	用 法							
1	バイアスピリン®錠100 mg	1tab	朝食後	朝	朝	朝	朝	朝	朝	朝
2	ランソプラゾールOD錠15 mg「トーワ」	1tab	朝食後	朝	朝	朝	朝	朝	朝	朝
3	スピロノラクトン錠25 mg「トーワ」	2tab	朝・昼食後	朝昼	朝昼	朝昼	朝昼	朝昼	朝昼	朝昼
4	フロセミド錠20 mg「NP」	2tab	朝・昼食後	朝昼	朝昼	朝昼	朝昼	朝昼	朝昼	朝昼
5	アスパラ®カリウム錠300 mg	6tab	朝・昼・夕食後	朝昼夕	朝昼夕	朝昼夕	朝昼夕	朝昼夕	朝昼夕	朝昼夕
6	プレドニゾロン錠「タケダ」5 mg	2-1-1 tab	朝・昼・夕食後						昼夕	朝昼夕

図Ⅱ-E-7　ランソプラゾール併用時の確認画面の例

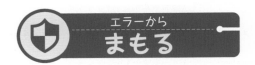

エラーから
まもる

　これら事例のような経口剤＋注射剤の重複の解決策としては，電子カルテ上で経口・注射の指示を一つにまとめてチェックしやすくするなどの工夫が効果的である．しかし，そもそもポリファーマシーであった場合，同一画面に表示されてもスクロールをしてすべての薬を確認できなければ見落としてしまうこともありうる．根本的な解決としては電子カルテ上で重複をチェックするシステムを導入することが最も効果的であろうが，中小病院ではシステムの導入も難しいことが多い．

　病院ごとにくり返し遭遇する重複パターンは異なるため，頻度の高い重複は該当薬剤が処方されたときに薬剤師がチェックできるような仕組みを周知することが重要となる．

E 患者背景・情報に起因する調剤エラー対策

検査値を確認すべき薬剤

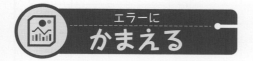

みる

　検査値を確認すべき薬剤は，腎機能に応じて用量調節が必要な薬剤[1]や，検査値によって薬剤の効果をモニタリングする薬剤，血中濃度の変化により致死的な転帰をもたらす可能性のある電解質製剤など多岐にわたる．また抗がん薬のように，各種検査値に応じて減量や休薬が規定されている薬剤もある．検査値の確認が不十分な状態で患者に投与すると，薬剤の効果が過剰に発現したり，十分な効果が得られないといった，薬物治療の効果に直結する．特に高齢者[2,3]は生理機能が低下していることや，多剤併用患者では薬物相互作用により検査値が変動していることもあるため，検査値の確認がより重要となる．

　近年では病院の電子カルテ情報の開示や，院外処方箋やお薬手帳に検査値を記載することで，病院・薬局間で患者情報を共有する事例も増えてきた（図Ⅱ-E-8）．2014年に独立行政法人医薬品医療機器総合機構（PMDA）が実施した調査では，院外薬局へ患者情報を提供している施設のうち，38.4％の施設が検査値の情報を公開していた[4]．現在では，さらに多くの施設が情報公開に取り組んでいることが予想される．

　検査値を確認することは，適切な処方監査の実践や，有害事象の早期発見・早期対応につながる．検査値は，病院薬剤師だけではなく，薬局薬剤師も積極的に確認し，活用すべき項目であると考えられる．

かまえる

=== 事 例 ===

▶ **54歳男性（168 cm，73 kg）**

既往歴：僧帽弁閉鎖不全症，高尿酸血症，腰痛症

現病歴：僧帽弁閉鎖不全症に対して，6年前に僧帽弁置換術を施行し経口剤でフォロー中の患者．かかりつけの循環器内科を受診し，次の処方箋を持参した（図Ⅱ-E-8）．

バイアスピリン® 錠 100 mg　1回1錠　1日1回　朝食後　30日分
ネキシウム® カプセル 10 mg　1回1錠　1日1回　寝る前　30日分
ワーファリン錠 1 mg　　　　　1回3錠　1日1回　朝食後　30日分
フェブリク® 錠 20 mg　　　　　1回1錠　1日1回　朝食後　30日分

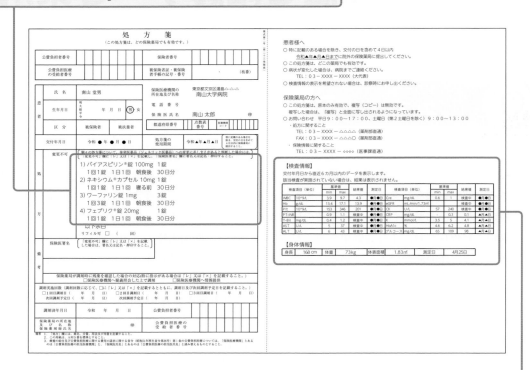

[検査情報]

検査項目(単位)		基準値 min	max	結果値	測定日	検査項目(単位)		基準値 min	max	結果値	測定日
WBC	10^9/L	3.9	9.7	4.3	●月●日	Cre	mg/dL	0.6	1	検査中	●月●日
Hb	g/dL	13.4	17.1	13.9	●月●日	eGFR	mL/min/1.73m²			検査中	●月●日
Plt	10^9/L	153	346	201	●月●日	CK	U/L	57	240	検査中	●月●日
PT-INR		0.9	1.1	検査中	●月●日	CRP	mg/dL	—	0.3	0.1	▲月▲日
T-Bil	mg/dL	0.4	1.2	検査中	●月●日	K	mmol/L	3.5	5	4.1	▲月▲日
AST	U/L	5	37	検査中	●月●日	HbA1c	%	4.6	6.2	4.8	▲月▲日
ALT	U/L	6	43	検査中	●月●日	グルコース	mg/dL	65	109	98	▲月▲日

[身体情報]

身　長	168 cm	体　重	73 kg	体表面積	1.83 m²	測定日	▲月▲日

図Ⅱ-E-8　患者が最初に持参した処方箋

臨床検査値：体温 36.5℃，収縮期血圧 118 mmHg，拡張期血圧 67 mmHg，心拍数 72 bpm，尿酸 6.5 mg/dL

処方：

バイアスピリン®錠 100 mg	1回1錠	1日1回	朝食後	30日分
ネキシウム®カプセル 10 mg	1回1カプセル	1日1回	寝る前	30日分
ワーファリン錠 1 mg	1回3錠	1日1回	朝食後	30日分
フェブリク®錠 20 mg	1回1錠	1日1回	朝食後	30日分

1 いつ・なにが起こった？

　かかりつけ薬局で処方箋を応需した．持参した患者は，「仕事が忙しくて受診できずにいたら，昨日で手持ちの薬を飲み終わってしまった．主治医の診察は再来週に改めて受ける予定だけれど，今日は午前中だけ仕事を休んで薬をもらいに行ってきた．朝の分の薬は飲めていないから，薬を受け取ったらすぐに飲んで，午後から仕事に行く予定だ．体調は良いよ．」と話し，急いでいる様子だった．処方箋には一部の検査値しか記載がなく，プロトロンビン時間国際標準比(PT-INR)は検査中と記載されていたが，対応した薬剤師は患者が急いでいたこと，体調は良好だと言っていたこと，前回と処方内容が同じであったことから，処方内容に疑義はないと判断し，調剤して投薬した．

　5日後，患者が再び以下の処方箋を持参して来局した(図Ⅱ-E-9)．

> ワーファリン錠 0.5 mg　1回1錠　1日1回　朝食後　8日分
> 1日休薬後，手持ちのワーファリンとあわせて1日2.5 mgで再開のこと．

　PT-INR が 4.6 まで延長しており，ワーファリン錠を1日休薬したあと，1日 2.5 mg へ減量して再開する指示がなされていた．患者に体調を確認すると，前腕に6 cm大の皮下出血ができていることに気づき，不安になったため受診したとのことであった．生活状況を確認したところ，長時間のデスクワークにより腰痛症が悪化し，約3週間前に他院の整形外科で以下の薬剤を処方されていた．

> セレコックス®錠 100 mg　1回1錠　1日2回　朝・夕食後　21日分
> ムコスタ®錠 100 mg　　　1回1錠　1日3回　毎食後　　21日分

　整形外科ではお薬手帳を持参せずに受診し，院内処方で薬を交付されたため併用薬の確認が不十分であったことが判明した．また，腰痛時のみ適宜服用するよう医師から指示を受けていたが，ほぼ連日服用し，症状が改善していたことを聴取した．患者が前回受診時の検査結果も持参していたため確認すると，前回の時点で PT-INR は 3.8 まで延長していた．ワーファリン錠とセレコックス®錠の相互作用により，PT-INR が延長したと考えられた．

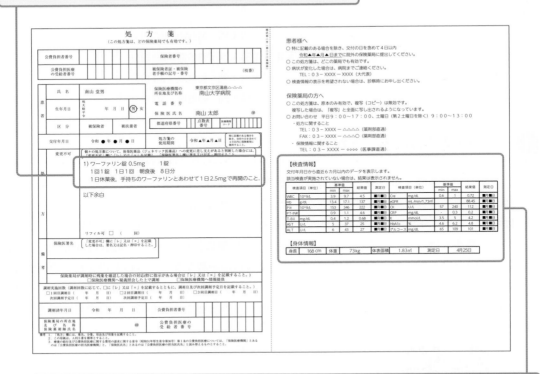

ワーファリン錠 0.5 mg　　１回１錠　１日１回　朝食後　　８日分
１日休薬後，手持ちのワーファリンとあわせて１日 2.5 mg で再開のこと.

[検査情報]

検査項目(単位)		基準値		結果値	測定日	検査項目(単位)		基準値		結果値	測定日
		min	max					min	max		
WBC	10^9/L	3.9	9.7	4.5	■月■日	Cre	mg/dL	0.6	1	0.72	■月■日
Hb	g/dL	13.4	17.1	137	■月■日	eGFR	mL/min/1.73 m²			88.45	■月■日
Plt	10^9/L	153	346	222	■月■日	CK	U/L	57	240	112	■月■日
PT-INR		0.9	1.1	4.6	■月■日	CRP	mg/dL	—	0.3	0.2	■月■日
T-Bil	mg/dL	0.4	1.2	0.68	■月■日	K	mmol/L	3.5	5	4.2	■月■日
AST	U/L	5	37	25	■月■日	HbA1c	%	4.6	6.2	4.8	■月■日
ALT	U/L	6	43	27	■月■日	グルコース	mg/dL	65	109	101	■月■日

[身体情報]

身 長	168 cm	体 重	73 kg	体表面積	1.83 m²	測定日	▲月▲日

図Ⅱ-E-9　**５日後に患者が持参した処方箋**

2　なぜ・どうして起こった？

　　本調剤エラーは，PT-INR の結果確認を怠ったためにワルファリンの作用増強を見逃し，その背景に併用薬との相互作用があることに気づかなかったことが原因であった.

通常，僧帽弁置換術後（機械弁使用時）の目標 PT-INR は 2.0 ～ 3.0 とされる [5, 6]．本事例では，整形外科から処方されたセレコックス®錠の併用により，セレコックス®錠の主成分であるセレコキシブが，ワルファリンの肝薬物代謝酵素である CYP2C9 を阻害したことにより，ワルファリンの作用が増強し，PT-INR が延長したと考えられる [7]．

適切なタイミングで PT-INR が確認されなかった要因として以下の ① ～ ③ が挙げられる．

> ① すべての検査結果を確認せずに調剤した
> ② 投薬時に患者の体調確認が不十分だった
> ③ ワルファリンと相互作用のある併用薬を把握できていなかった

これらの要因が重なったことで，ワルファリンの作用増強をもたらした．本事例では，処方箋が発行された時点では検査結果が出ていなかったが，薬局で処方箋を応需した時点では結果が判明していた可能性が高い．しかし，① 前回と処方内容が同じであったことから，ワルファリンの用量調節は不要であると思い込んでいた．また患者が急いでいたことから，② 投薬時に患者の体調確認が不十分となり腰痛症の症状変化を聴取することができなかった．その結果，③ 腰痛症に対してワルファリンと相互作用のあるセレコキシブが開始されていたことを把握できず，PT-INR の確認が必要であるという考えに至らなかった．

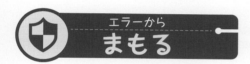

エラーから
まもる

以上のことから，次のような取り組みが必要だと考えられる．

1 ▶ 検査値を確認したら処方箋上にチェックをつける

スピード感をもって調剤を行っていると，確認をするという行為が疎かになり，ただ数字を見ているだけになることが起こり得る．処方監査やピッキングの際に，一度手を止めて検査値にチェックをつけることで，検査値の示す意味を考え，評価することを意識する．また，チェックをつけることで，どの検査値を見て処方の妥当性を評価したか最終鑑査者にも意図を伝えることができる．処方箋が発行された時点では検査結果が出ていなくても，処方箋を応需して調剤を行う時点では検査結果が出ている場合もあるので，調剤時に疑義照会して検査結果を問い合わせることも有用である．

2 ▶ 検査値は時系列で確認する

検査値を確認する際には，直近の検査値のみを確認するのではなく，時系列でその推移を確認することが重要である．基準値の上限または下限から逸脱した値が，検査当日に急激に変化した値なのか，徐々に変化した結果の値なのかという視点が，患者の状態を把握する上で必要になるためである．処方箋上に直近の検査値のみしか記載されていない場合は，服薬指導の記

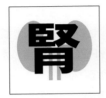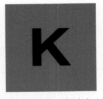

図Ⅱ-E-10　**検査値の確認を促すため，調剤棚などに貼付する注意喚起マーク例**

録やお薬手帳にも記載し，次回以降に比較できるよう記録を残す工夫が必要である．

3 ▶ 薬剤部内・薬局内で検査値の確認が必要な薬剤の認識を共有する

　本事例のような検査値を指標に用量調節をする薬剤の他にも，腎機能に応じて用量調節する薬剤，電解質製剤，抗がん薬などは検査値を確認する必要がある．ピッキング時に気がつくように，調剤棚などに注意喚起マークを貼付することも有用である（図Ⅱ-E-10）．特に抗がん薬では，各薬剤の適正使用ガイドに減量・休薬基準が詳細に掲載されていることが多い．添付文書だけではなく，適正使用ガイドなどをすぐに閲覧できるような環境整備も有用である．

📖**引用文献**
1）日本腎臓病薬物療法学会：腎機能低下時に最も注意が必要な薬剤投与量一覧（2023 年 4 月 1 日改訂 36 版）．2023．
2）日本老年医学会日本医療研究開発機構研究費・高齢者の薬物治療の安全性に関する研究研究班編：高齢者の安全な薬物療法ガイドライン 2015．日本老年医学会，2015．
3）厚生労働省：高齢者の医薬品適正使用の指針 総論編．2018．
4）医薬品医療機器総合機構：医薬品安全性情報の活用等に関する調査 結果公表について．2015．
5）日本循環器学会ほか：2020 年改訂版弁膜症治療のガイドライン．2020．
6）青﨑正彦ほか監：Warfarin 適正使用情報 改訂版〈本編〉．エーザイ株式会社，2020．
7）青﨑正彦ほか監：Warfarin 適正使用情報 改訂版〈相互作用各論編〉．エーザイ株式会社，2020．

CASE 26

TDM が必要な薬剤

エラーを みる

　治療薬物モニタリング therapeutic drug monitoring（TDM）とは，薬物血中濃度と有効性・有害事象などに相関がみられる薬物を，患者個々の薬物動態に応じて投与設計し，適正な薬物療法を行うことである．TDM が考慮される場面としては，有効治療域が狭い薬剤・治療域と中毒域が近い薬剤・個人ごとに薬物濃度のばらつきが多い薬剤の使用，抗菌薬の耐性化の抑制，指示どおりに服用できているかの確認などである．

　診療報酬上では，特定の疾患に対して対象薬剤（表Ⅱ-E-6）を投与し，血中濃度測定の結果に基づき当該薬剤の投与量を精密に管理した場合，月 1 回に限り特定薬剤治療管理料 1 が算定できる．保険薬局では薬学管理料（特定薬剤〔ハイリスク薬〕管理指導加算）として調剤ごとに算定できる薬剤が多い．

　本項では調剤時のミスを防ぐために，TDM に関連する薬剤の注意点などについて，事例を用いて検討していく．なお，各薬剤の TDM の計算や採血タイミングなどの詳細は，各参考書で確認いただきたい．

エラーに かまえる

=== 事 例 ===

▶ **65 歳男性（165 cm，50 kg）**

既往歴：双極性感情障害（躁うつ病）

検査値：S-Cr 1.0 mg/dL，Ccr 52.1 mL/分，HbA1c 5.5 %，血中リチウム濃度 0.7 mEq/L

現病歴：20XX 年の夏，重い荷物を炎天下で運んだ際に腰を痛めてしまい，整形外科クリニックを受診した．腰痛症の診断で以下の処方を持参した．

薬歴：精神科病院の門前薬局 X より交付

|　| オランザピン錠 20 mg　　1 回 1 錠　1 日 1 回　眠前 |
|　| 炭酸リチウム錠 200 mg　　1 回 2 錠　1 日 2 回　朝食後，眠前 |

処方：

|　| ロキソプロフェン錠 60 mg　1 回 1 錠　1 日 3 回　毎食後　14 日分 |

表Ⅱ-E-6　特定薬剤治療管理料 1 の対象薬剤一覧

対象薬剤	疾　患	副作用・中毒症状
ジギタリス製剤(ジゴキシン)	心疾患患者	悪心・嘔吐，不整脈 など
不整脈用薬(プロカインアミド，ジソピラミド，キニジン，アプリンジン，リドカイン，ピルシカイニド塩酸塩，プロパフェノン，メキシレチン，フレカイニド，シベンゾリンコハク酸塩，ピルメノール，アミオダロン，ソタロール塩酸塩およびベプリジル塩酸塩)	不整脈の患者	アミオダロン：血圧低下，心原性ショック，徐脈，房室ブロック，肝毒性 など
抗てんかん薬	てんかん患者	フェニトイン：眼振，構音障害，運動失調，眼筋麻痺 など
ハロペリドール製剤，ブロムペリドール製剤	統合失調症	低血圧，過度の鎮静，重症の錐体外路症状(筋強剛，振戦，ジストニア症状) など
リチウム製剤	躁うつ病の患者	食欲低下，嘔気，嘔吐，下痢などの消化器症状，振戦，傾眠，錯乱などの中枢神経症状，運動障害，運動失調などの運動機能症状，発熱，発汗などの全身症状 など
バルプロ酸ナトリウムまたはカルバマゼピン	躁うつ病または躁病の患者	カルバマゼピン：眠気，悪心・嘔吐，めまい，複視，運動失調 など
バルプロ酸ナトリウム	片頭痛	意識障害(傾眠，昏睡)，痙攣，呼吸抑制，高アンモニア血症，脳浮腫 など
テオフィリン製剤	気管支喘息，喘息性(様)気管支炎，慢性気管支炎，肺気腫または未熟児無呼吸発作の患者	消化器症状(とくに悪心・嘔吐)や精神神経症状(頭痛，不眠，不安，興奮，痙攣，せん妄，意識障害，昏睡など)，心・血管症状(頻脈，心室頻拍，心房細動，血圧低下など)，低カリウム血症その他の電解質異常，呼吸促進，横紋筋融解症 など
免疫抑制薬(シクロスポリン，タクロリムス水和物，エベロリムスおよびミコフェノール酸モフェチル)	臓器移植術を受けた患者	ミコフェノール酸モフェチル：下痢，感染症，骨髄抑制，脱毛 など
シクロスポリン	ベーチェット病の患者であって活動性・難治性眼症状を有するものまたはその他の非感染性ぶどう膜炎，再生不良性貧血，赤芽球癆，尋常性乾癬，膿疱性乾癬，乾癬性紅皮症，関節症性乾癬，全身型重症筋無力症，アトピー性皮膚炎もしくはネフローゼ症候群の患者	悪心・嘔吐，傾眠，頭痛，頻脈，血圧上昇，腎機能低下 など
タクロリムス水和物	全身型重症筋無力症，関節リウマチ，ループス腎炎，潰瘍性大腸炎または間質性肺炎の患者	BUN 上昇，クレアチニン上昇，悪心，手振戦，肝酵素上昇 など
エベロリムス	結節性硬化症に伴う上衣下巨細胞性星細胞腫の患者	貧血，粘膜の炎症，腎障害，高血糖，感染症，間質性肺疾患，脂質異常 など
シロリムス製剤	リンパ脈管筋腫症の患者	口内炎，下痢，疼痛およびざ瘡，感染，血小板減少や白血球減少，間質性肺疾患 など
サリチル酸系製剤(アスピリン)	若年性関節リウマチ，リウマチ熱または慢性関節リウマチの患者	耳鳴，めまい，頭痛，悪心・嘔吐，消化管出血・潰瘍，難聴，軽度の頻呼吸 など
メトトレキサート	悪性腫瘍の患者	骨髄抑制，肝機能障害，粘膜・消化管障害 など
イマチニブ	指定なし	悪心，嘔吐，腹痛，下痢，食欲減退，発疹，紅斑，浮腫，疲労，筋痙縮，筋肉痛，脱力，腹水，頭痛，発熱，血清クレアチニン上昇，トランスアミナーゼ上昇，ビリルビン上昇，CK(CPK)上昇，好中球数減少，血小板減少症，汎血球減少症 など
スニチニブ	腎細胞がん	血小板減少，白血球減少，好中球減少，リンパ球数減少，貧血などの血液学的副作用，手足症候群，高血圧 など
トリアゾール系抗真菌剤(ボリコナゾール)	重症または難治性真菌感染症または造血幹細胞移植の患者	視覚異常，色視症，頭痛，浮動性めまい，幻覚，不眠症，羞明 など
グリコペプチド系抗生物質(バンコマイシン，テイコプラニン)，アミノ配糖体抗菌薬(ゲンタマイシン，トブラマイシン，アミカシン，アルベカシン)	指定なし	バンコマイシン：急性腎障害等の腎障害 など　ゲンタマイシン：腎障害，聴覚障害，前庭障害，神経筋遮断症状，呼吸麻痺 など

1 いつ・なにが起こった？

　　整形外科クリニックの門前薬局 Y の薬剤師が処方箋を応需した．患者はお薬手帳を家に忘れたため，口頭で薬剤名を聴取した．アレルギーや併用禁忌がないことを確認し，処方どおり服用するよう説明した．

　　調剤から一週間後，患者はめまい・嘔気・尿量低下を訴え，かかりつけの精神科を受診した．採血の結果，血中リチウム濃度が 2.2 mEq/L と高値を示し，脱水所見もみられた．脱水状況下でのロキソプロフェン投与により尿量が低下し，リチウムが蓄積していることが考えられた．

2 なぜ・どうして起こった？

　　今回のエラーは，中毒症状の出やすい状況を把握し，生活指導をすることで予防できた可能性がある．リチウム製剤の添付文書には，血清リチウム濃度を上昇させる要因（食事および水分摂取量不足，脱水を起こしやすい状態，非ステロイド性消炎鎮痛薬などの血中濃度上昇を起こす可能性がある薬剤の併用など）が記載されている．今回は，夏場で脱水を起こしやすい状態で，非ステロイド性消炎鎮痛薬を服用してしまった例であった．適切な食事・飲水や休息を指導することで中毒症状を予防できたかもしれない．また，中毒の初期症状を伝えることで，重症化を防ぐことにも繋げることができる．

　　薬局 Y は患者面談よりリチウム製剤を服用していることを把握していた．ロキソプロフェンはリチウム製剤と併用注意であり，TDM 対象薬剤で中毒症状が出やすいことを考慮すると，夏場での食事・飲水量の確認などを指導時に行えることが望ましい．状況によっては，アセトアミノフェンなどの処方提案も検討の余地がある．精神科病院の門前薬局 X ではリチウム製剤を交付する際に，飲水指導と併用薬の注意などを説明するが，患者が他院で処方された薬が該当するかどうかの判断は困難なため，処方医と調剤薬局にお薬手帳や指導箋などを提示できるよう患者に理解してもらうことが望ましい．飲水指導については，精神科を受診している患者の中には過飲水による低ナトリウム血症をきたす人もいる．普段の水分の摂取量を把握した上で指導することが重要である．また，副作用や中毒症状を強調しすぎると，拒薬に繋がることもあり，患者の理解度・キャラクターに応じて説明内容や言い回しを工夫することで，安全性を高めた治療が継続できる．

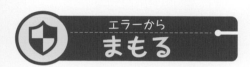

　　以上のことから，次の点について特に意識したい．

1 ▶ TDM 対象薬の注意事項・副反応・中毒症状などを把握する

　　各薬局で取り扱う薬剤に特徴があるため，処方される頻度が高いものを中心に，説明・確認

事項をまとめておくと，服薬指導の際に便利である．また，入手した患者背景・情報に応じて，想定されるリスクなどを考察し，患者の理解度に応じて説明・対応できるとよい．

2 ▸▸ かかりつけ薬局の活用と各医療施設との情報共有

　個々の患者への薬剤情報を総合的に評価するには，かかりつけ薬局での情報一元化が有用である．また，各医療施設は情報共有不足による不利益が生じないように，お薬手帳・薬剤情報提供書の内容を整理し，患者・医療施設への情報提供体制を準備しておくことが望ましい．添付文書上では，相互作用などによる明確な投与量基準が設けられていない薬剤は多い．薬剤師は処方されている薬剤が，患者ごとに安全かつ有効に使用できるか評価していくことが重要である．今回のような事例では，トレーシングレポートで精神科病院へのロキソプロフェン併用と血中リチウム濃度のフォローに関する情報提供も対応の一つとして挙げられる．

　理想的には，血中濃度データを把握した状態で調剤するのが望ましい．しかし，処方箋に必要なデータが時系列で網羅されていない現状がある．病院での調剤であれば，カルテから情報を入手できるが，調剤薬局では薬歴・処方箋記載および患者状態・患者持参の検査値などから総合的に評価することになる．有害事象，相互作用の有無などを確認し，適切な服薬指導を通じた安全な薬物治療の支援が求められる．

📖 引用文献

1) 各薬剤添付文書およびインタビューフォーム．
2) 厚生労働省保険局医療課：診療報酬の算定方法の一部改正に伴う実施上の留意事項について，保医発 0305 第 1 号，平成 30 年 3 月 5 日，別添 1：医科診療報酬点数表に関する事項，2 特定薬剤治療管理料，2018．

E 患者背景・情報に起因する調剤エラー対策

患者のアレルギー情報

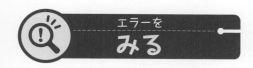

エラーを
みる

　薬物を使用して発現した好ましくない，あるいは意図しない反応・有害事象のうち，薬物との因果関係を否定できないものを薬物有害反応といい，薬理学的作用によるものと薬物過敏症によるものとに大別される．薬物過敏症（薬物アレルギー）は，原因薬物が抗原となり，特異的な抗体やリンパ球などが免疫過剰反応を起こす．

　アレルギーのある薬剤を投与すると，紅斑・蕁麻疹・膨疹などの皮膚・粘膜症状，腹痛・嘔吐などの消化器症状や，呼吸困難などの呼吸器症状を呈し，重症化した場合はアナフィラキシーショックを引き起こすことがある．

　アレルギー反応にはTypeⅠ～Ⅳまでの分類があるが（表Ⅱ-E-7），臨床で対処する際は，即時型・遅延型のどちらであるか，重症化する反応であるかどうかが重要となる．即時型アレルギーは，抗原となる物質に対して特異的なIgE抗体が産生される反応を主体とする．抗原曝露後，数分から数時間で発現し，皮膚症状として蕁麻疹，血管浮腫が現れる．この重症型がアナフィラキシーである．遅延型アレルギーではⅣ型アレルギーが最も多く，抗原に曝露されてから，1～2週間で発現することが多い．重症型にStevens-Johnson症候群，中毒性表皮壊死症（TEN）型薬疹，薬剤性過敏症症候群などの重症薬疹がある．

　薬物アレルギーは事前の予測が困難である．患者からアレルギーを聴取する際は，患者の訴える副作用が，薬理学的作用による薬物有害反応なのか，薬物アレルギーによるものなのかを

表Ⅱ-E-7　薬物アレルギーの分類，臨床像，発症までの時間

分　類		臨床像	発症までの時間（典型）
即時型	Ⅰ型	蕁麻疹，血管浮腫，アナフィラキシー	＜6時間（＜1時間）
遅延型	Ⅱ型	血球減少（溶血性貧血，血小板減少）	＜15日（＜72時間）
	Ⅲ型	血清病（発熱，皮疹，関節痛）	数日～数週（1～3週）
	Ⅳ型	急性間質性腎炎	3日～4週
		紅斑丘疹型薬疹	数日～数週（治療2週目）
		薬剤性過敏症症候群（DIHS）	2～6週（4週）
		Stevens-Johnson症候群（SJS），中毒性表皮壊死症（TEN）	4日～4週

（文献1より引用，一部改変）

判別するために，副作用発現時の状況，症状，時間経過を詳細に聞き取る必要がある．聞き取りからの判断が難しい場合には，プリックテスト，スクラッチテストや皮内反応を行うことも有用である．

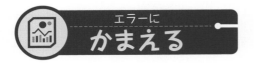

エラーに
かまえる

━━━━━ 事 例 ━━━━━

▶ 70 歳男性（160 cm，55 kg）

既往歴：陳旧性下壁梗塞，狭心症 PCI 後に脂質異常症

入院目的：半年前の右冠動脈 PCI 後の確認造影のため入院．明らかな進行なければ現在の薬物療法で経過観察の方針

臨床検査値：AST 30 IU/L，ALT 16 IU/L，eGFR 72.3 mL/分/1.73 m²

副作用歴：10 年前にセファクロルにて発疹

薬歴：

アスピリン腸溶錠 100 mg	1回1錠	1日1回	朝
プラスグレル錠 3.75 mg	1回1錠	1日1回	朝
エゼチミブ錠 10 mg	1回1錠	1日1回	朝
ボノプラザン錠 10 mg	1回1錠	1日1回	朝
イコサペント酸エチル粒状カプセル 900 mg	1回1C	1日2回	朝夕
ジルチアゼム塩酸塩 R カプセル 100 mg	1回1C	1日1回	夕
ニトロペン®舌下錠 0.3 mg	1錠	発作時	

1 いつ・なにが起こった？

入院日が休日であったため，薬剤師による副作用，アレルギーや持参薬の確認ができなかった．そこで，看護師が患者に副作用，アレルギーの確認をしたが，その際，患者は副作用とアレルギーはないと伝えていた．

翌日，カテーテル検査時の感染予防としてセファクロルが投与された．服用後に左上腕に発疹が出現し，患者より看護師へ報告された．看護師は電子カルテにセファクロルアレルギーの記載があったことを，このとき初めて認知した．

2 なぜ・どうして起こった？

今回のエラーは，電子カルテ内のアレルギー項目にセファクロルの記載があったにもかかわらず，医師が見落としたこと，さらにフリーコメントで入力されていたため，処方時に警告表示が出なかったことが原因と考えられる．現在では，薬剤師が入院直後に持参薬と患者情報を確認しているが，10年前当時は薬剤師が電子カルテにアレルギー入力を行っていなかったことも理由として挙げられる．

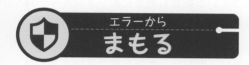

以上のことから，次のような取り組みが必要だと考える．

1 ▶ 電子カルテ内の患者プロファイルの整備

患者プロファイルにアレルギー薬剤を登録する際，薬剤名がフリーコメントで入力されていることがある．システム上，フリーコメントでの入力では警告が出ず，処方可能となってしまうため，アレルギー薬剤が患者へ投与される事例が起こっている．この状況を回避するため，当院の取り組みとして，フリーコメントで入力されているアレルギー薬剤を，薬剤師が確認して再登録を行うことにした．

① アレルギー薬剤の新規登録

・患者面談などで新規にアレルギー薬剤が判明した場合，患者プロファイルへアレルギー薬剤の新規登録を行う
・アレルギー薬剤が明確ではなく，薬効分類での申告があった場合，ペニシリン系，セフェム系，ピリン系については登録する．その他の薬効分類はフリーコメントにて入力する

② 副作用の被疑薬の登録

・主治医と相談の上で再投与が危険と判断される副作用の場合，被疑薬を登録して副作用名を記載する（例：ヘパリン起因性血小板減少症など）

③ フリーコメントにて登録済み薬剤の修正登録

・患者プロファイルにフリーコメントで登録されているアレルギー薬剤，薬効分類（ペニシリン系，セフェム系，ピリン系）については修正登録を行う
・主治医と相談の上，フリーコメントで登録されている副作用について，再び服用した際危険と判断される副作用の場合，修正登録を行う

④ フリーコメントで入力したスタッフへの対応

・次回は薬剤の選択入力を行うよう指導を行う

上記の対応をすることで，過去の副作用，アレルギー薬剤の再処方の防止に繋がる．

2 ▶ 多職種・他施設との情報共有

　アレルギー薬剤として登録されている薬剤を処方した際に警告が表示される機能があっても，入手したアレルギー薬剤が経過記録に記載されるなど，適切に登録されていなければ警告は表示されず，情報の共有も難しくなる．アレルギー情報を手順通りに登録することが重要である．

　また，登録されているアレルギー薬剤と処方・投与される薬剤が同一成分であるが薬剤名が異なる場合や，抗菌薬の同一系統であるが成分が異なっている場合もあるため，アレルギー情報を確認する際は注意が必要である．処方・調剤・投薬時には，警告機能に依存せず，都度アレルギー情報を確認することが重要である．

　薬剤の副作用・アレルギーを疑う症例のあった医療機関・薬局は，製薬企業に連絡するだけでなく，直接，医薬品医療機器総合機構(PMDA)へ報告することが大切である．

　入院中に得た患者情報(副作用・アレルギー情報)は，退院時情報提供書などを用いて薬局へ提供し，薬局では普段より患者の薬剤モニタリングをすることで，服薬情報提供書やお薬手帳などを用いて入院先などに情報を提供する．患者にとって安全な医療を提供できるよう，多職種・他施設連携を充実していく必要があると考える．

📕 引用文献 ···

1）Blumenthal KG, et al：Antibiotic allergy. Lancet, 393：183-198, 2019.
2）公益財団法人日本医療機能評価機構：アラートが機能しなかったことによるアレルギーがある薬剤の投与．医療安全情報，No.165，2020.
3）公益財団法人日本医療機能評価機構：医療事故情報収集等事業 第58回報告書(2019年4月〜6月)．2019.

CASE
28

E 患者背景・情報に起因する調剤エラー対策

クリニカルパスに連動した処方

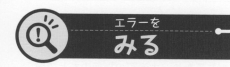

エラーを
みる

　医療機関では，クリニカルパスごとに標準治療薬を選定している．周術期の場合では術後感染予防や疼痛管理目的に，抗菌薬や解熱鎮痛薬が処方され，また不眠時に睡眠導入薬が投与されることもある．そのため薬剤師がクリニカルパスに参画して，患者への服薬指導，常用薬やアレルギー情報，腎機能に応じた投与量の確認など果たす役割は大きい．

　クリニカルパス入院患者が複数の場合，医療スタッフは患者によって異なる医療行為を同一時間帯に並行して実施している．多職種間での役割分担が明確となっているので，限られた時間内で病棟薬剤業務を実施する際に，調剤エラーの危険性が高くなる（表Ⅱ-E-8）．

表Ⅱ-E-8　クリニカルパスに関連した調剤エラーの例

使用薬剤	想定される調剤エラー	患者に起こりうる被害
術前休薬 （抗血小板薬および抗凝固薬）	アレルギー歴および副作用歴などの確認もれ	被疑薬の再投与
感染予防 （腎排泄型抗菌薬） 疼痛管理 （解熱鎮痛薬）	患者の服用薬剤の確認・指示もれ	術前中止するべき薬剤の投与継続 重複投与・相互作用などを防止せず投与継続 休薬再開忘れのまま退院
不眠時 （睡眠導入薬）	患者の腎機能の確認もれ	抗菌薬の過量投与 薬剤の副作用発現 過量投与による転倒転落

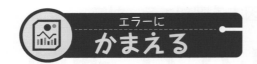

=== 事 例 ===

▶ **80 歳女性（149 cm，56 kg）**

既往歴：高血圧症，高コレステロール血症，腰部脊柱管狭窄症

現病歴：人工膝関節置換術（左）施行目的で整形外科に紹介受診した．その後，入院サポートセンターにて薬剤師が服用薬を確認し，術前に服用中止が必要な医薬品があるため，主治医の指示のもとで服用中止指導を行った．主治医外来より 1 ヵ月後に外科系混合病棟に入院した．

臨床検査値：収縮期血圧 132 mmHg，拡張期血圧 81 mmHg，血清アルブミン値 3.5 g/dL，S-Cre 0.7 mg/dL，AST 28 IU/L，ALT 25 IU/L

処方：（入院時常用薬）

アムロジピン OD 錠 5 mg	1 回 0.5 錠	1 日 1 回	朝食後	7 日分
ロスバスタチン OD 錠 2.5 mg	1 回 2 錠	1 日 1 回	夕食後	7 日分
プレガバリン OD 錠 75 mg	1 回 2 錠	1 日 2 回	朝夕食後	7 日分
メコバラミン錠 500 μg	1 回 1 錠	1 日 3 回	朝昼夕食後	7 日分
エチゾラム錠 0.5 mg	1 回 1 錠	1 日 3 回	朝昼夕食後	7 日分
酸化マグネシウム錠 330 mg	1 回 1 錠	1 日 3 回	朝昼夕食後	7 日分

処方：（入院後）

ブロチゾラム OD 錠 0.25 mg	1 回 1 錠	不眠時 3 回分	
ロキソプロフェン錠 60 mg	1 回 1 錠	疼痛時（3 時間以上あけて 1 日 3 回まで）	10 回分
レバミピド錠 100 mg	1 回 1 錠	疼痛時（3 時間以上あけて 1 日 3 回まで）	10 回分

1 いつ・なにが起こった？

　　術後経過もよく，リハビリテーション開始後のある夜，患者が不眠を訴えたためブロチゾラム OD 錠 0.25 mg を 1 錠服用した．深夜 2 時過ぎに目覚めて尿意を感じたため起き上がり，ベッドからずり落ちた．

　　医療安全管理者（リスクマネージャー：RM）から薬剤部門 RM に対して，転倒・転落事故と睡眠導入薬使用との関連について質問があった．ブロチゾラム OD 錠 0.25 mg はベンゾジアゼピン系催眠鎮静薬であり，過鎮静，認知機能の悪化，運動機能低下，転倒，骨折，せん妄などのリスクを有しているため，高齢者が服用する際は特に慎重になる必要がある[1, 2]．そこで薬剤が原因であると疑われる転倒・転落患者の処方調査とクリニカルパスに組み込まれている睡眠導入薬の選択状況について，医療安全部門と共同調査を行った．

2 なぜ・どうして起こった？

　調査期間の6ヵ月間に，薬剤が原因であると疑われる転倒・転落患者36人の処方内容調査を行った．その結果，下記のことが示唆された．

・睡眠導入薬では，ブロチゾラムOD錠0.25 mg，ゾルピデム酒石酸塩OD錠5 mgの使用患者が多い
・クリニカルパス運用後に転倒・転落した患者の中には，転倒・転落リスクレベルの高い集団が存在していた
・高齢者に限らず若い世代でも併用している経口剤の種類が8種類以上であった
・併用薬剤には，転倒・転落との関与が否定できない薬効が存在していた

　睡眠導入薬が組み込まれているクリニカルパスでは，ブロチゾラムOD錠0.25 mgまたはゾルピデム酒石酸塩OD錠5 mgを選択している割合が80％以上であった．さらにブロチゾラムOD錠0.25 mgについては，組み込まれているパス数が100を超えており，診療科は限定されていた．

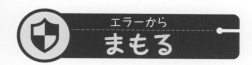

　以上のことから，次のような対策を行った．

1 ▶ 院内研修会の開催

　神経科医師と薬剤科RMが講師となり，せん妄と睡眠薬投与をテーマに医療安全セミナーが開催された．その際に前述の調査結果を報告したところ，クリニカルパスにブロチゾラムOD錠0.25 mgが組み込まれていることが問題となった．

2 ▶ ベンゾジアゼピン系催眠鎮静薬の切り替えを検討

　ブロチゾラムOD錠0.25 mgは転倒・転落リスクが高いことから，非ベンゾジアゼピン系催眠鎮静薬であるエスゾピクロン錠1 mgへの切り替えを検討した．当院はオレキシン受容体拮抗薬の採用薬がないこと，エスゾピクロン錠1 mgは後発医薬品を採用しており，これらの薬剤に変更した場合，転倒による骨折などの怪我のリスクを考慮すると，医薬品購入費用増額分は許容範囲内であると判断された．

3 ▶ クリニカルパスの見直し

　その後，関係部署と調整後に，ブロチゾラムOD錠0.25 mgが組み込まれていたクリニカルパスおよびセット登録の変更が行われた．

　　今回は処方調剤エラー事例ではないが，高齢者で 6 種類の薬剤を服用しており，転倒・転落との関与が否定できない薬効をもつものも含まれていた．そのような背景にある患者に対して，非ベンゾジアゼピン系催眠鎮静薬の服用指示が出されることは避けなければならない．そのためには，クリニカルパスごとの標準治療薬を再評価して適宜変更することが重要であった．クリニカルパスに連動した処方に伴うリスク軽減には，医療安全部門と薬事委員会およびクリニカルパス委員会などに薬剤師が積極的に関与する必要がある．

📖 引用文献

1）厚生労働省：高齢者の医薬品適正使用の指針 総論編．2018．Available at：〈https://www.mhlw.go.jp/stf/shingi2/0000208848.html〉
2）日本老年医学会日本医療研究開発機構研究費・高齢者の薬物治療の安全性に関する研究研究班編：高齢者の安全な薬物療法ガイドライン 2015．日本老年医学会，2015．

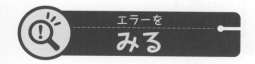

CASE 29

E 患者背景・情報に起因する調剤エラー対策

薬袋やラベルシールのクロス

本項では，薬袋のクロスとラベルシールのクロスの2つの事例について取り上げる．

エラーを みる

　薬袋のクロスは，大きく2つのタイプがある．1つは，同一患者の処方内における薬袋と薬剤の交差(図Ⅱ-E-11，パターン①)，もう1つは他の患者の薬袋との交差がある(図Ⅱ-E-11，パターン②)．パターン①は同一患者においての調剤エラーであるが，薬袋に記載された用法・用量を誤って服用する可能性があり，用量が不足して治療効果が得られない場合や特に薬物血中濃度の治療域が狭い薬剤などでは，用量が過量となった場合に重大な副作用を引き起こす可能性がある．パターン②では，処方された薬剤が適切であったとしても，薬袋に記載されている用法・用量が異なることで，前者と同様の危険を引き起こす可能性がある．さらに，異なる患者の薬袋を患者に交付したことで，個人情報の漏洩や薬剤師への信頼の低下を招きかねない．一方，異なる患者の薬袋であり，薬剤も異なる場合には，重大な事故を引き起こす可能性がある．

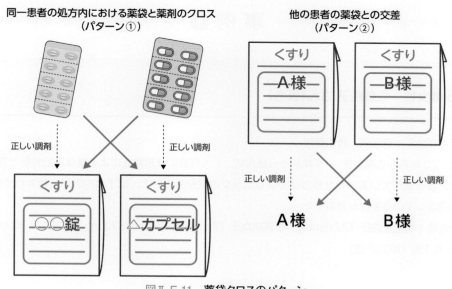

図Ⅱ-E-11　薬袋クロスのパターン

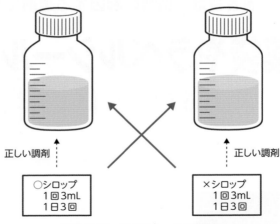

図Ⅱ-E-12　ラベルシールのクロス

　ラベルシールのクロスは，特に小児科の処方箋における，水剤シールの取り違え（図Ⅱ-E-12）において注意が必要である．水剤は，投薬瓶に入れてしまうと外観から混合されている水剤の組成を判断することが困難となる．1つの水剤を1つの投薬瓶に入れて調剤すればよいのかもしれないが，小児に水剤を服用してもらうためには混合調剤することで，アドヒアランスの向上が期待できる．また，軟膏の混合調剤時にも色や基質が類似している場合には，調剤後のラベルシールを貼付する際に注意が必要である．散剤も同様に，製剤の粒子径や色が類似している場合には，混合して分包する際に取り間違えの要因となるため，注意が必要である．

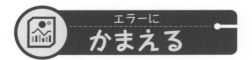

═══════════ 事 例 ❶ ═══════════

▶ 75歳女性　佐藤純子 さん（仮名）

既往歴：高血圧，糖尿病，骨粗鬆症
現病歴：20年前から高血圧，15年前から糖尿病，1ヵ月前に骨粗鬆症による椎体圧迫骨折を発症し，家族の介護を受けている．かかりつけのクリニックの定期受診にて，以下の内容が記載されている処方箋を同居している家族が持参した．
臨床検査値：収縮期血圧 132 mmHg，拡張期血圧 77 mmHg，S-Cre 0.72 mg/dL，BUN 35 mg/dL，HbA1c 6.7 %（NGSP値）

処方：

アムロジピン OD 錠 5 mg	1回1錠 1日1回	朝食後	30日分
フォシーガ® 錠 10 mg	1回1錠 1日1回	朝食後	30日分
アレンドロン酸錠 35 mg	1回1錠 1日1回	起床時	週1回（月曜日） 4日分
オルメサルタン OD 錠 10 mg	1回1錠 1日1回	朝食後	30日分

▶ **50 歳女性　佐藤康子 さん（仮名）**

既往歴：高血圧，脂質異常症

現病歴：3 年前，高血圧（早朝高血圧）と脂質異常症を健康診断で指摘され，かかりつけのクリニックに通院している．1 ヵ月前に母親が骨粗鬆症による圧迫骨折を発症し，自身も骨密度を測定した結果，骨粗鬆症と診断された．本日からビスホスホネート製剤が開始となり，以下の内容が記載されている処方箋を持参した．

臨床検査値：収縮期血圧 135 mmHg，拡張期血圧 88 mmHg，S-Cre 0.92 mg/dL，BUN 25 mg/dL，HbA1c 6.9%（NGSP 値），LDL-C 123 mg/dL，HDL-C 54 mg/dL，TG 149 mg/dL

処方：

アムロジピン OD 錠 5 mg	1回1錠 1日2回	朝夕食後	30日分
オルメサルタン錠 10 mg	1回1錠 1日1回	夕食後	30日分
フォシーガ錠® 5 mg	1回1錠 1日1回	朝食後	30日分
ロスバスタチン OD 錠 5 mg	1回1錠 1日1回	朝食後	30日分
アレンドロン酸錠 35 mg	1回1錠 1日1回	起床時　週1回（土曜日） 4日分

1 いつ・なにが起こった？

　同居している介護中の母親の純子さんとともに総合病院を受診し，娘の康子さんのみが本人と母親の 2 つの処方箋をかかりつけ薬局に持参した．1 人の薬剤師が 2 人の処方箋の調剤を実施した．その後，康子さんの鑑査時に，オルメサルタン錠がフォシーガ® 錠の薬袋に，フォシーガ® 錠がオルメサルタン錠の薬袋に入っていたことを薬剤鑑査者が発見した．

2 なぜ・どうして起こった？

　本調剤エラーは，娘と母親の 2 つの処方箋を同時に調剤したことが一番の原因として考えられる．本事例において，以下のような要因が考えられる．

1. 2 つの処方箋を 1 人の薬剤師が同時に調剤
2. 同じタイミングで処方箋を持参

3．処方内容が類似
4．性別が同じで，姓も同じ「佐藤」

　調剤エラーの要因は，1つだけではなく，さまざまな要因が重なりあって発生することが多い．本事例では，娘が自分の処方箋と母親の処方箋を一緒に持参した．その後，薬剤師は2人の薬歴，処方内容を確認した時点で，処方内容が似ていると判断した．薬剤師は，薬袋や薬剤情報提供用紙を発行したあとに，2人の処方箋の調剤を一緒に実施してしまった．さらに，先に調剤した母親の処方内容による思い込みで，処方箋に記載されている薬剤の処方順番が異なっていたにもかかわらず，オルメサルタン錠をフォシーガ®錠の薬袋に，フォシーガ®錠をオルメサルタン錠の薬袋に入れてしまったと考えられた．

＝事　例　❷＝

▶ 3歳男児（95 cm，15 kg）　鈴木次朗 君（仮名）

既往歴：アレルギー性鼻炎，副鼻腔炎
現病歴：2ヵ月前に急性副鼻腔炎と診断され，抗菌薬とムコダイン®シロップ5％にて軽快した．3日前から，鼻汁と後鼻漏に伴う咳を認め，小児科を受診した．慢性副鼻腔炎の可能性もあり，以下の処方で経過を観察することとなった．
臨床検査値：体温 36.7℃，収縮期血圧 92 mmHg，拡張期血圧 61 mmHg，脈拍数 95回
処方：

| ムコダイン®シロップ5％ | 1回3 mL | 1日3回 | 毎食後 | 5日分 |
| 小児用ムコソルバン®シロップ0.3％ | 1回1.5 mL | 1日3回 | 毎食後 | 5日分 |

▶ 5歳男児（110 cm，20 kg）　鈴木一郎 君（仮名）

既往歴：気管支喘息
現病歴：咽頭炎と咳嗽を認め，小児科を受診した．喘鳴や呼吸困難などの症状はなく，気管支喘息でもなく急性上気道炎との診断で，以下の処方で経過を観察することとなった．
臨床検査値：体温 36.5℃，SpO_2 99％，収縮期血圧 97 mmHg，拡張期血圧 62 mmHg，脈拍数 112回
処方：

| ムコダイン®シロップ5％ | 1回4 mL | 1日3回 | 毎食後 | 5日分 |
| メジコン®配合シロップ | 1回2 mL | 1日3回 | 毎食後 | 5日分 |

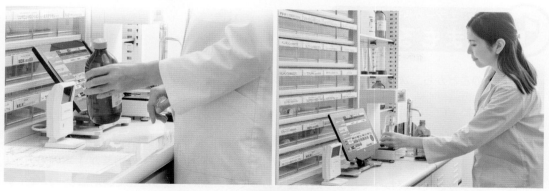

図Ⅱ-E-13　水剤調剤鑑査支援システム

1　いつ・なにが起こった？

　仕事を終え，診療時間の終了間際に母親が2児を小児科に受診させ，薬局に処方箋を持参した．2児ともに，過去に同じ内容の処方をされたことがあり，シロップの味や服用に対する抵抗感はなかった．また，本処方への説明に，母親の理解も良好であった．

　処方薬を交付した30分後，以前に処方された薬と同じであると説明を受けたが，子どもから以前のシロップと味が違うと告げられたと母親から薬局に電話があり，調剤エラーが発覚した．調剤したシロップを回収し，味と外観を薬剤師が確認したところ，3歳児と5歳児に調剤された投薬瓶の薬剤が異なっていた．本薬局は，水剤調剤鑑査支援システム（図Ⅱ-E-13）を導入しており，調剤時に薬剤師が処方箋に明記されている薬品をシステムで確認し，確認時に発行されるレシートを処方箋に貼付していた．その結果，処方箋に基づき，正しい薬剤で正しい秤量にて調剤が実施されていた．しかし，最終的に，調剤したシロップに貼付する水剤ラベルシールがクロスしていた．

2　なぜ・どうして起こった？

　本調剤エラーは，水剤調剤鑑査支援システムを導入し，処方箋を確認しながら，正しい水剤を正しく秤量し調剤することはできていた．しかし，最終的に調剤後の投薬瓶に貼付するラベルシールをクロスしてしまい，兄に処方された薬を弟が，弟に処方された薬を兄が服用してしまった．薬袋のクロス事例と同様に，処方箋ごとに調剤を実施するところを，兄弟で処方内容が類似しており，水剤であったことから，2つの処方箋を同時に調剤してしまった点が1番の発生要因と考えられる．さらに，薬袋のクロス事例と同様の複合的な要因の他に，夕方の閉店時刻近くに応需した処方箋であり，集中力が低下していた可能性もある．

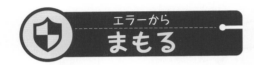

以上のことから，次のような点を特に意識したい．

1 ▸ 調剤は，1つの処方箋のみを調剤

　1人の薬剤師は，複数の患者の処方箋を同時に調剤するのではなく，1人の患者の1つの処方箋を慎重に確認しながら調剤することが原則である．たとえ，外用薬が1本の処方で，ピッキングが瞬時に終わってしまう処方箋であっても，原則を破ることで調剤エラーが発生する可能性は高まる．調剤は，ピッキングのみが調剤ではないことを肝に銘じておく必要がある（p.6，参照）．

　水剤ラベルシールのクロス事例においても，患者1人ごとに調剤をしていれば，水剤ラベルシールのクロスが発生するリスクは極めて低い．来局の患者が多く，待ち時間が気になり，精神的な焦りがあったとしても，落ち着いて，1つの処方箋は1つのトレイに入れて，その1つのトレイのみを持って調剤を行うことを薬局内で周知徹底する．

2 ▸ 薬袋へ薬剤の外観写真をプリント

　薬袋クロスの予防方法の例として，薬袋に薬剤の外観写真をプリントする方法がある．この場合薬袋に薬剤を入れる前に確認することができる（図Ⅱ-E-14a）．さらに，患者が服用したあと，薬袋に薬剤を戻す際に間違えるリスクも防ぐことも期待できる．しかしデメリットとし

(a)写真付き薬袋　　　　　　　　(b)クリア薬袋

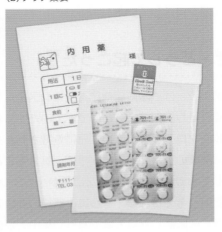

図Ⅱ-E-14　薬剤の写真付き薬袋と背面が透明な薬袋の例

表Ⅱ-E-9　代表的なシロップ剤の色，味，香り

商品名	色	味	香り
アスベリンシロップ0.5％	白色	甘味	柑橘系
小児用ムコソルバン®シロップ0.3％	無色透明	甘味	果実のような芳香
ムコダイン®シロップ5％	褐色	甘味	レモンライム
メジコン®配合シロップ	淡黄褐色透明	甘味・苦味	チェリー
ベネトリンシロップ0.04％	無色透明	甘味	ストロベリー
メプチン®シロップ5μg/mL	無色透明	甘味	オレンジ
セレスタミン®配合シロップ	橙色ほぼ透明	甘くわずかに酸味	ストロベリー
ペリアクチン®シロップ0.04％	無色透明	強い甘味	果実のような芳香

て，薬剤の外観が変更となった場合や院内の採用薬が変更になった際のマスタメンテナンスが必要となる．他の例は，薬袋の裏面が透明のフィルムでできている薬袋を使用する方法がある．この場合，薬袋に薬剤を入れたあとに，再度，薬袋に印字された薬剤と薬袋内に入れられた薬剤を確認することが可能である（図Ⅱ-E-14b）．さらに，薬袋に入れたまま薬の用法を患者に説明することが可能である．

3 ▶ 調剤鑑査システムなどへの絶対的な信頼は禁物

　水剤ラベルクロスの事例は，調剤を開始する前に投薬瓶に水剤ラベルを貼付することが，再発防止策の一つかもしれない．薬剤鑑査時には，嗅覚を駆使して鑑査することも，防止策となりうるかもしれない．表Ⅱ-E-9 に代表的なシロップ剤の色，味，香りをまとめた．

　今回の事例 ② のような，母親が 2 児を小児科に受診させた際のシロップ薬のラベルシールのクロスは，同姓であり，小児の年齢が近い場合にはリスクが増加する．また，昨今の高齢社会に伴い，同居している家族が一緒に受診し，処方箋を一緒に持参される場合や入院患者における同姓同名の場合など，さまざまなシステムを用いたとしても最終的に人的ミスを引き起こす可能性がある．1 人の薬剤師として，危険な状況を想定し，また危険を予知しながら調剤に取り組むことがとても重要である．また，そのような危険な状況を他の薬剤師と共有しながら，それらを避けるための環境整備も重要となる．

F 服薬指導に起因する調剤エラー対策

服薬指導時の説明漏れ

エラーを
みる

　2014年の改正薬剤師法により第25条の2で「薬剤師は，調剤した薬剤の適正な使用のため，販売又は授与の目的で調剤したときは，患者又は現にその看護に当たっているものに対し，必要な情報を提供し，及び必要な薬学的知見に基づく指導を行わなければならない」とされ調剤時の服薬指導が義務化された．また改正薬機法でも薬剤師による継続的な服薬状況の把握および服薬指導の義務などが法制化された．

　これは調剤の範囲は単なる薬の調製だけではないことを示しており，服薬指導や継続的な服薬状況の把握も調剤の範囲であり，服薬指導に関連した調剤エラーについても今後はより増えてくることが想定される．

　実際に服薬指導時の説明漏れについてどういった問題が発生するのかを考えると，以下の4つが挙げられる．

1 ▶ 期待した薬効が得られない

　説明不足による，自己注射剤や外用剤の誤った使い方，経口剤の用法の間違いなどが該当する．たとえばインスリンの空打ちができていない，吸入剤の吸入時薬剤充填がされない，食後では吸収されない薬剤を食後に服用してしまった，ニトログリセリン舌下錠を飲み込んでしまった，ワルファリン服用時に納豆を摂取したなどがあり，いずれも期待された薬効が十分に発揮されないか，場合によっては副作用が強く出てしまう可能性があり，十分な指導が必要である．

2 ▶ 副作用が発現した場合に適切な行動がとれない

　副作用が起こった際，または起こらないように適切な行動をとる必要がある．たとえば，糖尿病治療薬服用後の低血糖，吸入剤服用後の口腔カンジダ予防のためのうがい，抗がん薬使用後の骨髄抑制の予防と対策，抗アレルギー薬服用時の眠気など起こってしまった副作用について適切に対応できるか，また副作用を予防するための行動が適切に行えるか十分な指導が求められる．

3 ▶ 服薬アドヒアランスが低下する

これは **1** や **2** とも関連するが，薬剤の不適切な使用または誤った副作用対策により，薬剤に対する信頼性が損なわれ，服薬拒否に繋がる可能性がある．たとえば抗精神病薬が惹起する肥満などは避けて通れない副作用だが，伝え方を誤ると拒薬に繋がりやすい．また，投与初期に起こりやすい副作用は，薬剤の継続とともに軽減することも多いが，それを伝えなかったために，患者が薬剤の継続を拒否してしまう可能性がある．このように説明に配慮が足りない場合や，不十分な場合に治療継続を拒否してしまう可能性があるため，注意が必要である．

4 ▶ 医薬品の品質が損なわれる

使用期限，高温多湿，直射日光を避けるといった一般的な保管条件はもちろん，冷所保存や，開封後（使用開始後）の使用期限，器具の清掃，針の取り外しなども指導を行う．

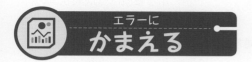

━━━━━━━━━━ 事 例 ❶ ━━━━━━━━━━

▶ 50 歳女性

既往歴：特になし

現病歴：ステージ I B 左下葉肺腺がんにて 3 年前に手術により切除後，再発を認め，EGFR 陽性にて下記が処方された．

臨床検査値：特記事項なし

薬歴，アレルギー歴・副作用歴：特になし

処方：

| タグリッソ®錠 80 mg　1回1錠　1日1回　28日間 |

1 いつ・なにが起こった？

特記事項はなく調剤を実施，服薬指導では下痢や皮疹・ざ瘡について説明した．服用開始から2ヵ月経過したところで咳嗽が出現したが，患者は「肺がんなので仕方ない」という認識であった．その後徐々に息切れも出現，咳嗽もなかなか止まらなくなった．呼吸苦で起き上がることもできず救急要請し入院となった．胸部 CT および X 線など検査の結果間質性肺炎の診断となった．すぐにステロイドなどで治療を行ったが治療の甲斐なく死亡した．

2 なぜ・どうして起こった？

重篤な副作用の中には初期症状が発現するものがある．間質性肺炎もそのひとつであり，長引く咳嗽や息切れは間質性肺炎の可能性を示している．本事例では，患者に間質性肺炎の初期症状を伝えすぐに受診するように指導をしていれば，不幸な転帰が防げた可能性がある．重篤な副作用の初期症状と発現時に受診すべきか，薬剤を中止すべきかなどの行動は確実に指導しなくてはならない．

===== 事 例 ❷ =====

▶ 30 歳女性

既往歴：特になし

現病歴：不眠とうつを主訴に通院中．今回より下記薬剤が処方となった．

臨床検査値：特記事項なし

薬歴．アレルギー歴・副作用歴：特になし

社会歴・生活歴：妊娠はしていない．自動車は運転せず，危険な作業にも従事していない．

処方：

| レクサプロ®錠10mg　1回1錠　1日1回　夕食後　28日間 |

1 いつ・なにが起こった？

特記事項はなく，通常通り調剤を行い，眠気やふらつきなどの副作用に注意するよう指導した．患者は，服用開始2週間経っても効果を実感することができず，自己中断した．

その後不安，焦燥感，不眠といった症状が増強してしまい，興奮，パニック発作も出現し緊急入院となった．

2 なぜ・どうして起こった？

抗うつ薬は効果発現まで時間を要するものがあるため，そのことを患者へ説明しておくことが重要である．本事例では効果発現時期を説明しなかったため，効果を実感できない患者が薬を自己中断してしまい，かえって退薬症状が出現してしまった事例である．効果が自覚しにくい薬剤，投与初期に軽微な副作用が発現し，継続とともに軽減することなどは患者が治療を自己中断しないようにするためにも，十分に説明する必要がある．

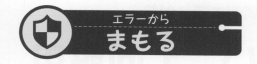

　服薬指導時の説明漏れが起こる原因を考えてみると，いくつかの要因があると考えられる．ケアレスミス，知識が未熟であること，時間が切迫していること，誰かが説明しているはずという思い込み，患者が理解できていないなどが挙げられる．これらを意識して自分に合った対策を検討する．

1 ▶ 薬剤ごとに説明する要点をまとめる

　これはケアレスミス，知識不足，そして時間の切迫といった要因に対する対応策である．
　まず時間の確保については患者に「重要なことを説明するので，時間がほしい」と伝え同意を得る．その際には何分くらいはかかると言うとなおよい．もし時間がないという返事があった場合は，重大な副作用が起こるかもしれないことを示し，説明時間を確保する．
　説明の要点については，説明したいことを最優先，中優先，低優先と優先度を分けて時間や理解度に応じて説明を行う．たとえば事例 ① で挙げたタグリッソ® 錠の場合，間質性肺炎，QT 延長，血球減少に関する初期症状と対応は最優先で説明する．また下痢，口内炎，皮膚障害も高頻度のため可能な限り説明を行う．飲み忘れ，その他副作用については時間や理解度に応じて説明タイミングを調節する．

2 ▶ 医師・看護師が説明しているはずという先入観を捨てる

　服薬指導は薬剤師が責任をもつということが最も重要である．医師が説明しているから説明しなくてもいいだろうと考えることは論外である．また医師に聞いたから大丈夫という患者の言葉があったとしても，薬剤師が説明・指導を省いてよいことにはならない．医師に説明を聞いたから大丈夫と患者が言ってきた場合は，理解度を確認するいい機会でもあるのでうまく利用する．

3 ▶ 患者の理解度を必ず確認する

　たとえば，日常生活の中で保険の契約や携帯電話の契約，不動産購入の契約などで実際に説明を受けて，理解できなかったという経験は誰しもあるのではないだろうか．もちろんこれらの説明は重要ではあるが，生命に直結することは少ない．多少理解していなくても，金銭的な損失のみでありそこには自己責任という言葉で説明者と被説明者を隔てている．そこが医療との大きな違いであり，説明や指導が相手に理解されなければ，場合によっては生命を脅かすことになることを自覚して説明・指導を行う必要がある．
　理解度の確認としては，患者に質問しサマライズさせるようにする．こちらが内容を言って，Yes と答えさせるのはすすめられない．そこで理解できていないことがわかった場合，介助者に伝える手段や方法を確認したり，そういった人が周りにいない場合は医師へフィードバックし，場合によっては治療内容の再検討も考慮してもらうことが必要であろう．
　服薬指導時の説明漏れは薬剤師だけの問題ではない．患者との関係性を構築して防ぐことが重要である．

F 服薬指導に起因する調剤エラー対策

服用しづらい，１回服用量が特殊な薬剤

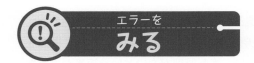

エラーを
みる

　医療用医薬品は，同種同効薬でも錠剤，カプセル，水剤などさまざまな剤形が存在する．また，吸入剤で分類される薬剤でも，ガスの圧力で薬剤を噴霧するエアゾール製剤や，粉末の薬剤を，患者自身で吸い込むタイプであるドライパウダー定量吸入器など，吸入器が異なる薬剤が存在する．剤形によって飲みやすさ，味，におい，錠剤自体の大きさが異なることから，患者個々によって服用しやすさが異なるため，薬を実際に服用する患者の年齢や体の状態に合わせて，適切な剤形を選択することが重要である．薬剤師は，処方内容や服薬指導を通して患者の服薬に関する情報を収集し，患者にとって最適かつ負担の少ない方法で薬剤を提供できるよう剤形の選択を行い，調剤することが求められる．なお，経口剤では処方箋に「剤形変更不可」の記載がない場合に，類似する剤形の範囲内に限って変更調剤が可能である（表Ⅱ-F-1）．以下に，日本医療機能評価機構薬局ヒヤリ・ハット事例収集・分析事業から，剤形変更に関連して処方提案を行った事例[1]を下記に示す．2018 年 1 月から 6 月に報告された疑義照会事例のうち，86 件が該当し全体の約 3％であった（表Ⅱ-F-2）．変更になった処方のうち，患者から聞き取った情報により服薬が困難であると判断し，剤形が変更になった事例は 69 件であり，その内容は経口剤のみならず吸入剤も多数あったことが報告されている（表Ⅱ-F-3）．患者の状態に合わせて剤形変更が可能な薬剤の例を図Ⅱ-F-1 に示す．在宅医療において，嚥下困難な患者では錠剤の服用が難しく，水剤，散剤への変更が必要とされる場面に頻繁に遭遇することから，剤形変更の可否について，情報収集しておくことは必須であろう．

　本項では，服用しづらい，1 回量が特殊な薬剤について，剤形選択を十分考慮した処方提案を行うことができなかったことによって，調剤エラーとなった事例を取り上げ概説する．

表Ⅱ-F-1　**類似する剤形の範囲**

平成 22 年 3 月 5 日保医発 0305 第 12 号「処方せんに記載された医薬品の後発医薬品への変更について」に準じ，下記（ア），（イ）あるいは（ウ）の範囲内とする
（ア）錠剤（普通錠），錠剤（口腔内崩壊錠），カプセル剤，丸剤
（イ）散剤，顆粒剤，細粒剤，末剤，ドライシロップ剤（内服用固形剤として調剤する場合に限る）
（ウ）液剤，シロップ剤，ドライシロップ剤（内服用液剤として調剤する場合に限る）

（文献 1 より引用）

表Ⅱ-F-2　剤形変更に関連した処方提案に関する事例の分類

分　類	件　数
患者の服薬状況を考慮して処方提案を行った事例	69
薬剤の特性を考慮して処方提案を行った事例	17

（文献1より引用）

表Ⅱ-F-3　処方された薬剤の剤形と報告回数

剤　形		報告回数	
経口剤	錠剤	33	72
	顆粒	11	
	散剤	11	
	カプセル	9	
	シロップ	4	
	ドライシロップ	4	
外用薬	吸入剤	7	11
	点鼻剤	2	
	口腔用軟膏	1	
	軟膏	1	
合　計		83	

（文献1より引用，一部改変）

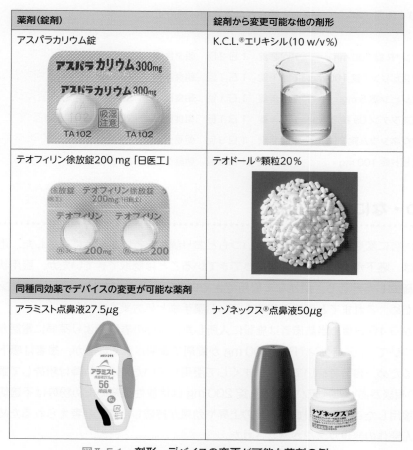

薬剤（錠剤）	錠剤から変更可能な他の剤形
アスパラカリウム錠	K.C.L.®エリキシル（10 w/v%）
テオフィリン徐放錠200 mg「日医工」	テオドール®顆粒20%
同種同効薬でデバイスの変更が可能な薬剤	
アラミスト点鼻液27.5μg	ナゾネックス®点鼻液50μg

図Ⅱ-F-1　剤形・デバイスの変更が可能な薬剤の例

なお，アスパラカリウム錠からK.C.L.®エリキシル（10 w/v%）に切り替える際は，添付文書を確認すること.

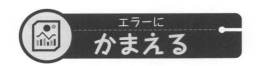

═══ 事 例 ═══

▶ **85 歳男性(165 cm, 40 kg)**

既往歴：高血圧, 高脂血症, 脳梗塞, てんかん

現病歴：10 年前に脳梗塞を発症し, その後歩行困難などの症状を認めたため受診したところ, てんかんと診断された. 半年前から嚥下機能の低下を自覚しており, 薬を一度に全部服用することは難しく, 数回に分けて服用している. 薬剤師は患者から嚥下機能の低下について相談を受けており, 患者からは自分で工夫して薬を服用しているため問題ないことを確認しているが, どのような工夫をしているかについては確認していない. 処方変更はなく, 以下の内容が示された処方箋を持参した.

臨床検査値：体温 36.2℃, 採血上明らかな異常値は認めず.

処方：

デパケン®R 錠 200 mg	1回2錠	1日2回	朝夕食後	28 日分
バイアスピリン®錠 100 mg	1回1錠	1日1回	朝食後	28 日分
アムロジピン錠 5 mg	1回1錠	1日1回	朝食後	28 日分
ピタバスタチン Ca 錠 2 mg	1回1錠	1日1回	朝食後	28 日分
酸化マグネシウム錠 250 mg	1回2錠	1日3回	朝昼夕食後	28 日分
レバミピド錠 100 mg	1回1錠	1日3回	朝昼夕食後	28 日分

1 いつ・なにが起こった？

　　処方内容に変更はなく, 薬剤師はいつもどおり調剤を行い, 患者に交付した. 患者への服薬指導では, 嚥下が少しずつ難しくなってきていることは聴取できていたが, 服用状況について患者に確認したところ, 問題なく服用できている旨の発言があり, アドヒアランスも良好であったため, これまでと同様の説明を行いお薬手帳と処方薬を交付した.

　　調剤から 10 日後, 当該患者は施設に入所した. 施設の看護師より薬局に電話があり, 処方内容について,「デパケン®R 錠 200 mg が錠剤で調剤されているが, 患者は嚥下機能が低下しているため, 自分で砕いて飲みやすくして服用していた. 次回以降は粉砕して調剤してほしい」との相談があった. デパケン®R 錠 200 mg は徐放性薬剤のため粉砕は不適切であり, 粉砕して服用したことにより血中濃度の上昇や効果が持続したことが考えられるため, 副作用やてんかん発作の発現リスクが懸念された.

2 なぜ・どうして起こった？

　本調剤エラーは，デパケン®R 錠 200 mg は徐放錠であり，粉砕しての服用ができないことについて患者の認識が不足していたことが原因であった．また，調剤した薬剤師も継続して処方されている薬であり，錠剤の大きさによる嚥下に対する影響について考えが至っていなかった．デパケン®R 錠 200 mg を粉砕して服用していたことで，急激な血中濃度の上昇による肝機能障害や傾眠などの副作用，効果が持続しないことによるてんかん発作を引き起こすおそれがあったといえる．

　デパケン®R 錠 200 mg を粉砕して服用することを防ぐことができなかった理由として以下の 3 つが挙げられる．

① 患者はデパケン®R 錠 200 mg を粉砕して服用してはいけないことを失念していた
② 薬剤師は嚥下機能の低下とデパケン®R 錠 200 mg の錠剤の大きさについて関連して考えることができなかった
③ 薬剤師は用法・用量だけでなく，患者にとって最適かつ負担の少ない方法で薬剤を提供できるよう剤形の選択を行う観点での処方監査ができていなかった

　これらの理由が重なりあったことが調剤エラーの原因として考えられた．今回の事例では，処方箋内容に沿って正しく調剤する，という点に限ればエラーであるとは言い難い．一方で，社会が高齢化している現状では，患者の状態や取り巻く環境は劇的に変化することが少なくないため，用法・用量だけでなく，いかにして負担の少ない方法で薬剤を服用してもらうかについて，定期的に検討する必要があるといえる．① は薬剤の特徴について，くり返し説明していくことは必要であろう．高齢者では，認知症と診断されていなくても，認知機能が低下している患者は一定数いることが報告[2]されている．さらに，定期的に実施するインスリン自己注射においても自己流になり，正しい手技操作から逸脱していくことが報告されている．薬効や疾患に対して大きく影響を与える項目については，当然ではあるが服薬指導のたびに説明し，服用方法の遵守にハードルとなる事項がある場合は，解決にむけて取り組む必要があるといえる．② について，患者は既往に脳梗塞があり嚥下機能が低下する可能性をあらかじめ考慮しておく必要があったといえる．患者の原疾患・既往を確認し，将来的にどのように患者状態が変化する可能性があり，それにより服用している薬剤の用法・用量や剤形などをどのように変化させていく必要があるかについては，あらかじめ推測して検討しておく必要があるといえる．③ については，剤形・味，外用剤では形状によって向き不向きである患者像についても，あらかじめ把握しておくとよいであろう．

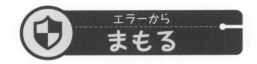

以上のことから，次の点を特に意識したいと考える．

1 ▶ 服用・使用する際の注意事項を患者視点で記載する

服用・使用する際の注意事項については，口頭で服薬指導を行うだけでなく，薬を服用・使用する際に必ず目にする薬袋に，注意事項をわかりやすく記載することが必要であろう（図Ⅱ-F-2）．薬剤師が調剤時に，薬剤の取り間違いを起こさないように注意喚起を行う際に使用する，調剤棚に添付する注意喚起マークのようなイメージである．

2 ▶ 特徴のある薬剤には注意喚起マークをつける

薬剤個々の特徴について，十分に情報を把握しておくことが薬剤師には求められる．一方で，後発品の普及などにより，薬剤ごとの特徴は非常に細分化されていることや，薬剤師の経験年数によってはすべてを把握しておくことが難しい状況も考えられる．図Ⅱ-F-2で示したような，味，錠剤の大きさ，外用剤の使用感などが一目でわかるような注意喚起マークを薬剤部内・薬局内で作成し，服薬指導に活用する工夫が必要である．

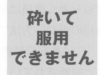

図Ⅱ-F-2　**注意内容について薬袋に添付するシール（案）**

3 ▶ 患者状態を簡潔にみえる化する

服薬指導によって得られた情報は，誰がいつ見ても共有できるような状態にしておくことが重要である．特に，服薬アドヒアランス，副作用などの情報だけでなく，服薬状況に影響しそうな患者情報は，見逃しが起きない工夫が必要である．通常の服薬指導記録に記載することで見逃しが起きることのないよう，「次回服薬指導時確認事項」のような欄を別途設け見逃しが起こらないようにする工夫が必要である．

📖 **引用文献** ....

1）厚生労働省：処方せんに記載された医薬品の後発医薬品への変更について（保医発0305第12号），2012，Available at：〈https://www.mhlw.go.jp/bunya/iryouhoken/iryouhoken15/dl/tuuchi1-4.pdf〉
2）Yuka F, et al：Factors Affecting Insulin Self-injection Procedure by Elderly Outpatients with Diabetes. J Jpn Acad Nurs Sci, 36：179-188, 2016.

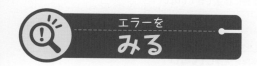

CASE
32

F 服薬指導に起因する調剤エラー対策

調剤時に専用資材が必要な薬剤

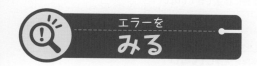

エラーを
みる

　服薬指導の際に用いられる準備すべき専用資材は多岐にわたる．たとえば，抗がん薬や持続性注射薬などの特殊な薬剤の説明が記載されている冊子，インスリン注射や血糖測定器など自己注射に関する資材，吸入剤などの練習用デバイスである．これらの資材は安全かつ効果的な治療を行う上で，大変有用なツールである．今回は気管支喘息と慢性閉塞性肺疾患 chronic obstructive pulmonary disease（COPD）に使用される吸入剤の注意点について，事例を用いて検討していく．

　はじめに吸入治療薬の基本事項を確認していきたい．主な吸入治療薬の薬効分類は5種類ある（表Ⅱ-F-4）．製薬企業はこれらを単剤もしくは複数組み合わせて，各社特徴的な吸入デバイスを販売している．吸入デバイスは大きく3種類に分類される（表Ⅱ-F-5）．昨今では，気管支喘息とCOPDの特徴をあわせもつ病態も注目されている（asthma and COPD overlap：ACO）．つまり，患者の病態とデバイス手技理解度に応じて，薬効分類と吸入デバイスの組み合わせを選ぶ必要がある．また，吸入時に発生するエラーを表Ⅱ-F-6 にまとめた．

表Ⅱ-F-4　**吸入治療薬の薬効分類**

ICS	吸入ステロイド薬(Inhaled corticosteroids)
SABA	短時間作用性β2刺激薬(Short-acting beta2-agonists)
LABA	長時間作用性β2刺激薬(Long-acting beta2-agonists)
SAMA	短時間作用性抗コリン薬(Short-acting muscarinic antagonists)
LAMA	長時間作用性抗コリン薬(Long-acting muscarinic antagonists)

表Ⅱ-F-5　**デバイスの種類**

加圧式定量噴霧式吸入器 Pressurized metered dose inhaler(pMDI)	エアゾール，エアロスフィア®
ドライパウダー定量吸入器 Dry powder inhaler(DPI)	タービュヘイラー®，ディスカス，エリプタ，ブリーズヘラー®
ソフトミスト吸入器 Soft mist inhaler(SMI)	レスピマット®

183

表Ⅱ-F-6　吸入時に発生するエラー

吸入工程	起こりうるエラーの内容
吸入器準備	薬剤充填操作ミス，振っていない
持ち方	指定された箇所・向きで持っていない
吸入前息吐き	息吐きができていない
くわえ方	隙間があいている
吸い方	噴射部と口の位置がずれている 噴霧と同期して吸えていない，吸う力が不十分 吸入回数の間違い
吸入姿勢	姿勢が悪く，吸入時に肺が十分に拡張できていない
息止め	息止めが不十分
うがい	薬剤を洗い流せていない
器具清掃	定期的に交換していない，器具を洗浄していない

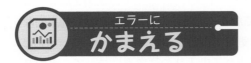

━━━━━━━━ 事 例 ━━━━━━━━

▶ **70 歳男性（160 cm，50 kg）**

既往歴：COPD（喫煙歴：25 歳より 1 日 20 本程度），気管支喘息（幼少期），高血圧

現病歴：20XX 年の秋，COPD に対して吸入薬で治療していたが，呼吸器症状の悪化がみられた．呼吸器内科クリニックより，COPD と気管支喘息のオーバーラップの診断で以下の処方を持参された．

検査値：血圧 130/80 mmHg，S-Cr 0.8 mg/dL，Ccr 60.8 mL/分，血清カリウム値 3.7 mEq/L

薬歴：

| ウルティブロ®吸入用カプセル(7CP/ 枚)　1 回 1CP　1 日 1 吸入　4 枚

| オルメサルタン OD 錠 20 mg　　　　　1 回 1 錠　1 日 1 回　　朝食後　28 日分

処方：

| ビレーズトリ®エアロスフィア®56 吸入　1 回 2 吸入　1 日 2 回　朝，眠前　1 個

1 いつ・なにが起こった？

　呼吸器内科クリニックの門前薬局の薬剤師が処方箋を応需した．感染症の流行状況と調剤待ちの患者が多くいたこともあり，練習用器具を用いた吸入指導ではなく，取扱説明書を用いて，口頭で説明した．

調剤から2週間後に再受診した際に，症状が若干増悪傾向であり，吸入がうまくできていないことが考えられた．

2 なぜ・どうして起こった？

今回の事例では，吸入デバイス変更時の吸入指導が不十分であった可能性がある．吸入工程を確認したところ，以下の問題点があげられた．

> ① 噴霧と吸入が同期できていない
> ②「1回2吸入」の吸入方法の誤り

① について，エアゾール製剤は吸入と噴霧するタイミングを同期させることで，最大限の吸入効果が期待できる．患者の中には噴霧する際に，デバイスのプッシュ部が固いために，うまく押せない人がいる．プッシュ時の力を軽減できるような補助具もあるので，導入を検討してもよいだろう．また，吸入のタイミング調整が困難な場合はスペーサーを用いるのも改善策の一つである．スペーサーは噴霧した薬剤をスペーサー内に保持することで，タイミングがずれてもおおむね吸入することが可能になり，吸入時の同期が困難な小児や高齢者にたびたび使用される．必要に応じて，デバイスの変更を検討してもよいであろう．現在，3剤配合(ICS/LABA/LAMA)デバイスは3社から発売されている(エリプタ®，ブリーズヘラー®，エアロスフィア®)．これらの薬剤はそれぞれ気管支喘息とCOPDの適応が異なるため，注意が必要である．

② について，本事例では1回の吸入動作時に連続して2噴霧していたため，薬剤の吸入量と保持時間が減少していることが考えられた．1回2吸入の認識のずれが生じた原因としては，実際の吸入動作を自身の手を動かしながら確認できていなかったことも要因の一つであろう．書面だけではイメージがわきにくいが，実際に手を動かして操作することで習得度は高まると推察される．また，動画を見てもらうこともイメージがしやすくなり有用と考える．

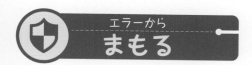

以上のことから，次のような取り組みが必要だと考える．

1 ▶ 各種デバイスの補助具・練習器具を準備する

患者ごとにつまずくポイントが異なる．ニーズに応じて補助具や練習器具でのトレーニングをすることで，吸入剤を効果的に使用することができる．十分な吸入指導をするには時間を要するため，煩雑な日常業務の中で実施するには困難な場合も想定される．そのような場合は，吸入指導の時間を節減しつつ，効果的な指導ができるように各施設に応じた準備ができるとよい．例として，調剤待ち時間を活用した吸入動画の視聴，吸入指導教室などで相談できる時間

の確保が挙げられる.

2 ▶ 指導者側の各薬剤に対する理解度を向上させる

　指導者側が理解できていない手技を患者に説明することは困難である．部署内での勉強会開催や，動画で学習できるような体制整備が必要だと思われる．今回は吸入剤を例に挙げたが，インスリンなどの自己注射デバイス操作もエラーが生じやすい．ミスが発生しやすいポイントを理解しておくことは安全かつ有効な服薬指導をする上で重要である.

3 ▶ メーカーに製品の改善を要望する

　エラーを発生させない工夫の一つとして，製品自体の改善が挙げられる．操作が容易で，扱いやすいデバイスは患者と医療従事者の双方にメリットがある．投薬時のミスが減り，しっかり投与することで有効性も高まり，さまざまなエラーを軽減する可能性を秘めている．実際に使用している患者からの意見を集約して，販売担当者に要望を出していくことが，エラー対策にもなるであろう.

引用文献

1) 各薬剤添付文書およびインタビューフォーム.
2) 日本呼吸器学会 COPD ガイドライン第 6 版作成委員会：COPD（慢性閉塞性肺疾患）診断と治療のためのガイドライン. メディカルレビュー社，2022.
3) 日本呼吸器学会：喘息と COPD のオーバーラップ（Asthma and COPD Overlap：ACO）診断と治療の手引き 2018. メディカルレビュー社，2017.

同一ブランドの名称類似

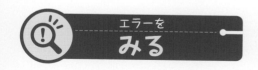

エラーを
みる

　調剤における医薬品の取り違えの問題についてこれまでにいくつかの事例とともに要因が指摘されてきているが，名称類似性はその原因の一つとして考えられている．処方の際には，一般的に医薬品を適切に識別して入力し，ミスを避けるために頭文字3文字以上を入力しないと処方できないような設定がされていることが多い．一方で，調剤の場では入力されたり印字されたりした文字列を見て認識することになり，頭文字や薬剤名の中に複数一致している文字列があるような視覚的な印象による類似性や，読み上げたときの音として感じるときの認識が近い聴覚的な印象による類似性が挙げられ，それらが要因となって調剤エラーの発生に繋がることが考えられる．

　医薬品の化学構造，薬理作用や薬効が同じグループにある場合には，その名称の接頭語や接尾語が同じ文字の組み合わせとなることが多い．近年，後発医薬品が普及しており，その販売名は一般的名称を用いて統一されている．そのため，多くの種類の医薬品，さらにその後発医薬品の種類を多く取り扱うほど，名称が類似した医薬品が調剤棚に並ぶこととなる．さらに，調剤棚の配列においても，五十音順ではなく薬効別の配置を選択している場合，その影響はより強く感じられるところとなる．また，これらは経口剤や外用剤などだけではなく，処置に用いる薬剤や消毒薬などの薬剤においても同様のことがいえる．処置に用いる薬剤である場合，同じ名称であっても含有成分や濃度が異なることも多い．

　類似名称による取り違えの事例（表Ⅱ-G-1）においては，薬効が異なることや使用する濃度（成分の用量）が異なるなど重大な事象につながってくる．調剤など医薬品を取り扱うことに際しては，取り扱う場所において名称が類似している医薬品が存在していることを自分自身が把握

表Ⅱ-G-1　**類似した名称にて取り違えのあった例**

	調剤すべき薬剤	取り違えた薬剤
経口剤	L-アスパラギン酸K錠	ケーサプライ錠(当時)
	ユリーフ®錠	ユリノーム®錠
	ロスバスタチン錠	ロラタジン錠
外用剤	アルメタ®軟膏	アラセナ-A軟膏
	ヒアレイン®点眼液0.3%	ヒアレイン®点眼液0.1%
経腸栄養剤	ラコール®NF配合経腸用半固形剤	ラコール®NF配合経腸用液

すること，複数の人が関わる場合にはその情報を共有することが重要である．

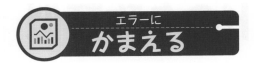

━━━━━━━━━━━━ 事 例 ━━━━━━━━━━━━

▶ **54歳男性**

既往歴：糖尿病．血糖コントロールのため，経口剤とインスリン製剤の自己注射を行っている．
アレルギー：アルコール過敏症

1 いつ・なにが起こった？

　　処方された経口剤およびインスリン製剤，注射針および消毒綿を調剤し，準備した．普段から長く来局されている患者であったため，説明などは簡便に済ませて薬剤を交付し，患者は帰宅した．帰宅後に，患者本人より消毒綿について問い合わせの電話があった．アルコール綿に対する過敏症のある患者のため，ワンショットプラスヘキシジン™と薬歴にも記載のあった患者であったが，渡されていた消毒綿がワンショットプラス®P EL-Ⅱ（消毒用エタノール含浸綿）であったことが発覚した（図Ⅱ-G-1）．

2 なぜ・どうして起こった？

　　今回のエラーは，同一のブランド名をもつ複数の医薬品が存在する中での取り違えによるも

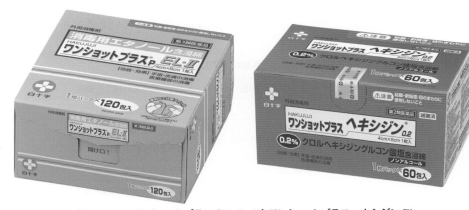

図Ⅱ-G-1　ワンショットプラス®P EL-Ⅱとワンショットプラスヘキシジン™

表Ⅱ-G-2　同じブランド名にて複数ある薬剤の例

ブランド名	名　称	成　分	
ワンショットプラス®	ワンショットプラス®	70vol％イソプロパノール	
	ワンショットプラス®EL	76.9〜81.4vol％エタノール	
	ワンショットプラス®P EL-II	81.4vol％エタノール	
	ワンショットプラスヘキシジン™0.2	0.2％クロルヘキシジングルコン酸塩	
リンデロン®	リンデロン®	ベタメタゾンリン酸エステル	weak
	リンデロン®A	ベタメタゾンリン酸エステルフラジオマイシン	weak
	リンデロン®-V	ベタメタゾン吉草酸エステル	strong
	リンデロン®-VG	ベタメタゾン吉草酸エステルゲンタマイシン	strong
	リンデロン®-DP	ベタメタゾンジプロピオン酸エステル	very strong

のであった．同一成分の同じブランド名でいくつかの剤形をもつ薬剤や，同じブランド名であっても成分が異なり，接尾語などを変えることでその違いを示しているような医薬品がある（表Ⅱ-G-2）．また，これらの薬剤においては，それぞれの医薬品を色分けするなど，視覚的に異なることを注意喚起するように製品化されていることが多い．さらに，医薬品名とは別に含有成分を記載している薬剤もある．しかし，今回の事例では，そのような対策が取られている医薬品であるにもかかわらず，誤った状態で患者の手元まで医薬品が渡ってしまっていた．

　今回の調剤エラーでは，名称からの思い込みでの取り違えだけでなく，調剤する時点において確認すべき重要な項目であるアレルギー歴の確認が抜けていたことも問題である．このような処方内容の調剤においてはアルコール過敏症ではない患者の場合が多く，いつもの調剤をする流れの中で同じ行動をとってしまっていたのかもしれない．今回のように，長く同じ内容での処方が続いているような場合，さまざまな段階を割愛してしまいがちであり，さらに服薬指導，薬剤交付の際に患者とともに確認ができていなかったことが一因であると考えられる．

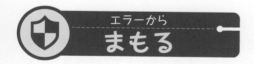

エラーから
まもる

　以上のことから，次のような取り組みが必要だと考えられる．

1 ▶ 自施設での採用医薬品の名称類似薬剤をまとめる

　先述したような同じブランド名をもつ医薬品や，同一成分で規格が異なる薬剤も多くある．病院では採用医薬品によりある程度決まった範囲の中での取り扱いとなることが多いが，保険薬局においては，多くの医療機関からの処方箋を応需することも少なくないため，取り扱い医薬品数が多くなることも懸念される．そこで，自施設で取り扱っている医薬品における類似薬剤について一覧を作成し，新人や新たにその場所で業務に就く薬剤師などが確認しやすいように工夫することで情報を共有することができ，調剤する前から注意喚起ができるような準備を進めることも大切であると考える．

名称類似	名称類似	名称類似	名称類似
オルメ サルタン	**テルミ サルタン**	**プラバ スタチン**	**アトルバ スタチン**

(a)ARB薬剤　　　　　　　　　　　　(b)スタチン系薬剤

図Ⅱ-G-2　名称類似薬剤の注意喚起の表示例

2 ▶ 名称類似薬剤が存在する場合に注意喚起の表示をする

名称類似性のあるものは，経口剤，外用剤，消毒薬や局所麻酔薬などの処置薬においても存在し，医薬品を取り扱う際にはどのような場面でも遭遇することがある．配置された調剤棚や管理場所の名称部分に注意喚起を促すような対策を講じることが多い．

「名称類似薬剤あり」のような注意喚起の表示が一般的に多くなされていると思われるが，同じ接頭語，接尾語が用いられている医薬品については，同一部分以外の部分を大きくしたり，色を変えたりした注意喚起を表示する(図Ⅱ-G-2)ことや，同じ名称の医薬品でも規格の異なる医薬品の場合，「他規格あり」など規格部分を強調するような表示の方法が用いられることもある．調剤棚の部分に注意喚起の表示を扉のように設置し，必ずその表示をめくらないと薬剤を取り出すことができないような対策を行っている施設もある．

また，処置薬や消毒薬などにおいては同じブランド名であっても含有成分や濃度が異なるものがあり，処置ごとに用いる薬剤が異なる場合もあるため，処置の内容や含有成分が正しいかの確認を促す表示をして，注意喚起する対策なども挙げられる．

例)「キシロカイン®注射液「1％」エピレナミン(1：100,000)含有」の棚に，「エピレナミン含有でよいですか？」と表示する．

3 ▶ 調剤時の医薬品名の確認方法を見直す

さまざまな対策を講じていても，急いだり慣れてきたりすることにより，名称のすべてを読まずに調剤に取りかかってしまうことは容易に想像ができる．名称の類似している医薬品の取り扱い時だけでなく，どのような薬剤を取り揃える場合でも，「医薬品名」，「剤型」，「規格」，「記号」などを区切って読み上げて確認し調剤するなどの対策も一案として挙げられる．

4 ▶ 調剤時に照合システムを使用する

現在，医薬品には包装箱だけでなく，PTPシートやバイアルなどの調剤包装単位でもバーコード表示がされるようになっている．調剤，鑑査の際に，このバーコードを用いた照合システムを使用することにより，視覚的，聴覚的な思い込みなどによる誤りを防ぐことにつながると考えられる．

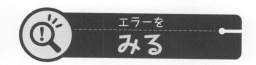

CASE
34

G その他の調剤エラー対策

薬機法または内規に基づき帳簿へ記載する薬剤

エラーを
みる

　医薬品医療機器等法（薬機法）＊では毒薬，劇薬の取り扱いに，譲渡や管理・保管などが規定されている．また特定生物由来製品を使用した場合には，製品名，製造番号（製造記号），患者の氏名，住所，投与日などを管理簿などに記録し，医療機関で少なくとも20年間保管することが義務づけられている（表Ⅱ-G-3）[1-4]．

　医療機関および薬局には，2007年の第5次医療法改正の施行で「医薬品の安全使用のための業務手順書」作成が義務づけられた．前述の業務手順書の作成マニュアルも発出されており，適宜改訂が行われている．その他に調剤・投薬方法などの標準（共通）化を図るため，内規を整備している．その中で施設によっては，調剤室での毒薬調剤の際には，使用状況の把握のため毒薬の受払簿を作成し，定期的に確認できるようにしている．また法的に規定がない薬剤につ

表Ⅱ-G-3　病院薬剤部門で管理している法的に取り扱い上の
規制を受けている医薬品

麻 薬	麻薬及び向精神薬取締法により規制
向精神薬	麻薬及び向精神薬取締法により規制
覚醒剤原料	覚醒剤取締法により規制
毒薬及び劇薬 特定生物由来製品	医薬品医療機器等法（薬機法）により規制

（文献1〜4より作成）

表Ⅱ-G-4　調剤室にて帳簿管理している薬剤例（順不同）

・毒薬
・第2種，第3種向精神薬
・高額薬剤
・抗がん薬
・ゲメプロスト腟坐剤
・サリドマイド，レナリドミド，ポマリドミドなど
・緊急購入医薬品
・使用患者限定薬剤
・頻度の少ない薬剤
・向精神薬に指定されていない習慣性医薬品
・糖尿病治療薬などの危険薬

（文献5,6より作成）

＊正式名称を「医薬品，医療機器等の品質，有効性及び安全性の確保等に関する法律（医薬品医療機器等法）」という．

いて，必要に応じて準じた管理を行っている施設もある（表Ⅱ-G-4）[5,6]．

　調剤エラーは，これまでにさまざまな視点で取り組まれてきたが，前述の薬機法または内規に基づき帳簿へ記載する薬剤の場合には，保管管理も重要となる．薬剤が紛失した場合，内部関係者による不正行為の可能性まで検討しなければならない．

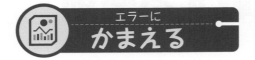

=== 事　例 ===

（調剤室にて）

　入院処方箋の調剤時に，帳簿へ記載する薬剤フルニトラゼパム錠 1 mg があったので残数を確認したところ 2 錠多かった．帳簿には月日，処方番号，病棟名，患者氏名，調剤数，残数，取扱者名などの記載があり，その日は初めての調剤であった．周囲の薬剤師たちに確認したが誰も取り扱っていなかったので，最後の残数確認者に問い合わせたところ，残数は合っていたとの回答があった．そこで処方状況を確認するために，調剤支援システムから使用情報を抽出して帳簿との突合を行ったところ入出庫は合っていた．

1　いつ・なにが起こった？

　調剤室では，第 2 種向精神薬であるフルニトラゼパム錠 1 mg とブプレノルフィン塩酸塩坐剤 0.2 mg に関しては，帳簿管理をしている．入院患者の場合，払い出す際に薬剤師は病棟スタッフに鑑査済みの薬袋を手渡し，処方箋にサインをもらっている．また中止による返却時には，病棟スタッフが調剤室に持参し薬剤師に手渡している．受け取った薬剤師は，破損などの有無を確認したあとに調剤棚に戻し帳簿に朱書きで返品数を記載している．

2　なぜ・どうして起こった？

　使用患者ごとに薬歴照合を行った結果，中止患者がいたため，当該病棟へ確認したところ調剤室に手渡し返却をしていた．その後，対応していた薬剤師が判明し，病棟返却分を記載していないことが明らかとなった．薬剤師が薬袋から取り出して元に戻しているところに，携帯PHS が鳴り対応していたため，記載することを失念した．一連の捜索のため，調剤室業務が遅れることとなり，通常より 1 時間の超過勤務となった．

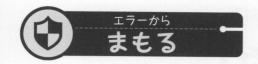

調剤室で帳簿管理する薬剤には，処方ごとに患者氏名などの詳細なものを記載するものと，日ごとの入庫数・在庫数を確認する一覧表などで管理するものに大別される．今回は，返品処理の際に帳簿記載を忘れたこと，薬剤師全員への確認ができなかったことが課題として挙げられた．薬剤師に対しては，薬剤紛失した場合の社会的影響を過去の報道記事を基に共有し，帳簿の残数が異なる場合，全薬剤師に関与の有無について確認できる体制を整備した．さらに部外者の入室制限の対策を再確認した．

さらに，記載漏れを未然に防ぐ方法を下記のように講じた．

・処方箋のレイアウト変更

帳簿記載義務がある薬剤には，「記」と表示ができることを検討する．

・記録ミス防止策

帳簿に記載した際に，処方箋に「記載すみ」と朱書きする．

返品薬品をダブルチェックして調剤棚へ返品する際には，帳簿記載についても確認を行う．

引用文献

1) 日本薬剤師会編：第十四改訂調剤指針．pp.433-440，薬事日報社，2008．
2) 日本薬剤師会ほか編：スタンダード薬学シリーズⅡ 7 臨床薬学Ⅰ．pp.193-196，2017．
3) 薬学教育協議会　病院・薬局実務実習近畿地区調整機構監，日本病院薬剤師会近畿ブロック　日本薬剤師会大阪・近畿ブロック編：薬学生のための病院・薬局実務実習テキスト 2022 年版．pp.101-105，131，じほう，2022．
4) 東京都福祉保健局医療政策部医療安全課：病院管理の手引き．2023．Available at：〈https://www.fukushihoken.metro.tokyo.lg.jp/iryo/kanri/tebiki05.files/R5tebiki2.pdf〉
5) 日本薬剤師会：医薬品の安全使用のための業務手順書作成マニュアル（薬局版）の改訂について．2022．Available at：〈https://www.nichiyaku.or.jp/pharmacy-info/guideline/gyomu.html〉
6) 東京都福祉保健局薬務課：平成 30 年度 東京都薬務課 薬事調査．「医薬品の出納・保管管理に関する調査」調査結果報告書．Available at：〈https://www.fukushihoken.metro.tokyo.lg.jp/kenkou/iyaku/sonota/yakujichousa.files/30kekka1.pdf〉

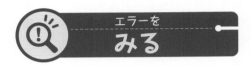

G その他の調剤エラー対策

薬品マスタに
関連したエラー

エラーを
みる

　薬品マスタシステムを用いた処方の電子化は医薬品名や規格などの処方記入ミスを防ぐのみならず，処方チェックシステムを活用することで常用量オーバーやアレルギー薬剤や併用禁忌薬など投与禁忌の処方を防ぐ有用な手段となりうる.

　その反面，システムが処方ミスを招く可能性があるとの指摘もある.

　電子カルテシステムでは，一般的に関連するシステムごとに独自のマスタが存在している.同一薬剤について複数のマスタをメンテナンスする必要があり，作業回数の増加が入力ミスの増加を招くことが懸念されている.また，システム間はオーダー情報の正確な連携が不可欠であり，各システムのマスタの整合性が保持されないと重大な事故に繋がりかねない[1].調剤に関連する各システムはそれぞれ連携しているため(図Ⅱ-G-3)，薬品マスタメンテナンスに関連したヒューマンエラーを防ぐ仕組みは，非常に重要である.

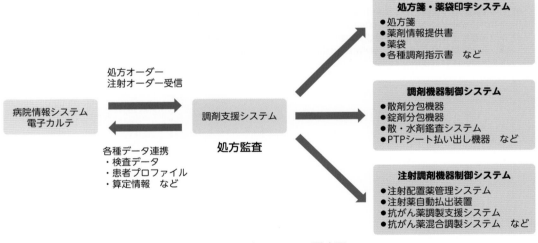

図Ⅱ-G-3　**各システムの関連図**

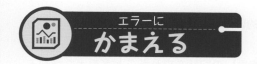

エラーに
かまえる

════════ 事 例 ❶ ════════

▶ **2 歳男児（体重 12 kg）**

常用薬：

| プランルカスト | 1 回 50 mg | 1 日 2 回 | 朝夕食後 |
| ツロブテロールテープ | 1 回 0.5 mg | 1 日 1 回 | 貼付 |

現病歴：気管支喘息

患児は気管支喘息で通院継続している．喘息発作があり，受診．

喘息のコントロール不良との診断にて，下記が処方となった．

処方：

【般】プランルカストドライシロップ用 10％

　　【原薬量】 100 mg　1 日 2 回　朝夕食後　30 日分

【般】ツロブテロールテープ 0.5 mg　1 枚　寝る前　30 日分

【般】テオフィリンドライシロップ用 20％　600 mg　1 日 2 回　朝夕食後　14 日分

1 いつ・なにが起こった？

　患児のかかりつけ薬局が処方箋を応需した．保険薬局の薬剤師は患児の母親に患児の年齢，体重を確認．テオフィリンの処方量に違和感を感じたが，同一処方箋のプランルカストに【原薬量】と記載があったこと，処方が mg 表記であったことから主薬量（原薬量）と考え，主治医に疑義照会することなく 1 日量として 3 g を秤量調剤し，処方薬を交付した．

　患児は 2 回分服用後，嘔吐をくり返し痙攣発作をおこして，病院に救急搬送された．搬送時に測定したテオフィリンの血中濃度が 32.5μg/mL と高値であり，テオフィリン中毒と診断された．

2 なぜ・どうして起こった？

　従来，医師・医療機関の間で処方箋の記載方法が統一されていないことに起因した処方箋の記載ミス，記載漏れが後を絶たない状況があったことから，2010 年，記載方法・記載内容の標準化を含めた検討が行われ，「内服薬処方せんの記載方法の在り方に関する検討会報告書」が厚生労働省より発出された．本報告書では「薬名は製剤名，分量は製剤量を記載することを基本とすべき」とされているが，医療機関において速やかに経口剤の記載方法の標準化に対応す

ることが困難である場合があることを踏まえ，例外的に分量を原薬量で記載した場合には，必ず【原薬量】を明示することとされている[2].

　本事例は散剤の薬品マスタを作成する際に，【原薬量】の記載を忘れたことが重大な調剤ミスにつながった事例である.

　当時，薬品マスタシステムが過渡期にあり，薬品マスタが mg しか選択できず，散剤の薬品マスタに【原薬量】との記載を行うルールはあったが手順が守られなかった.

　医師は，薬品マスタ通り【原薬量】と記載のあるプランルカストは原薬量で，【原薬量】の記載のなかったテオフィリンは製剤量（0.6 g ＝ 600 mg）を計算し処方を行った（図Ⅱ-G-4）.

　保険薬局の薬剤師は，従来，g 記載は製剤量，mg 記載は原薬量のように，重量単位により処方量を記載している事例も多かったことから，慣例的にテオフィリンの mg 記載を原薬量と判断した.

　薬品マスタ作成ミスによる処方箋記載の不備が，医師の処方意図を正しく反映せず保険薬局の薬剤師の誤った判断を誘発し，調剤ミスを引き起こす結果となった.

事 例 ❷

▶ 80 歳代女性

既往歴：脂質異常症，不眠症
常用薬：

| アトルバスタチン錠 10 mg　1回1錠　1日1回　夕食後
| エチゾラム錠 0.25 mg　　　1回1錠　1日1回　夕食後

現病歴：かかりつけのクリニックで行った採血にて検査値異常の指摘あり，当院の内分泌科に紹介受診.精査の結果甲状腺機能低下症と診断され，院外処方で下記が処方となった.

　本人の体調から当院への継続的な通院は負担が大きいと考え，以降の薬剤調整はかかりつけのクリニックへ依頼.診療情報提供書にて情報提供を行い，当院は終診の方針となった.

受診時の検査値：TSH 45.0 μIU/mL，FT_4 0.69 ng/dL，FT_3 0.72 pg/mL
処方：

| チラーヂン ®S 錠（25 μg）　12.5 錠　1日1回　起床時　30 日分

1 いつ・なにが起こった？

　患者のかかりつけ薬局が処方箋を応需した.患者本人は来院せず，家族のみが来訪した.
保険薬局では，薬歴にチラーヂン ®S 錠の処方歴がなくお薬手帳にも処方情報はなかったが，処方が添付文書の用量範囲内であったため，処方元へ疑義照会は実施しなかった.

　患者のアドヒアランスを考慮し，25 μg 錠 12.5 錠ではなく 100 μg 錠 3 錠と 12.5 μg 錠 1 錠

［上段：プランルカスト］

| 使用開始日 | 20XX/4/1 | 使用終了日 | 9999/99/99 | 医事コード | XXXXX |

部門属性　処方　項目属性　I　項目コード　0001

8桁YJコード　4490017R

名称

製剤量でない場合は【原薬量】と記載が必要

商品名称　オノン後発

かな名称　【般】プランルカストシロップ用10%【原薬量】

項目名称　【般】プランルカストシロップ用10%【原薬量】

一般名称　プランルカスト水和物

共通名称　【般】プランルカストシロップ用10%

単位設定	第1単位	第2単位	第3単位
単位‥‥‥	mg		
選択単位‥‥	1		
単位換算フラグ			

フラグ情報

採用フラグ	院外（一般）	患者限定フラグ	
処方・注射フラグ	内服薬	診療科限定フラグ	
麻薬フラグ		利用者限定フラグ	
毒薬フラグ		インスリンフラグ	
劇薬フラグ		血液製剤フラグ	
向精神薬フラグ		湿布薬フラグ	
抗がん薬フラグ		薬剤投与量計算フラグ	
治験薬フラグ		リフィル可薬品フラグ	
割線フラグ			
粉砕フラグ			

用量チェック

| 常用量（1日分） | | 常用量（1回分） | |
| 最大用量（1日分） | | 最大用量（1回分） | |

［下段：テオフィリン］

| 使用開始日 | 20XX/4/1 | 使用終了日 | 9999/99/99 | 医事コード | ZZZZZ |

部門属性　処方　項目属性　I　項目コード　0002

8桁YJコード　2251001R

名称

【原薬量】の記載忘れが重大なミスに…

商品名称　テオドール後発

かな名称　【般】テオフィリンシロップ用20%

項目名称　【般】テオフィリンシロップ用20%

一般名称　テオフィリン

共通名称　【般】テオフィリンシロップ用20%

単位設定	第1単位	第2単位	第3単位
単位‥‥‥	mg		
選択単位‥‥	1		
単位換算フラグ			

フラグ情報

採用フラグ	院外（一般）	患者限定フラグ	
処方・注射フラグ	内服薬	診療科限定フラグ	
麻薬フラグ		利用者限定フラグ	
毒薬フラグ		インスリンフラグ	
劇薬フラグ	劇薬	血液製剤フラグ	
向精神薬フラグ		湿布薬フラグ	
抗がん薬フラグ		薬剤投与量計算フラグ	
治験薬フラグ		リフィル可薬品フラグ	
割線フラグ			
粉砕フラグ			

用量チェック

| 常用量（1日分） | | 常用量（1回分） | |
| 最大用量（1日分） | | 最大用量（1回分） | |

図Ⅱ-G-4　**処方マスタ入力画面の例（上段：プランルカスト，下段：テオフィリン）**

（＝312.5µg/日）で調剤し，用法・用量を説明の上，処方薬を交付した．

　30日後，患者はかかりつけクリニックを受診した．主治医からクリニックに送付されていた診療情報提供書には「チラージン®S錠12.5µg/日を開始」との記載があった．しかしながら，かかりつけクリニックの医師は患者が持参したお薬手帳の処方歴より312.5µg/日のチラーヂン®S錠を服用していると思い込み，同量で30日分の継続処方を交付した．

　21 日後，患者は倦怠感により自立度が著しく低下．中枢神経症状（不穏，せん妄，精神異常）が強く，当院に救急搬送．その際，甲状腺機能検査値の著明な上昇を認めており甲状腺中毒症の状態であると診断された．

搬送時の検査値は，TSH 0.03μIU/mL，FT_4 4.72 ng/dL，FT_3 7.86 pg/mL であった．

　医師より薬剤科に問い合わせあり．処方歴確認の結果，患者は約 50 日間にわたり 25 倍量のチラーヂン®S 錠を服用していたことが判明した．

2　なぜ・どうして起こった？

　本事例はシステムの処方チェックで未然にミスを防げない調剤エラーである．

　薬品マスタの処方チェックシステムでは処方の上限量や最大投与量の設定を行うことが可能であり，当該施設では常用量を超える投与量が処方された際には，処方時にアラートが電子カルテにポップアップで表示されるとともに，薬剤科にチェックリストが出力されるように設定されていた（図Ⅱ-G-5）．

　チラーヂン®S 錠（レボチロキシンナトリウム）は通常，成人には 25 ～ 400μg を 1 日 1 回経口投与する．一般的に，投与開始量は 25 ～ 100μg を 1 日 1 回，維持量には 100 ～ 400μg1 日 1 回投与することが多い[3]．

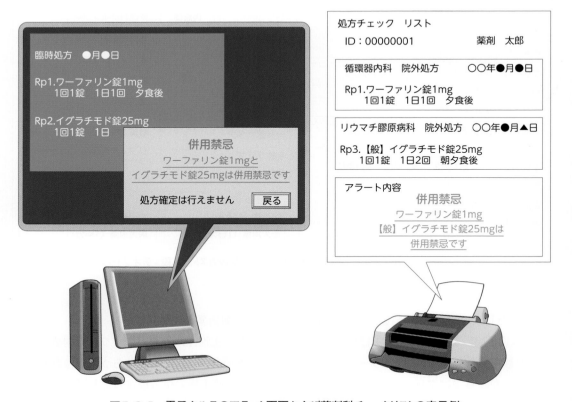

図Ⅱ-G-5　**電子カルテのアラート画面および薬剤科チェックリストの表示例**

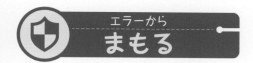

使用開始日 20YY/4/1	使用終了日 9999/99/99	医事コード YYYYY

部門属性 処方　項目属性 I　項目コード 0020

8桁YJコード 2431004F

名称

商品名称 チラーヂン

かな名称 チラーヂンS錠（25μg）

項目名称 チラーヂンS錠（25μg）

一般名称 レボチロキシンナトリウム

共通名称 チラーヂンS錠25

単位設定	第1単位	第2単位
単位‥‥‥‥	錠	
選択単位‥‥	1	
単位換算フラグ		

フラグ情報

採用フラグ	院内・院外	患者限定フラグ	
処方・注射フラグ	内服薬	診療科限定フラグ	
麻薬フラグ		利用者限定フラグ	
毒薬フラグ		インスリンフラグ	
劇薬フラグ	劇薬	血液製剤フラグ	
向精神薬フラグ		湿布薬フラグ	
抗がん薬フラグ		薬剤投与量計算フラグ	
治験薬フラグ			
割線フラグ	1/2	リフィル可薬品フラグ	
		粉砕可	

> 添付文書上の最大用量以上は処方入力できない設定になっていたが・・・
> （25μg錠×16錠＝400μg）

常用量（1日分）		常用量（1回分）	
最大用量（1日分）	16錠	最大用量（1回分）	

図Ⅱ-G-6　処方マスタ　入力画面（チラーヂン®S錠）

　薬品マスタは図Ⅱ-G-6のように最大用量設定がなされていた．しかしながら，本事例は処方量が添付文書の上限量を超えていないため，処方チェックシステムによるチェックはかからない．正しく薬品マスタを作成していても処方ミスを未然に防ぐことができなかった．

エラーから まもる

　以上のことから，次のことを特に意識する必要があると考える．

1 ▶ 薬品マスタシステムの仕組みをよく理解する

　薬品マスタシステムは安全管理に有用であるが，システムの理解が不十分な状況でメンテナンスを行うと医療事故を誘発しかねない．メンテナンスにあたる薬剤師は自施設の薬品マスタシステムの仕組みを十分に理解し完成度の高いシステム構築を実践する必要がある[1]．

2 ▶ 薬品マスタシステムのマニュアルや手順書を整備する

　薬品マスタメンテナンスを担当するすべての薬剤師が複雑な作業を一様に正確にできるためには薬品マスタメンテナンスに関するマニュアルや手順書を整備しておくことが望ましい．マニュアルがあることで薬品マスタの不備が発生した際の原因究明も容易となり，その後のミスを回避する手立てとなりうる．

　なお，処方箋情報は自施設のみならず，ほかの医療機関や保険薬局に正確に伝達される必要

がある．薬品マスタの作成・メンテナンスは前述の「内服薬処方せんの記載方法の在り方に関する検討会報告書」に掲載された記載方法を基本に実施し，情報伝達エラーを防ぐ必要がある．

3 ▶「薬剤師力」を磨く

どのように方策を講じても，人的に作業する限り薬品マスタメンテナンスのヒューマンエラーはゼロにはならない．また，処方チェックシステムをすり抜ける事例があることを常に認識しなければならない．

システムがどれだけ高度化しても，処方箋を手にした際に，医療安全の琴線に触れ，何かがおかしいと違和感をもち，疑義照会をはじめとする確認を怠らない「薬剤師力」を磨くことがやはり重要である．

📖 引用文献

1) 田中雅幸ほか：医薬品マスタの一元管理と二段階処方チェックシステムの構築と評価．医療情報学，30：119-127，2020．
2) 厚生労働省：内服薬処方せんの記載方法の在り方に関する検討会報告書．2010．
3) チラーヂン®S錠添付文書，2021年4月改訂(第1版)およびインタビューフォーム，2021年4月改訂(第12版)．

📖 参考文献

4) 日本医療機能評価機構：医療安全情報 No.9 製剤の総量と有効成分の量の間違い．2007．
5) 日本医療機能評価機構：医療安全情報 No.18 処方表記の解釈の違いによる薬剤量間違い．2008．
6) テオドール®ドライシロップ添付文書，2020年1月改訂(第20版)およびインタビューフォーム，2019年4月改訂(第10版)．

CASE
36

G　その他の調剤エラー対策

重複調剤

エラーを
みる

　わが国における 75 歳以上の人口が増え高齢者が増加する中，加齢による生理的な変化や複数の併存疾患を治療するために医薬品の多剤服用が発生しやすい状況がある．また，高齢者が可能な限り住み慣れた地域で生活が継続できるように地域包括ケアシステムの構築が推進され，急性期病院から慢性期病院，医師の専門性の細分化が進み複数のかかりつけ医を受診するなど複数箇所の医療機関を受診する機会が増えている．

　患者が複数の医療機関を受診することで，医薬品の多剤服用におけるポリファーマシーや処方カスケードが社会的な問題となり，薬物有害事象のリスク増加，服薬過誤，服薬アドヒアランス低下などの問題に繋がる状態が発生している．このような社会的背景の中，厚生労働省からは高齢者の薬物療法の安全対策をするため「高齢者の医薬品適正使用の指針（総論編）」が示されている [1]．この指針の中では，複数医療機関の受診によるポリファーマシーの形成や処方カスケードの対策の一つとして，薬局における調剤と医薬品情報の一元化が挙げられている．薬剤師は医薬品情報の一元化を行うことでそれらの解消に向けて重要な役割を担い，医薬品の多剤服用に伴う重複処方に対する介入が期待される．

エラーに
かまえる

――――――――― 事 例 ―――――――――

▶ **78 歳女性（61 kg，153 cm）**

既往歴：高血圧，高脂血症，逆流性食道炎，十二指腸潰瘍
入院前常用薬：

アムロジピン錠 5 mg	1 錠	1 日 1 回	朝食後
ロスバスタチン錠 2.5 mg	1 錠	1 日 1 回	朝食後
ランソプラゾール OD 錠 15 mg	1 錠	1 日 1 回	朝食後

現病歴：突然の冷や汗，胸痛を主訴に救急要請し，当院へ搬送された．血液検査，心電図，CT施行後，急性心筋梗塞の疑いにて緊急心臓カテーテル検査を施行した．心臓カテーテル検査後，左前下行枝に完全閉塞を認め，アスピリン300 mgとクロピドグレル300 mgを検査室にて服用し，経皮的冠動脈形成術を施行し加療目的に入院となった．

入院翌日の朝より，入院前常用薬を院内処方に切り替え下記2つの処方が開始となった（図Ⅱ-G-7, 8）．

臨床検査値：体温36.3℃，WBC 9,800/μL，CRP 12.8 mg/dL，収縮期血圧128 mmHg，拡張期血圧85 mmHg，Cre 1.25 mg/dL，HbA1c 6.8％，CK757 U/L，CK-MB 34 U/L，LDL 90 mg/dL

入　院　処　方　箋

患者ID：01234567　　　　　診療科：循環器内科　　入院病棟：6階病棟
氏名：○○　××　様　　　　処方医師名：△△　△△
　　　　　　　　　　　　　処方年月日：20××年×月×日
　　　　　　　　　　　　　処方開始日：20××年×月×日

Rp.1　キャブピリン®配合錠　　　　　　　　　　　　　　　　　　　1錠
　　　1回1錠(1日　1錠)　　　　　　　　1日1回　朝食後　7日分

Rp.2　クロピドグレル錠75 mg　　　　　　　　　　　　　　　　　1錠
　　　1回1錠(1日　1錠)　　　　　　　　1日1回　朝食後　7日分
　　　　　　　　　　　　　　以下余白

図Ⅱ-G-7　処方①：入院後新規開始薬

入　院　処　方　箋

患者ID：01234567　　　　　診療科：循環器内科　　入院病棟：6階病棟
氏名：○○　××　様　　　　処方医師名：△△　△△
　　　　　　　　　　　　　処方年月日：20××年×月×日
　　　　　　　　　　　　　処方開始日：20××年×月×日

Rp.1　アムロジピン錠5 mg　　　　　　　　　　　　　　　　　　1錠
　　　1回1錠(1日　1錠)　　　　　　　　1日1回　朝食後　7日分

Rp.2　ロスバスタチン錠5 mg　　　　　　　　　　　　　　　　　1錠
　　　1回1錠(1日　1錠)　　　　　　　　1日1回　朝食後　7日分

Rp.3　ランソプラゾールOD錠15 mg　　　　　　　　　　　　　　1錠
　　　1回1錠(1日　1錠)　　　　　　　　1日1回　朝食後　7日分
　　　　　　　　　　　　　　以下余白

図Ⅱ-G-8　処方②：常用薬の院内切り替え分

1　いつ・なにが起こった？

　　調剤担当薬剤師は，午前中に処方された2つの入院処方箋を調剤し病棟へ薬剤を搬送した．病棟担当薬剤師は，入院した患者に対して入院前の常用薬を確認した．病棟担当薬剤師は，服薬指導の準備をした際にキャブピリン®配合錠とランソプラゾール錠の併用に気づき処方医へ疑義照会を行った．病棟担当薬剤師は，処方医からランソプラゾール錠は中止とし，キャブピリン®配合錠が開始となることを確認した．

　　処方医は検査室にて処置を行っていたため，ランソプラゾール錠の処方オーダーを修正・削

除することなく午後となった．病棟担当薬剤師が患者へ服薬指導で訪室した際，ランソプラゾール錠が入ったまま患者に薬剤がわたり服用していたことを発見した．

2 なぜ・どうして起こった？

医師は，経皮的冠動脈術施行後に2剤抗血小板療法（DAPT）のアスピリンとクロピドグレルを開始した．医師はDAPT開始に伴い十二指腸潰瘍の既往を確認し患者が服用する錠数の削減を目的にアスピリンとボノプラザンが配合剤であるキャブピリン®配合錠を処方した．調剤担当薬剤師は2つの処方箋に対して個々の処方箋に疑義はなく調剤を行った．患者は，かかりつけ医より逆流性食道炎，十二指腸潰瘍の既往に対してランソプラゾールを服用しており，常用薬を確認した病棟担当薬剤師がボノプラザンと薬効が重複していることに気づき疑義照会が行われた．

調剤担当薬剤師は個々の処方箋に対しての処方監査は実施できていたが，入院時の新規追加薬剤とかかりつけ医からの継続薬剤の服用歴を確認する必要があった．配合錠はポリファーマシーを防ぐ1つの対策として活用され，多くの配合錠が販売されている．一方で，各配合錠に対して含有成分を理解し，重複処方を防止する対策が望まれる．

本事例では，電子カルテを導入している施設で入院患者のため処方オーダーや診療録を都度修正する必要があった．病棟担当薬剤師は，医師へ疑義照会を実施したが持参薬確認業務に追われ調剤担当薬剤師への引き継ぎを怠った．さらに，病棟担当薬剤師は疑義照会後に修正された薬剤が搬送されるものと思い込み看護師へ疑義照会を行ったことを引き継がなかったため患者は服用してしまった．

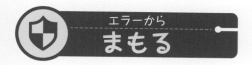

以上のことから，次の点について特に意識したいと考える．

1 ▶ 薬剤服用歴（薬歴）の確認

薬剤師が個々の患者に最適で安全な医療を行うために薬物療法に積極的に介入することが望まれる．患者の重複処方を防ぐためには，薬歴の確認が重要となる．高齢者人口の増加に伴い複数疾患の併存を加療するため医薬品の多剤服用が発生しやすい状況がある．特に新規疾患に罹患し入院した場合は新規薬剤が開始されることが多く，薬剤師は入院前の常用薬を含め医薬品情報を一元化し医療チームで共有する必要がある．

病院における薬剤師業務は細分化され，病院薬剤師が病棟で行う薬物療法の有効性，安全性の向上に資する業務が評価され平成24年度診療報酬改定において病棟薬剤業務実施加算が新設された．診療報酬改定に伴い病棟における病棟専任薬剤師の人員配置が整備され，持参薬確認や患者状況の把握を行うことでチーム医療に貢献している．入院前常用薬を継続する場合は，新規開始の相互作用だけでなく同種同効薬の重複処方に注意して薬歴を確認する必要がある．

2 ▶ 処方内容の未修正による誤りの存在

　薬剤師による疑義照会後の処方箋が修正されず，その後，処方歴をもとに変更前の処方が再び処方された事例が報告されている[2]．この改善策として，処方箋の用量などを変更した場合には確実に修正を行える体制を構築することが望まれる．近年，医師の長時間労働が問題となり働き方改革が講じられている．その中で，各医療関係職種の活用が議論されタスクシフトを推進し医師の負担軽減を行い医療関係職種がより専門性を活かし各職種の業務拡大などが行われている．疑義照会に対する処方オーダーの修正は，医師と事前に作成・合意したプロトコルに基づき，薬剤の種類，投与量，投与方法，投与期間などの変更について医師と協働して実施する取り組みを各施設で対策を考えることが改善に繋がるかもしれない．

📖引用文献 ･･･

1）厚生労働省：高齢者の医薬品適正使用の指針（総論編）について（日医政安発 0529 第 1 号，薬生安発 0529 第 1 号），2018．
2）日本医療機能評価機構：医療事故収集事業医療安全情報 No.148，2018．

処方オーダー時のエラーに対する疑義照会漏れ

エラーを
みる

　薬剤師にとって処方箋監査は，薬の専門家として処方の的確性を確認する上でとても重要である．処方箋は医師から薬剤師へ薬物療法を行う上での極めて重要な情報伝達手段の一つである．処方箋は患者の薬物療法を行う上での基本となるものであり，その形式や内容について誤った監査をしてしまうと患者に重大な被害を与えてしまう可能性がある．薬剤師法第24条において「薬剤師は，処方せん中に疑わしい点があるときは，その処方せんを交付した医師，歯科医師又は獣医師に問い合わせて，その疑わしい点を確かめた後でなければ，これによつて調剤してはならない」と規定されている通り，形式や内容に疑わしい点がある場合は医師・歯科医師・獣医師へ疑義照会を行わなくてはならない．

　調剤エラーの原因は，薬剤師の知識不足・経験不足や慣れからくる不注意がほとんどである．重大なエラーを減らすためにも処方箋監査には時間を費やし，疑わしい点は適切に疑義照会を行いたい．しかし，対応する薬剤師の人数や経験年数，業務集中度によっては考えられないようなエラーが起きてしまうことがある．

エラーに
かまえる

═══════════ 事 例 ═══════════

▶ **70代女性**

既往歴：S状結腸がん・多発肝転移，無症候性心筋虚血，糖尿病，脂質異常症，貧血
現病歴：他院（付属の老人ホームに入所）にてS状結腸がん・多発肝転移が疑われ紹介受診．S状結腸切除・人工肛門造設を行うため老人ホームより以下の常用薬を持参して入院となった．

持参薬：

アスピリン腸溶錠 100 mg	1 回 1 錠	1 日 1 回	朝食後
ピタバスタチンカルシウム OD 錠 2 mg	1 回 1 錠	1 日 1 回	朝食後
タケキャブ®錠 10 mg	1 回 1 錠	1 日 1 回	朝食後
ビソプロロールフマル酸塩錠 5 mg	1 回 1 錠	1 日 1 回	朝食後
フロセミド錠 20 mg	1 回 2 錠	1 日 1 回	朝食後
デベルザ®錠 20 mg	1 回 1 錠	1 日 1 回	朝食後
ニコランジル錠 5 mg	1 回 1 錠	1 日 3 回	毎食後
アンブロキソール塩酸塩徐放カプセル 45 mg	1 回 1 錠	1 日 1 回	朝食後
フェロミア®錠 50 mg	1 回 1 錠	1 日 1 回	夕食後
マグミット®錠 500 mg	1 回 1 錠	1 日 3 回	毎食後

※すべて一包化

1　いつ・なにが起こった？

　A 病院付属の老人ホームから転院して B 病院へ手術施行目的に入院した患者．患者のアドヒアランスは悪く，老人ホーム職員による薬剤管理をしていたため，経口剤はすべて一包化されていた．B 病院に入院後，病棟薬剤師による初回面談を行い，持参薬鑑定を行った．アンブロキソール塩酸塩徐放カプセル 45 mg も一包化されており，持参薬の報告書を作成．B 病院が採用しているアンブロキソールの規格は 45 mg ではなく 15 mg だったため，医師への注意喚起として「規格・用法注意！持参 1T/分 1 ＝ 採用 3T/分 3」とコメントを残していた．これは持参薬と病院の採用が異なる場合に院内振替のミスを防ぐために行っている B 病院の取り組みである．今回持参された薬剤は 1 日分であり，院内振替処方が必要となったため，持参薬報告を基に医師が院内処方したが「アンブロキソール塩酸塩錠 15 mg　3 錠 / 朝食後」となっていた．薬剤師による処方箋監査・調剤薬鑑査ともに疑義照会をすることなく，数日間患者は服用してしまった．

2　なぜ・どうして起こった？

　本調剤エラーは，複数枚数・複数 Rp がある処方であり，処方箋監査時にアンブロキソール徐放カプセルから普通錠への異なる剤形に変更したことに気づかなかったことが原因であると考える．

　先発品であるムコソルバン®は服薬コンプライアンスの向上のために 1 日 1 回経口投与の徐放性カプセル剤（L カプセル）が 1996 年 7 月に承認され，2015 年 2 月には，L カプセルの剤形追加医薬品として小型の徐放性錠剤「ムコソルバン®L 錠 45 mg」（以下，L 錠）の承認を取得した．L カプセルは，夕食後 1 回の投与により夜間から早朝にかけて高い血中濃度が得られることから，慢性呼吸器疾患患者の早朝覚醒時の喀痰喀出困難に対して有用性が確認されている．なお，L 錠は L カプセルと生物学的な同等性が認められている [1]．通常の錠剤と徐

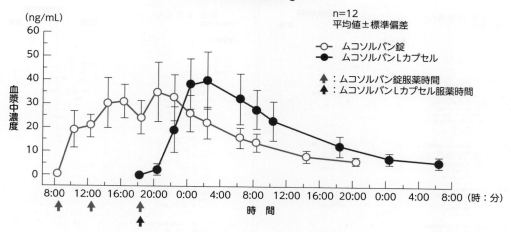

(a)血漿中未変化体濃度(ng/mL)

(b)血漿中未変化体濃度の平均値(ng/mL)および薬物動態パラメータ

薬剤 \ 投与後時間(h)	0	2	4	6	8	10	12	14	16
ムコソルバンLカプセル	0	2.55	18.93	38.31	39.81	—	31.93	27.45	23.05
ムコソルバン錠	0	19.09	20.65	29.82	30.19	23.79	34.56	32.29	25.70

薬剤 \ 投与後時間(h)	18	22	24	30	36	AUC$_{0\text{-}36h}$* (ng·h/mL)	C$_{max}$* (ng/mL)
ムコソルバンLカプセル	—	—	11.27	7.08	5.19	647.7±178.1	41.7±11.6
ムコソルバン錠	22.02	15.63	13.77	8.08	5.75	666.0±174.4	39.9±11.0

＊：平均値±標準偏差
—：採血せず

図Ⅱ-G-9　ムコソルバン®L錠45 mgの血漿中未変化体濃度の推移

（文献1より引用）

放錠・カプセルは製剤学上，それぞれの性質は当然異なる．徐放性製剤は投与回数の減少または副作用の軽減を図るなどの目的で製剤からの有効成分の放出速度，放出時間，放出部位を調節した製剤である．図Ⅱ-G-9 からもわかるように，徐放性製剤の血中濃度・持続時間は普通錠の 3 錠/1 日 3 回とほぼ同等の効果を示しているように思える．では，普通錠を 3 錠/1 日 1 回で服用するとどのようなことが起きるか．血中濃度が急激に上昇し，その効果持続時間は短いことが予想される．血中濃度が急激に上がることで副作用が出現，薬剤によっては中毒になる可能性がある．また，消失も早いことが予想されるため，効果は持続しないことが予想できる．今回の調剤エラーの理由としては以下の ① 〜 ③ が挙げられる．

① 当直帯での複数 Rp の監査・調剤
② 医師の注意喚起確認漏れ
③ 電子カルテのシステム上の問題

緊急 処方せん　7階B病棟　　病院　　新規

番号：
患者氏名：
生年月日：
患者ID：
担当医師：
一包化：

オーダーNo.：　1／4
発行日時：
投薬開始日：
身長：153 cm（　/　/　）
体重：50.6 kg（　/　/　）

Rp	薬品名／用法		用量／単位	日数／総量	
1	◇ヒ！バイアスピリン錠100mg	◇	1錠	4 錠	8882
	1回 2錠（1日 1錠） 【剤】ｱﾝﾋﾟﾘﾝ 腸溶:100 JG ★ハイアラート薬:抗血小板薬 分1：朝 食後 2022/02/03(木) 夕			4日分	
2	◇ヒ ピタバスタチンCa・OD錠1mg「トーワ」	◇	2錠	8 錠	7887
	1回 2錠（1日 2錠） 【剤】ﾋﾞﾀﾊﾞｽ ｽﾀﾁﾝ OD 2 ﾄｰﾜ:ﾋﾟ ﾀﾞﾊﾞ ｽ2 ﾋﾞﾀﾞﾊﾞ ｽ2 規格注意！持参1T=採用2T 分1：朝 食後 2022/02/03(木) 夕			4日分	
3	◇ヒ タケキャブ錠10mg	◇	1錠	4 錠	7874
	1回 1錠（1日 1錠） 【剤】ﾀｹｷｬﾌﾞ 10: 分1：朝 食後 2022/02/03(木) 夕			4日分	
4	◇ヒ ビソプロロールフマル酸塩錠2.5mg「トーワ」	◇	2錠	8 錠	8371
	1回 2錠（1日 2錠） 【剤】Tw 129: 規格注意！持参1T=採用2T 分1：朝 食後 2022/02/03(木) 夕			4日分	

―次頁あり―

処方監査｜問い合わせ｜計数｜自動錠剤｜調剤｜機械｜薬剤鑑査｜水剤・外用｜一次鑑査｜鑑査

緊急 処方せん　7階B病棟　　病院　　新規

番号：
患者氏名：
生年月日：
患者ID：
担当医師：
一包化：

オーダーNo.：
発行日時：
投薬開始日：
身長：153 cm（　/　/　）
体重：50.6 kg（　/　/　）

Rp	薬品名／用法		用量／単位	日数／総量	
5	ヒ フロセミド錠20mg「NP」	◇	2錠	8 錠	8578
	1回 1錠（1日 2錠） 【剤】ﾌﾛｾﾐﾄﾞ TV 20:ﾌﾛｾﾐﾄﾞ TV 20 分1：朝 食後 2022/02/03(木) 夕			4日分	
6	◇ヒ！フォシーガ錠5mg	◇	1錠	4 錠	7884
	1回 1錠（1日 1錠） 【園】ハイアラート薬(血糖降下剤) 【剤】Kows 122: ★ハイアラート薬:DM薬 分1：朝 食後 2022/02/03(木) 夕			4日分	
7	◇ヒ ニコランジル錠5mg「サワイ」	◇	3錠	12 錠	7872
	1回 1錠（1日 3錠） 【剤】SW 722: 分3：朝・昼・夕 食後 2022/02/03(木) 夕			4日分	
8	◇ヒ アンブロキソール塩酸塩錠15mg「タイヨー」	◇	3錠	12 錠	7658
	1回 1錠（1日 3錠） 【剤】ZE 33 規格注意！持参1T 分1=採用3T 分3 分1：朝 食後 2022/02/03(木) 夕			4日分	

―次頁あり―

処方監査｜問い合わせ｜計数｜自動錠剤｜調剤｜機械｜薬剤鑑査｜水剤・外用｜一次鑑査｜鑑査

緊急 処方せん　7階B病棟　　病院　　新規

番号：
患者氏名：
生年月日：
患者ID：
担当医師：
一包化：

オーダーNo.：
発行日時：
投薬開始日：
身長：153 cm（　/　/　）
体重：50.6 kg（　/　/　）

Rp	薬品名／用法		用量／単位	日数／総量	
9	◇ヒ クエン酸第一鉄Na錠50mg「サワイ」	◇	1錠	4 錠	8062
	1回 1錠（1日 1錠） 【剤】S 301: 分1：夕 食後 2022/02/03(木) 夕			4日分	
10	◇ヒ マグミット錠330mg	◇	6錠	24 錠	7271
	1回 2錠（1日 6錠） 【剤】KCl 5: 規格注意！ 分3：朝・昼・夕 食後			4日分	
11	◇ヒ カロナール錠200（mg）	◇	2錠	2 錠	7061
	痛い時 2022/02/03(木) 夕			1回分	
12	◇軟 アズノール軟膏0.033%（20g／本）	◇	3本	60 g	8063
	体 2022/02/03(木) 夕				
13	◇ ピコスルファートナトリウム内用液0.75%「日医工」		1本	1 本	8651
	便秘時　調節可 2022/02/03(木) 夕				
14	◇外 ゲンタマイシン硫酸塩軟膏0.1%「タイヨー」（10	◇	10 g	1 本	7897
	必要時 2022/02/03(木) 夕				

―次頁あり―

処方監査｜問い合わせ｜計数｜自動錠剤｜調剤｜機械｜薬剤鑑査｜水剤・外用｜一次鑑査｜鑑査

緊急 処方せん　7階B病棟　　病院　　新規

番号：
患者氏名：
生年月日：
患者ID：
担当医師：
一包化：

オーダーNo.：
発行日時：
投薬開始日：
身長：153 cm（　/　/　）
体重：50.6 kg（　/　/　）

Rp	薬品名／用法		用量／単位	日数／総量	
15	◇外 ケトプロフェンテープ40mg「日医工」（7枚／袋）	◇	7枚	1 袋	7424
	同成分情報：モーラステープL ********************** 2022/02/03(木) 夕				

【患者コメント】

【一般名称】
　カロナール錠200（mg）
　【剤】小児:10〜15mg/kg/回・最大60mg/kg/日（1500mg/日を超えない）

【ミニ薬歴】
　02/23　03/03　03/08　03/16　03/23　03/30　04/06　04/13　04/20
献血アルブミン「ニチヤク」（20%）10g/ *

―以下余白―

処方監査｜問い合わせ｜計数｜自動錠剤｜調剤｜機械｜薬剤鑑査｜水剤・外用｜一次鑑査｜鑑査

図Ⅱ-G-10　実際の院内処方

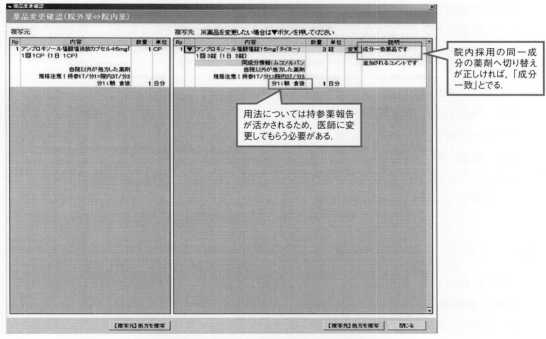

図Ⅱ-G-11　持参薬から院内採用切り替え時のオーダー画面

今回の事例の処方は，① 当直帯である 17 時以降に，処方箋 4 枚（全15Rp）を調剤した（図Ⅱ-G-10）．B 病院では 17 時～18 時 30 分は当直 1 人・残業 1 人の計 2 人で調剤業務（経口剤・注射剤），院内・院外の疑義照会対応などを行っており，業務集中度が高くなることがある．業務が集中する中で複数 Rp の処方が出てきたことや，2 枚目の最終 Rp にアンブロキソールがあることなどから用法を確認することを怠った可能性が考えられる．② 病棟薬剤師はコメント上で院内振替処方時の注意喚起を記載しており，医師は用量を変更したが，用法までは変更しなかった（図Ⅱ-G-11）．これは ③ に関わることでもあるが，電子カルテのシステム上，持参薬報告から院内振替処方時に成分が一致する場合は変更できるが，用法・用量も持参薬報告と同じようにコピーされてしまう．これらの理由が重なったことによりエラーが発生したと考える．

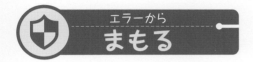

エラーから
まもる

そこで，エラー回避のため次のような取り組みができると考える．

1 ▶ 処方箋監査・調剤薬鑑査時の心構え

冒頭でも述べたが，処方箋監査・調剤薬鑑査には十分な時間をかけ集中して行うことが重要である．今回は当直帯の事例であったが，日中にも人手が足りず，業務多忙で処方箋監査・最

終鑑査の途中で席を外してしまう場面が多少なりともあるのではないだろうか．あれもこれもとすべてを行おうとするとエラーが起きる．当たり前だが，鑑査時は集中し，目の前の処方のみのことを考える，鑑査中は他者との会話は避ける，などの心構えが非常に大事なのではないかと考える．

しかし，その心構えだけではエラーが起きてしまうため，鑑査上の取り決めが必要になってくる．当院では処方箋監査者と調剤薬鑑査者として一次鑑査（計数調剤時は省略）・二次鑑査の2人以上で鑑査を行っている．さらに，処方箋上にチェックボックスがあり，薬剤名，規格，剤形，数量，用法を確認したあとに一次鑑査者は青ペン，二次鑑査者は赤ペンでチェックをすることとなっている．これにより処方箋を「見る」のではなく，「読む」ことを意識しており，エラー回避につながっていると考える．

2 ▶ 病棟薬剤師による薬歴管理

病院においては，病棟薬剤師による薬歴管理も重要である．病棟薬剤師は患者情報や調剤した薬剤（調剤後の医薬品・賦形剤の情報や，注射剤の投与量や投与速度などの情報を含む）に関する情報を，医師やほかの医療従事者へ提供を行うなど，「医薬品の適正使用」を遂行するために医療チームの中での役割が増している．新規開始となった薬剤はもちろん，持参薬の院内振替，服用している薬剤の継続可否なども把握しなくてはいけない．今回の事例に関しては，薬歴管理を行っていれば少なくとも翌日には病棟薬剤師として把握できていたのではないだろうか．自身の病棟の処方箋を見返し，病棟薬剤師の目線から鑑査を行うことでエラーを未然に回避できる可能性は高いと考える．

📖 引用文献 ⋯⋯
  1）ムコソルバンL錠45 mgインタビューフォーム，2017年11月改訂（第3版，提携先変更に伴う改訂）．

📖 参考文献 ⋯⋯
  2）日本薬剤師会編：第十四改訂調剤指針．薬事日報社，2018．

過去，現在，そして未来へ

　薬学の領域において研究とは，「ピペットやフラスコを使った実験」だけでない．明らかにしたいと考える目的に対する妥当な回答を得るためには，他にも，診療録を用いた調査，アンケート，データベースを用いた解析なども手法のひとつである．これらの手法を単独または組み合わせて「研究」として成立させる．いずれも目的に応じた妥当な手法を選択しているのである．

　ところで「調剤」は，患者に対する服薬指導，他の職種との連携や協議を経た処方内容の検討，そしてそれらの情報を薬物治療に反映させることから，薬物治療の最適化という目的を達成するための一連の流れの中にあると筆者は考える．多くの病院では，いわゆる「全員野球」という言葉で表現されるように薬剤部・薬局が一丸となり，薬剤部における調剤だけでなく病棟や外来での臨床業務も行っているだろう．その折々で患者から入手した情報，看護師や医師との協議の結果などが処方に反映され，調剤が行われる．実際には調剤の際に，病棟では発見できなかったような処方上（薬物治療上）の問題点が発見されることも多く，薬物治療の最適化につながっている．

　近年，調剤において，一部の調剤工程を自動化する機器や，処方内容が不適切な可能性のある処方に対するアラート機能などがついた調剤機器が役立っている．このような調剤機器の登場により，以前と比べて調剤環境が圧倒的に変化してきた．現時点ではすべての調剤工程を全自動で行えるほど洗練されてはいないものの，これまでの技術の発展を鑑みると，技術的には全自動化に近い状況も来るのかもしれない．一方で，これらの機器などの導入の初期コストは大きく，広く普及するにはまだ 10 年ないしそれ以上要すると思われる．このように環境が変化してゆく中，薬剤師による調剤は，これまでも，そしてこれからも重要であり，手法のひとつとして機械やシステムをうまく混ぜ合わせながら，薬物治療の最適化という目的にむかって洗練させていくことが重要であろう．

　本章では，昨今の機械化やシステム化が導入される以前から調剤に関わってきたベテランの先生方が過去，現在，未来と調剤に関する歴史やご経験をご執筆いただいている．これからを担う薬剤師のみなさんにおいては，過去から現在までの調剤に関する環境の変化を知り，現在，そしてこれから先に来るだろう変化に備え，「調剤」を柔軟にかつ正しく変化させていくべく，本章をぜひ参考にしていただきたい．

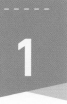

調恨記
いたらぬが故の失敗談，人には言えない調剤師の記憶

4〜50年前の話で若い先生方には信じられないことでしょう．

6年制を卒業した薬剤師は優秀になりました．でも有能かどうかは未知数，何故なら能力はその時代の社会が決めるからです．

鑑査システムも病棟業務もリスクマネジメント報告書も無かった時代の失敗談を若い先生方に伝えたい．そして臨床業務，チーム医療，安全管理の意味を別の角度から考えるきっかけにしていただければ幸いです．

1. 調剤室

45年前，病院薬剤部の外来調剤室は戦場だった．病院実習で見た薬剤師は手早い調剤を行うプロの集団だったが，薬物療法の理論的根拠と安全性には問題があった．

1日1,000枚の処方箋を17人の薬剤師でさばく．外来調剤は薬袋書記と散薬調剤だけが区別されていて錠剤，外用剤はすべて1人で調製．鑑査はなかった．

ある日の午後，ハッと思ったら午前中の調剤過誤に気づいた．ヘキストラスチノン®，スルフォニルウレア系の血糖降下薬．この数年前に糖尿病でない患者に誤投薬され，2ヵ月間服用した後昏睡状態に陥り植物人間になる事件が起きていて，絶対に間違えてはいけない薬だ．

カルテを調べ，ご自宅に電話した．「…主人の勤務先の電話番号をお教えします…」という奥様は品が良く，只者ではない気がした．教えてもらった電話番号を回すと……

受付嬢「はぃ，マルベニイイダ本社でございます」

っと聞いて　ん？　丸紅？

私「○○さんをお願いします」

受付嬢「アポイントはお済でしょうか？」

私「いえ，ないのですが実はわたくし，おかかりの病院の薬剤師で，○○さんのお薬を間違えて調剤した可能性があるのでお伝えしなければなりません」

受付嬢「はぁ，副社長は面談中なので少々お待ちください」

フッ　副社長〜？　聞いただけでビビった．
5分ほど待つと紳士的な声が受話器から聞こえる．

私「あっ　あの〜，私　△△大学病院薬剤科の薬剤師で奥山清と申します．誠に申し訳ありませんが，今日調剤したラスチノン®というお薬を倍量出した可能性がありま

して，1回半錠のところを1錠入っていると思うのですが」

副社長「あぁ，またですか，それで1回半錠飲めばいいんですね」

私「はい，その通りです」

副社長「余った分はお返ししますか？」

私「いえ，処分していただければ結構です．申し訳ありませんでした」

副社長「ハイハイ，わざわざお電話ありがとうございます．今後ともよろしくお願いします．それじゃ～どうも」

私「はい，誠に申し訳ありませんでした」

ちなみにその頃インシデントレポートは存在せず，上司に報告した記憶もない．

■ 2. 混注業務の黎明期

病棟業務を始めたのが1984年だから38年前．すぐに求められたのが注射セットと混注だった．ところがこっちは処方調剤しかしたことがない．国立医療センターや大学病院を見学し，大病院の状況を聞くと「条件が揃うまでは混注業務には手を付けない」というのが大方の意見だった．でも，私たちは病棟に出向いてIVHの混注を始めた．

以下はそのときの状況説明．不適切な環境での調製が感染熱発の原因になったかもしれない．アンプルカット時のガラス片の混入，配合変化の見逃しも気になるところだ．有識者には言いわけにしか聞こえず．無責任な薬剤師の烙印を押されそうだが，こんな現実があったことを若い先生方に知っておいてほしい．

都内の病院に勤務して4年，新天地を求めて転職した施設は医薬分業の申し子だった．八王子の郊外に新設された大学病院で，第三次救急，移植医療，循環器センターを標榜する基幹病院．でも，100％院外処方なので1980年開設当初の薬剤部員はたったの3人．

外来調剤がなくても医薬品業務はあるのでよく夜中に呼び出された．外科の医師から「なんで当直やらないの？」と訊かれて「無理！！」とは言えない．彼らは3人で当直していた．結局，薬剤師5人で当直を開始．週2回泊まり込んで，完全徹夜でも直明けなし．「こりゃ人を増やさないと長生きできない」と思ったが只じゃ人は増やしてくれない．病棟業務，注射セット，混注…職員が必死に業務を展開して35年かかって37人に増えた．

開設して3年目に開かれた"病院の将来を考える小委員会"で，若干28歳の私は薬剤師の病棟業務を力説した．病院幹部は失笑したが，折からの病床増加ブームで看護師不足が深刻になり病棟薬剤師が真剣に検討され始めた．

"病棟に上がったら服薬指導？"，とんでもない．当時の病棟は注射投薬の準備で戦場のよう．注射番の看護師さんが1人配置されていて朝から晩まで注射の準備をする．アンプルの首を酒精綿でぬぐうこともせず，指にはさんでパンパンと切ってシリンジで次々に吸い，ボトルに注入していく．ボトルの準備は注射指示伝票を見ながらマジックで患者名と投与時刻を書くだけ．

気になることはあったが，業務の効率を妨げることはできない．なんてったってこっちが言い出しっぺなのだ．本音を言えば薬剤師増員の目論見がある．なんとか看護部の信頼を勝ち得

ることが必要だった．

　病棟配置ワゴンを整備して注射セットを集中化し，無菌室での混注業務を始めたのが1991年．病棟に出て5年後のことである．

3. S爺さんの話

　S爺さんはご近所の人．父と同じ会社に勤めていて同じ分譲地に家を建てた．父より10歳ぐらい若かったが，結局は長生きしたから私にとっては爺さんなのだ．

　とても器用な人で剣道5段，偏屈で独断に満ちていた．引っ越しやお祭り，お葬式では必ずイニシアチブをとり，ときにトラブルメーカーになる．

　とにかく器用なので頼まれるのが好きなのだ．植え木の剪定，障子の張り替えをはじめ簡単な工事もやってくれる．とても便利だが言う通りにやらないと怒る．私の父は働き者だったが不器用で技術的な仕事は近所の人に頼む癖があった．「よろしく！」とか言っては何処かに行ってしまう．高校生だった私は手伝いをやらされ，「清，清！」とまるで弟子のように扱われた．さんざんこき使われた挙句，お酒を出して世間話をし，「一丁やるか！」とか言って夜中まで囲碁のお相手．人が良いのはわかるが，しつこいのには辟易した．

　大学を出て薬剤師になり地元の病院に勤めた頃，父もSさんも闘病生活．当直の夜，父から電話で「Sさんが胃が痛いと言ってるんだけどどうしよう？」．“そんなの知るかよ！”なのだが，「取りあえず救急にかかったら…」と言った．奥さんと一緒に来たSさん「胆石が悪化した」と決めつけていたが，「いちおう先生に」と言って当直の先生に診てもらう．「本人は胆石と言っていますがよろしくお願いします」と言いながら全然疑わず，この先生は循環器だったよな？　なんて考えていた．当直も暇だったので，奥さんとSさんに付き添って「大丈夫ですよ」なんて呑気に構えていた．そのとき，胸のX線写真を見た先生が「あっ！　解った！」と言う．何を騒いでいるんだろう，と写真を覗きこむと心臓から出た大動脈弓が異常に太い．素人が見ても，“これが大動脈乖離か”とわかるほど．

　後から奥さんに聞いた話．高血圧で別の病院にかかっていたSさん，受付の女の子と喧嘩して「あんな病院のクスリが飲めるか！」と勝手に止めてしまった．“それを早く言えよ！”なのだが怒るわけにもいかない．気の良い奥さんは「あのとき，清ちゃんが一緒にいてくれて本当に心強かったわ〜」と顔を見るたびに言われたが，内心ゾッとする．一歩間違えば取り返しのつかないことになっていた．素人の話を鵜呑みにして薬歴も確認しないなんて…．

　Sさんは長生きして父と母の葬式ではしっかり口を出して近所の顰蹙（ひんしゅく）をかう．奥さんを亡くしてからも悠々と世にはばかり，90歳で天寿を全うした．

4. 農ハ基国也

　「農は国の基なり」と読む．山梨にある母の実家，欄間に飾られた地元政治家の書である．幼い頃から夏休みになると兄と一緒にこの家に来てこの部屋に泊まった．朝，目が覚めるとこの五文字が目に飛び込んできて「あぁ，田舎の家にいるんだ」と思ったものだ．土の香りとむせかえるような緑，畑仕事と10時と3時のお茶．昼寝．冷たい井戸水．どれも当時暮らしていた都営住宅にはないもので，来る前の晩はワクワクして眠れなかった．

毎年1週間以上も泊まって迷惑な話だがとても可愛がってくれた．早いもので祖母が亡くなって23年，叔母は12年前，叔父は10年前にこの世を去った．

　叔父は専業農家，野菜をつくり，果樹をつくり，米もつくった．叔父のつくった桃は掛け値なしに旨い．私は桃を買って食べたことがない．年に一度叔父のつくった桃を食べたら次の年まで食べたいとは思わなかった．あれだけ旨い桃をつくるにはどれだけ手間をかけたのだろう．堆肥を入れて土をつくり，草を刈り，剪定し，受粉・摘果・消毒．農業とは無限の作業，しかも結果は自然まかせだ．

　叔父はまたとんでもない説教オヤジで親より怖かった．都会人にはない無骨な正義感，他人のためには労力をいとわず面倒を見る誤魔化しの利かない人．いくらか歳を取って世間が見えるようになると「この人は掛け替えのない人だ」と思うようになった．

　そんな叔父に脳溢血の兆候が現れたのは亡くなる5年前，顔面神経痛を訴え機械の運転がままならない．「検査をしなければ！　動脈瘤でも見つかれば農業を続けるのは無理だな」だがとても言い出せない．一度，「畑で倒れた」，と聞いて駆けつけると作業服を着てスモモの箱詰めをしながら「おぉ，何しに来た？」と言う．農業は季節との戦い，疲れたから休んでいたら1年を棒に振る．「叔父さん，無理しちゃだめだよ」と言うのが精いっぱい，どう考えても叔父から農業を奪うことはできなかった．

　不自由な体でも農作業は当たり前のごとく続け，1年後に畑仕事の最中に脳溢血で倒れた．そして治療も虚しく長い寝たきりの闘病生活が始まる．医療の無力，薬石の虚しさを痛感した．しまいには会いに行っても寝ていることが多くなった．しばらく傍にいて肩などをさすり，手を握って「それじゃ，叔父さん，また来るからね」と言うと，目を開け，私の眼をじっと見つめながら「アリガトウ」と言う．このときが一番つらい．「まだまだ医療も薬も役に立たないな！　お前達の努力が足りない！　しっかりしろ！」と言われているような気がした．

　私が病院に勤めたのを一番喜んでくれたのは叔父．病人が出ると「清，清，」と頼りにしてくれた．叔父は私に健康の委託をしていた．私が言えば隠居を納得してくれたはずだ．あのとき，叔父に農作業を諦めさせなかった私は医療人として失格だ．

2 手書き処方箋は，リスクが満載

　現在，薬剤師が取り扱う処方箋は，ほとんどがプリンターから出力された処方箋ではないであろうか．私が薬剤師として調剤を学んだ昭和の時代は手書き処方箋が一般的であった．処方内容は医師が手書きで記載しており，薬品名を判読することが極めて困難なケースや服用指示が適切に記載されていないケースが多々あった．薬剤師は処方医師の記載文字の特徴を知り，いかに問い合わせをしないで正確な調剤を行うことが求められていた．当時は安全に調剤を行うという意識よりも，いかに患者に早く薬を渡すかが優先していた時代背景があった．

　患者は診療が終了するとさまざまな伝票が入ったファイルを医事課に提出し，会計窓口で支払額が計算されるのを待つ．医事課員は処方内容を医事端末に入力する必要があり，処方内容が判読できない場合には医事計算ができないため，医師に直接確認するよりも隣接する薬剤部の薬剤師に記載を確認することが日常的に行われていた．

　また当時，薬を処方してもらうだけの受診という仕組みがあったが，そのようなとき，外来カルテ室で若い医師が事務員の用意した患者カルテを見ながら処方箋に黙々と薬を記載する作業が行われていた．わかりやすい文字で記載された処方内容であればカルテから処方箋への転記は容易であるが，どうしても判読することができず，またカルテに記載した先輩医師に聞くこともできず，適当な薬品名を記載して薬剤部から疑義照会を受けることも多かった．

　医師が処方箋を記載する際のルールは最低限のことしか決まっていなかったことが問題であった．黒いボールペンを使って記載する．わかりやすい字で記載する．記載を間違えたときは，二重線を引き，訂正印を押すなどである．医師の中には自分たちにわかりやすい文字であればよいと解釈して判読不明の文字で記載する者もいた．よって薬剤部門から処方医師への疑義照会件数は，現在と比較してかなり多かった．

　現在，多くの医療機関では電子カルテシステムが導入されており，処方オーダーにより処方箋を発行することはごく当たり前のことになっている．このような中，電子カルテのシステム上のトラブルによりシステムが停止して院内が大騒ぎとなり，結果として診療に大きな支障が出たことは，みなさんも一度は経験したことがあるのではないだろうか．電子カルテシステムが停止した際手書き処方箋に慣れていない医師が手書きにより処方箋を記載すると，不適正な処方箋でリスク満載の記載内容ということになる．

　電子カルテのシステムトラブルのみならず，大災害発生時には停電が起こることはよくあり，このような場合には手書き処方箋が発行されることになる．よって，システムダウンや災害発生時の処方箋の発行の手順について明確に定めるとともに，有事の際に手書き処方箋の発行の際のルールが順守されるよう，くり返し周知することが重要である．

3 読み取る力，癖字からバーコードへ

　昔，自身がまだ初々しい青年だった頃，1980年代後半はまだ処方箋は手書きであった．それはまさに暗号でありおそらく現代の薬剤師には想像を絶する難解さであった．

　薬剤師は，医師一人ひとりの癖を学習し読み解いてこそ一人前とされていた．今となっては笑い話にもなるが，オーダリングシステムが当然の現代において，いってみればリスクの塊みたいなものがどんどん送られてくるのであるから，堪ったものではない．

　そのような状況で今でも記憶に残るヒヤリ・ハット事例がある．院内処方全盛の調剤室で不意に後輩の薬剤師から「これってプリンペラン®ですよね」と聞かれた．見るとそれはまさに暗号で小児の患者の処方箋にasverin（アスベリン®），mucosolvan（ムコソルバン®），primperan（プリンペラン®）が英字筆記体で書かれていた．

　私はひとしきり考え，どう見てもprinperanに読めるのだが「いや，この先生のこれはいつもセットで出される処方でperiactin（ペリアクチン）だよ．」と得意げに答えたのだが，なんか"嫌な予感"がして疑義照会した．なんと！医師の回答はプリンペラン®だったのである．

　読み解く力とは，斯くも脆く他愛もない技であり，これに頼る調剤とはいかにもハイリスクであるが，当時は日々の調剤をこの技をもって必至にこなしていた．ただ，このときの"嫌な予感"というのも私は大事な感覚であり経験的な技だと思っている．「なんか変だな」というとき，やはり確認のひと手間を惜しむことなかれと後輩に伝えてきた．

　今では，オーダリングシステムが普及し加えてバーコード認証などのシステムも調剤を補完してくれるようになった．調剤という職人技も機械化や自動化，ITの活用で格段の進歩を遂げたことは実に安心安全である．

　当院においてもバーコード認証システムを処方，注射調剤，調製の業務に活用しており，格段にヒヤリ・ハットは減少し安全管理に大きく貢献している．しかし，いまだに取り違いはなくならず，ヒューマンエラーは発生している．

　たとえば理由はこうだ．「ちょうど空いているバーコードリーダーがなかったので使わなかった」，「バーコードリーダーの充電不足で使えなかった」，「Wi-Fi通信が遅延しバーコードリーダーが使えなかった」，「バーコードを読んだ棚とは別の棚から薬剤をピッキングした」などとどれも解決できそうな簡単なことがくり返されることばかり，その1つ1つを丁寧に解決しエラー回避の方策を考察する日々は続いている．

　私はこう思う．読み取る力とは，処方内容を正しく読むということだけにとどまらず，それぞれの患者の痛みや苦しみを読み取り解決するための方策を考案し，最良の処方を提案する力だと．これはいつの時代になっても変わらない薬剤師が果たすべき責務でもある．今は，その力をもっともっと身につけたいと思う．がんばろう．

4　調剤今昔物語

　今は昔……外来処方の日数上限は 14 日，薬の種類は少なく「後発品」も存在しないが，処方箋を持って走り回る調剤は今も昔も「アンサングシンデレラ」よろしく変わらないようだ．

　寝る間もない当直は，先輩から調剤ミスの怖い話を聞かされ「何とか今夜は無事に！」と願い一夜を過ごし，当直明けが昼までの 36 時間勤務，回転の鈍くなった頭でミスをしないように黙々と調剤，病棟からのお咎めもなく無事終了！

　仕事のほとんどが人海戦術の時代，調剤ミスについてはどうだったか．鑑査から「これ違う!!!」と突き返されることは度々あったが，今より薬の種類も患者が知り得る情報も少なく「先生の仰る通り，先生が出してくださったお薬」という風潮，処方日数も 14 日と短かく，先輩から聞いていた「10 倍，100 倍」というような大ミスがなければ患者は気づかずに服用していたのかもしれない．

　一包化調剤も錠剤自動分包機はなく「パイルパッカー」という，今の若者には大きなワッフルメーカーといえば少しイメージできるかもしれない分包機を用いて，薬のシートを切り分け一包化．薬本体に刻印も殆どなくシートがないと判別し辛かった．服薬は 1 日 3 回が主流，14 日分は 42 包．散剤との一包化は「サンドイッチ」と呼ばれ，散剤を配分した後に分包紙を一枚，その上に錠剤を載せさらに分包紙を重ねるという「技」を使った．半錠分包もパイルパッカー，半錠にするアイテムもなく鋏で半錠に．鋏を置き忘れたままスイッチを押してしまうと，ワッフルの格子部分にあたる熱線が断線する悲劇，修理するまでは歯抜けの分包となり肩身の狭い日々となった．

　そして「ないものは作る」，院内製剤の厳しい規定もなかった時代，注射薬の粉末をカプセルに詰め内服用に，白糖とポビドンヨードをキロ単位で練る……もちろん手作業，大腸検査の洗腸液も試薬を使って調整したが，臭いのマスキングはバニラ？ レモンエッセンス？ など試行錯誤した．健胃薬も大型の V 字混合機を用いて調製し V マス分包機で分包．混合機の下の蓋を閉め忘れ投入したジアスターゼが床に散乱，掃除機で吸えば製剤室中煙幕というエピソードも．誤投薬というより，現場内でのアクシデントが多かったと記憶を辿った．

　今日の環境は，薬の数も多く薬効もさまざまで，ミスを起こす要因が多々ある．ミスゼロを目指した機械頼みの手段もあるが，某先輩のように「千手観音の如く調剤する」という離れ業には遠くおよばない．

　薬剤師の仕事は「モノ」から「ヒト」へシフト，丁寧な患者指導の中で発見し，防ぐことのできるミスもあると思う．

5 散剤調剤——いのちがけ

　薬剤師の業務は，"調剤"というのが，私が病院薬剤師として働いていた頃の話である．特に散剤調剤は，薬剤師の特殊技能といったイメージである．新人薬剤師として散剤調剤に臨んだ時期，小児てんかんの治療を中心とした処方箋が私の力量に関係なく次々と来て処方箋は山積み．当時の秤量は，"上皿天秤"で，秤取量に応じて分銅を載せて秤量するのだが，分銅の選択を間違えると"終わり"だ．また，薬剤の色は，今でもそうだが，白が多く自分が選択して秤量してしまえば識別が難しい．そんな状況の中，私の背中側から聞こえる先輩薬剤師の叱咤激励？の大きな声．こんな散剤調剤の中で，私の一番の思い出は，その状況がとてもつらいというか，しんどいというか，自分との戦いがあり，私の想いをのせた，歌（散剤ブルース♪）が生まれたことだ．同僚・先輩薬剤師には大ウケであった．

　話がそれたが，当時，私は散剤調剤においては，人為的誤りを最小限にする，コンタミネーションを避けるなど品質の高い薬剤の調製が，薬剤師が行う調剤だと教えられたものである．それは今でも変わらないであろう．現在，当時と大きく異なることは機械化と自動化が進んでいるということである．散剤調剤においても散剤鑑査システムの使用が当たり前になり，何を秤量したか，何グラム秤量したか，印字してくれる．しかし，安心感があるものの，散剤鑑査システムを使用したからミスが起こらないということはない．私の経験の中でも調剤ミスは起きており，調剤者は鑑査システムを使用して調剤したが，患者の服用後の変化から薬剤の相違が疑われた．印字された薬剤名は処方箋の記載と同じだが，患者の状態はそうは思われなかった．分析機器を用いて秤量分包された薬剤を分析したところ，印字された薬剤とは明らかに異なっていた．つい最近，同じようなミスを耳にしており，散剤鑑査システムも万全ではないと感じている．私が新人の頃は，鑑査システムは存在せず，自身での注意深い確認と分包者の確認，鑑査者の確認が頼りであった．もちろん，ミスがなかったわけではないが……．分割・分包の工程でも今と昔は大違いで，私が新人の頃には，パイルパッカーやVマス分包機といった手分割が主流であった．現在は，秤量した薬剤を投入するだけで望みの分包数に分割分包してくれる．しかし，自動分割分包機の導入も散剤調剤の強い味方になったものの，正確な分割・分包，コンタミネーションの防止などの高い品質の調剤のためには薬剤師による機器の調整が必要であろう．とはいうものの調剤の分野においても機器，ITなどの進歩は素晴らしい．散剤調剤の自動化が進み，薬剤の選択，秤量，分割・分包のすべての工程を機械本体が行う散剤調剤ロボットが出てきている．薬剤師は，患者対応を中心業務として薬物治療を担う時代に入ったといえる．

6　薬剤師と想像力

　もう 30 年以上前になるが，M 先輩の薬剤師としての信念は「ベッドサイド DI」であった．「医薬品情報は問い合わせを待つのではなく，自ら患者の状態をみて，医師に提案しないと…」「これは，ビタミン B_1 が足りないからだ」「腎機能が悪いから投与量を減らすべきだ」と言って，文献をもって医師に情報提供していた．30 年前といえば，診療報酬でようやく薬剤管理指導料が点数化された頃，実際の診療では医師を頂点としたヒエラルキー下で薬剤師が医師に物言うのは大変なエネルギーが必要な時代であった．私は初めての病棟業務として外科病棟を命じられた．薬物療法が中心ではなく，いわゆる「切った貼った」の外科でどんなことをすればいいのかと試行錯誤であった．しかし，よく患者をみていくと，がん化学療法，TPN，緩和ケア，術前後の薬物療法の支援，在宅への移行など薬剤師として関わることが多く，医師や看護師に薬剤師って調剤だけでなくこんな支援ができますよとアピールする日々が続いていった．幸運だったのは，外科医たちは薬物療法に対してそれほど執着がなく「薬剤師さんがそう言うのなら」とスムーズに薬剤師の意見を受け入れてくれたことである．一度病棟に行くと，「なぜその処方が出るのか」という理由の部分から関わることになる．真の意味で患者のために「正しい調剤」をするためには，患者像を正確に理解しなければならず，そこに患者がいることをありがたく思い，患者からたくさん学ばせてもらった．

　一方，私が薬剤師の駆け出しの頃は，毎日外来調剤を 1,000 枚以上こなし，最大の任務はいかに外来患者の待ち時間を短縮するかにあった．「正しい調剤」が一番の目的のはずが，いつの間にか「早い調剤」が第一目標に．電子カルテなどはなく，すべて手書き処方箋であるいわゆるミミズが這っているような達筆で書かれていたので，処方箋を解読する力が養われた．ラシックス® のあとに「ア」から始まる薬品が書かれていたらアルダクトン®A かな？　最後に A が付いていて確信できるという調子である．用法は「3 × e」しか記載されてなくてもプリンペラン®だから食前か，「1 × v」ベンザリン® だから寝る前などと，難読記号の「n」「e」「v」を心で読んでいた．あるとき，内科病棟のカンファレンスで，紹介患者の手書き処方内容がどうしても読めないと医者が匙を投げ，薬剤師がすらすらと読むと「さすが薬剤師さんね」と言われたが，感心してほしいのは，そこではない．手書き処方時代の想像力は今の時代の業務にも共通する必要な力だと思われる．たった 1 枚の処方箋から，その薬を使う患者を思い浮かべ，医師の処方に込めた気持ちも推察する．患者を思いやる気持ちが強いからこそ，腎機能も知りたい，肝機能も知りたい，血中濃度も知りたい…となっていく．真の正しい調剤のために，専門薬剤師や病棟薬剤師を生んでいったのであろう．薬剤師が，こんなにも人の思いに寄りそう職業だったのか？　今後は，IT による急速な医療の進歩が予想される．岐路に立たされた時こそ得意な想像力を駆使し寄り添う気持ちを忘れないことが重要かもしれない．

7 夢の途中

すでに 30 年以上も前の話である.

500 床程度だったわれわれの病院では年を追うごとに入院・外来とも患者数は増加の一途をたどり,薬剤部においても処方箋枚数はうなぎ上りだった.あの当時,院外処方箋は 1 枚も発行しておらず,薬剤部では毎日 1,500 枚ほどの外来処方箋との格闘の日々だった.調剤機器に関しても V マスの散剤分包機が全盛の時代である.当然,電子カルテシステムなどはなく,薬袋作成機はおろか,何もかもが手書きであった.調剤室には 15 人ほどの薬剤師が配属されており,外来会計で処方箋監査を行うものが 1 人,薬袋書きが 3 人,秤量が 1 人,錠剤調剤が 3 人,外用・水剤が 1 人,鑑査が 3 人,投薬窓口が 1 人,フリーが 1 〜 2 人という体制であった.

年度が改まり新人が入ってくると,それはそれは手厚い指導がくり返された.錠剤棚の配置など知る由もない新人が,まるで象形文字のような手書きの処方箋を手に取り解読に時間を要していると,「オブジェじゃねえんだから動け!」とケツを蹴られるありさまである.名物ドクターが外来で診察を行う日はさらに状況は厳しく,昼休みの早番が入れるのが 14 時からで,遅番は 15 時からとなる.そうなると,職員食堂にはカレーかラーメンしか残っておらず,1 週間カレーを食べ続けた翌週の月曜日の朝にロッカーを開けると,白衣からはくっきりとカレーの香りが漂い,二度おいしいと感じることもしばしばであった.

薬剤師も病棟に上がり,医師や看護師と肩を並べ,入院患者の薬物療法管理に積極的に関与すべきだという機運が高まってきたのも,ちょうどこの頃であった.だがしかし,今でこそ病棟に薬剤師が配属されているのが当たり前の世の中ではあるが,前述したように,調剤室は病棟担当者を容易に捻出できるような状況ではなく,やっとの思いで 1 人を病棟に上がらせることができるのが 16 時過ぎであった.このような薬剤部の体制も悪いことばかりではなく,いかに患者の待ち時間を短くできるか,いかに正確でかつ素早い調剤ができるかという点で,薬剤部全体のベクトルを揃えやすいというメリットもあった.

現在の薬剤部の業務は,調剤や注射セットなどが機械化され,医薬分業の名のもとに外来処方箋はその多くが院外化されている.さらに,ICU や HCU を含めほとんどすべての病棟に薬剤師が配属されているのはもとより,OPE 室にも薬剤師が参入してきている.薬剤管理指導業務や病棟薬剤業務実施加算といった,今でこそ病院薬剤師にとって当たり前の業務も,与えられた業務ではなく勝ち取ってきた業務である.人間という生き物はつくづく自己中心的な生き物で,「与えられたものには絶えず不平不満が付きまとい,自ら努力して勝ち取ったものに文句を言う奴はいない」.我ながらなかなかウマいことを言ったものである.

時代の流れとともに,調剤業務の多くが機械化されてきてはいるが,新人の頃にあれほどまでの苦痛に堪えて必死になって取り組んでいた調剤業務が,皮肉なことに今は一番好きでもある.

おわりに

『To error is Human』という，医療安全を語るうえでは欠かせない名著があります．人である以上，エラーは避けられません．およそ 300 件のヒヤリハットの上に 30 件のエラーが，1 件の重大な事故が隠れているというハインリッヒの法則はよく知られています．この法則には科学的な根拠はないそうであるが，おおよそ，その程度であることは医療者だけでなく，すべての業務に通じるものだと思います．

本書の元となったデータは，われわれが実施した 20 施設の前向き観察研究によって得られた成果でありますが，これらはいずれも自分たちの知識や経験を後進へ伝え，「調剤の重要性」を改めて薬学生，新人薬剤師の皆さんへ知ってもらいたいという気持ちがあります．そもそも重大な事故を避けるためには何を調査すべきか，という点から，ヒヤリ・ハットの調査を，鑑査台で収集すればよい，ということは比較的すぐに決まったのですが，実際に運用するとなると，関係する薬剤師が 20 施設で 500 人以上と，「言うは易し，行うは難し」と，趣旨説明や分担研究者のトレーニングなどにずいぶんと時間を要しました．本調査研究にご賛同いただいた分担研究者の先生方は，薬剤師歴 40 年以上の大ベテランから，われわれのような若手までさまざまであり，それぞれに「調剤」に対するこだわりや「薬剤師として医療安全にどのようにかかわるべきか」など，調査を通じて深く深く議論ができ，その気持ちが本書の随所に盛り込むことができたように感じております．

「対物業務から対人業務へ」という言葉が使われるようになり，ずいぶんと経ったように思います．薬学教育も，臨床現場も大きくベッドサイドへ，臨床へ，と舵を切るなか，もしも薬を知らない薬剤師がベッドサイドや臨床に出て，活躍できるのか？ と漠然とした不安もあります．ともすれば，ロボットの導入が解決してくれるだろうという意見もあるのかもしれませんが，実際の現場では，数百，数千万円もするロボットなどを薬剤部へ導入してくれるほど医療現場の収益性は高くなく，こちらもやはり「言うは易し，行うは難し」ともいえるのではないでしょうか．

今，現場で調剤をしている薬剤師の皆様にとって，本書が今後の業務の発展につながることを祈念しております．

2023 年 6 月吉日

昭和大学 統括薬剤部 / 薬学部 病院薬剤学講座

百　賢二

今回，製剤写真を掲載するにあたり，以下の製薬企業の方々にご協力いただきました．

アルフレッサファーマ株式会社
図Ⅱ-A-2　p.21

ヴィアトリス製薬株式会社
図Ⅱ-A-2　p.21
図Ⅱ-A-8　p.26
図Ⅱ-A-11　p.30

エーザイ株式会社
図Ⅱ-A-6　p.26
図Ⅱ-A-8　p.26
図Ⅱ-A-11　p.30

大杉製薬株式会社
図Ⅱ-A-21　p.63

大塚製薬株式会社
図Ⅱ-C-2　p.92
図Ⅱ-C-3　p.93

岡山大鵬薬品株式会社
図Ⅱ-C-5　p.95

オルガノン株式会社
図Ⅱ-C-17　p.114

科研製薬株式会社
図Ⅱ-C-15　p.109

株式会社三和化学研究所
図Ⅱ-A-3　p.21

株式会社ツムラ
図Ⅱ-A-21　p.63

株式会社東洋薬行
図Ⅱ-A-21　p.63

株式会社ユヤマ
図Ⅰ-3　p.9
図Ⅱ-E-13　p.171

キッセイ薬品工業株式会社
図Ⅱ-A-6　p.26

杏林製薬株式会社
図Ⅱ-F-1　p.179

協和キリン株式会社
図Ⅱ-C-3　p.93

グラクソ・スミスクライン株式会社
図Ⅱ-C-17　p.114（フルタイド
50/100/200μg ディスカス，アニュ
イティ 100/200μg エリプタ 30 吸入
用，フルタイド 50/100μg エアゾール
120/60 吸入用）
図Ⅱ-C-19　p.117（レルベア 200 エリ
プタ 30 吸入用）
図Ⅱ-C-23　p.121（テリルジー
100/200 エリプタ 30 吸入用）
図Ⅱ-F-1　p.179（アラミスト点鼻薬
27.5μg56 噴霧用）

クラシエ製薬株式会社
図Ⅱ-A-21　p.63

小太郎漢方製薬株式会社
図Ⅱ-A-21　p.63

沢井製薬株式会社
図Ⅱ-A-8　p.26

サンファーマ株式会社
図Ⅱ-A-3　p.21

三和生薬株式会社
図Ⅱ-A-21　p.63

塩野義製薬株式会社
図Ⅱ-A-1　p.21
図Ⅱ-A-4　p.23
図Ⅱ-B-3　p.75
図Ⅱ-C-14　p.106

ジェーピーエス製薬株式会社
図Ⅱ-A-21　p.63

住友ファーマ株式会社
図Ⅱ-A-1　p.21
図Ⅱ-A-4　p.23
図Ⅱ-C-17　p.114

千寿製薬株式会社
図Ⅱ-C-7　p.97
図Ⅱ-C-12　p.102
図Ⅱ-C-15　p.109

太虎精堂製薬株式会社
図Ⅱ-A-21　p.63

武田薬品工業株式会社
図Ⅱ-A-1　p.21
図Ⅱ-A-8　p.26
図Ⅱ-A-11　p.30

田辺三菱製薬株式会社
図Ⅱ-A-2　p.21
図Ⅱ-F-1　p.179

帝國漢方製薬株式会社
図Ⅱ-A-21　p.63

帝人ファーマ株式会社
図Ⅱ-C-17　p.114

鳥居薬品株式会社
図Ⅱ-B-2　p.75

日医工株式会社
図Ⅱ-A-6　p.26
図Ⅱ-C-1　p.92
図Ⅱ-F-1　p.179

日新製薬株式会社
図Ⅱ-A-2　p.21

ニプロ ES ファーマ株式会社
図Ⅱ-F-1　p.179

ニプロ株式会社
図Ⅱ-A-3　p.21

日本ベーリンガーインゲルハイム株式会社
図Ⅱ-A-7　p.26

ノバルティス ファーマ株式会社
図Ⅱ-A-2　p.21
図Ⅱ-A-3　p.21
図Ⅱ-A-8　p.26

バイエル薬品株式会社
図Ⅱ-A-6　p.26

白十字株式会社提供
図Ⅱ-G-1　p.188

本草製薬株式会社
図Ⅱ-A-21　p.63

丸石製薬株式会社
図Ⅱ-F-1　p.179

Meiji Seika ファルマ株式会社
図Ⅱ-C-15　p.109

持田製薬株式会社
図Ⅱ-A-10　p.29
図Ⅱ-A-11　p.30

レオファーマ株式会社
図Ⅱ-C-1　p.92

ロートニッテン株式会社
図Ⅱ-C-2　p.92

わかもと製薬株式会社
図Ⅱ-C-2　p.92

（五十音順）

編者略歴

百　賢二

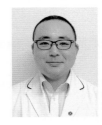

2003 年　筑波大学附属病院　薬剤部
2014 年　筑波大学つくば臨床医学研究開発機構
2016 年　帝京平成大学　薬学部
2018 年　東京大学医科学研究所附属病院　薬剤部
2019 年　昭和大学統括薬剤部 / 薬学部 病院薬剤学講座　准教授　現在に至る

【学会活動・社会活動】
日本医療薬学会：代議員，学術第 4 小委員会委員，2023 年度医療薬学学術第 3 小委員会　委員長
医療薬学指導薬剤師，がん指導薬剤師
日本薬剤学会：評議員，臨床製剤 FG（副リーダー）
日本医療安全学会：評議員，学術委員(医薬品)，広報委員会委員
日本臨床薬理学会：社員，指導薬剤師
東京都病院薬剤師会：薬務薬制部病棟業務整備小委員会　委員
医療安全推進学会(JSMSP)代議員

安　武夫

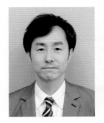

2004 年　湘南鎌倉総合病院　薬剤部
2013 年　東京大学医科学研究所附属病院　薬剤部
2019 年　明治薬科大学　薬学教育研究センター　臨床薬学部門 / 治療評価学　准教授　現在に至る

【学会活動・社会活動】
日本医療薬学会：代議員　医療薬学指導薬剤師
日本病院薬剤師会：日本病院薬剤師会雑誌編集委員
東京都病院薬剤師会：薬務薬制部病棟整備小委員会　委員，広報出版部　副部長

城田　幹生

1992 年　社会保険中央総合病院　薬剤部
1993 年　東京都立府中病院　薬剤科
2000 年　東京都老人医療センター　薬剤科
2012 年　地方独立行政法人　東京都健康長寿医療センター　薬剤科
2013 年　東京都立神経病院　薬剤科
2015 年　東京都立広尾病院　薬剤科
2016 年　東京都保健医療公社　大久保病院　薬剤科
2018 年　東京都立広尾病院　薬剤科
2020 年　東京都立墨東病院　薬剤科
2022 年　地方独立行政法人東京都立病院機構　東京都立墨東病院　薬剤科　科長　現在に至る

【学会活動・社会活動】
東京都病院薬剤師会：理事，薬務薬制部病棟業務整備小委員会　委員長

ミスよけ調剤
60,000 枚の処方箋から導くエラー対策

2023 年 8 月 1 日　1 版 1 刷　　　　　　　　　　　　　©2023

編著者
百　賢二　　安　武夫　　城田幹生
もも けんじ　やす たけお　しろた みきお

発行者
株式会社 南山堂　代表者 鈴木幹太
〒113-0034　東京都文京区湯島 4-1-11
TEL 代表 03-5689-7850　　www.nanzando.com

ISBN 978-4-525-77871-2